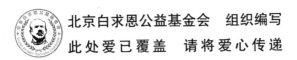

北京白求恩公益基金会　组织编写

此处爱已覆盖　请将爱心传递

安全输液

百问百答

主编　乔爱珍

主审　王建荣

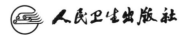

人民卫生出版社

图书在版编目（CIP）数据

安全输液百问百答 / 北京白求恩公益基金会组织编写 .
—北京：人民卫生出版社，2015

ISBN 978-7-117-20765-2

Ⅰ. ①安… Ⅱ. ①北… Ⅲ. ①输液疗法 – 问题解答
Ⅳ. ①R457-44

中国版本图书馆 CIP 数据核字（2015）第 089661 号

人卫社官网	www.pmph.com	出版物查询，在线购书
人卫医学网	www.ipmph.com	医学考试辅导，医学数据库服务，医学教育资源，大众健康资讯

安全输液百问百答

组织编写： 北京白求恩公益基金会
出版发行： 人民卫生出版社（中继线 010-59780011）
地　　址： 北京市朝阳区潘家园南里 19 号
邮　　编： 100021
E - mail： pmph @ pmph.com
购书热线： 010-59787592　010-59787584　010-65264830
印　　刷： 北京汇林印务有限公司
经　　销： 新华书店
开　　本： 710 × 1000　1/16　　**印张：** 17
字　　数： 323 千字
版　　次： 2015 年 11 月第 1 版　2015 年 11 月第 1 版第 1 次印刷
标准书号： ISBN 978-7-117-20765-2/R · 20766
定　　价： 56.00 元

打击盗版举报电话：010-59787491　E-mail：WQ @ pmph.com
（凡属印装质量问题请与本社市场营销中心联系退换）

卷 首 语 一

这是一本由一线的护理工作者为自己写的工具书；
秉承的关注点：安全输液。

医学上将输液称为静脉滴注或静脉输液，具有输入药量大、见效快、效果好的特点。静脉输液是我国临床常见的治疗手段，占据十分重要的地位。近十余年来，随着人们生活节奏的加快以及对输液治疗疗效的认可，国内输液行业快速崛起和发展。据调查，多数国家医院输液的比例占住院患者的45%左右，我国比例更高。

在临床上广泛应用输液治疗的同时，存在的问题也日益引发专业人士的关注。一方面，因为临床操作标准不统一，静脉输液给患者带来了巨大风险和安全隐患，另一方面，由于专业人员的"输液安全"意识亟待提升，患者的"输液安全"意识缺乏，其可能引发的不良反应已威胁到广大患者的身心健康。

为了推广安全输液的健康理念，我们策划了《安全输液百问百答》一书。为了配合2014年5月1日正式实施的中华人民共和国卫生行业标准《静脉治疗护理操作规程》，推动护理行业发展，提升专业化护理和职业化素质，白求恩基金会和输液专业领域的领军型企业四川科伦药业为此作出了巨大的努力。

本书围绕临床护士实际操作过程中的难点和重点，聚集护理界的一线专家，用通俗易懂的问答方式，把护理界多年积累的经验编写成《安全输液百问百答》与护理工作者分享。力求突出实用性、操作性；精彩精练、便于查找；通俗易懂、便于理解和记忆；是静脉输液治疗领域不可或缺的工具书。

本书的再版是在新的部颁标准指导下，用将近两年的时间完成，有修改、有思考、有提高。修订时，笔者在深刻理解部颁标准的同时，考虑了循证医学的理念，引进了循证医学的方法来指导修订的完成。随着时间的发展，我们将不断更新，保持领先。

本书特点：

- 围绕输液行业部颁标准的出台进行解读和补充
- 增加了循证护理的新理念和新进展
- 聚集了二百多位一线临床护理界专家
- 惠及近千家医院六万名护理人员

《安全输液百问百答》编委会

北京白求恩公益基金会

王占英

2015 年 9 月 15 日

卷 首 语 二

《安全输液百问百答》即将出版，谨向北京白求恩公益基金会和《安全输液百问百答》编委会全体编委表示最热烈的祝贺和最衷心的感谢。

作为全球最大的输液专业制造商和中国医药行业的领军型企业，科伦能有机会参与这一提高国民用药安全、利国利民的活动，我们深感荣幸。

当我们看到一些欠发达地区乡村诊所在马路边给患者输注的时候；当我们看到部分基层医院为患者节省费用，将同一瓶输液分给不同患者输注的时候；当我们看到企业耗巨资研发和生产的密闭式输液产品在医院采用半开放式输注的时候；我们深感推广"安全输液"的工作任重道远，但却势在必行。

在"安全输液"理念的普及和推广进程中，科伦是最坚定、最有力的推动者和实施者，科伦正在结合中国国情进行卓有成效的、创新性研究与实践。特别值得一提的是，2003年中国发生非典，各级医疗机构对全密闭式安全输液产品的需求激增。科伦投入巨资，历时4年在全球首创"直立式聚丙烯输液袋"（可立袋®），该创新型输液产品在提高临床输液安全性、提高医护人员工作效率、提高应对自然灾害和突发公共卫生事件的急救能力以及节能环保方面都具有重大价值。特别是在"5·12"汶川特大地震的紧急救援中，"可立袋®"作为"摔不坏"的输液产品，拯救了无数的生命，成为不可替代的战略性医疗产品。"直立式聚丙烯输液袋"（可立袋®）荣获2014年"国家科学技术进步二等奖"，引领了中国输液行业的产业升级，为提高患者输液安全性做出了巨大的贡献。

同时，2008年起，中国人民解放军空军航空医学研究所附属医院（原466医院）与科伦联合立项，攻克了重重的技术难关，创建了专用生产线，于2015年获得总后勤部卫生部的军队医疗机构粉液双室袋输液（注射用乳糖酸阿奇霉素 - 氯化钠注射液）制剂批文，成为国内第一家研制、生产并临床应用的单位，填补了国内输液技术空白。该产品在战争、自然灾害、重大疫情发生时，能够更好地保障各种特殊应急环境下的抗感染治疗，具有军事战略储备和日常输液安全的双重应用价值。

在人类众多的苦难中,疾病是一颗最凶险的灾星。我们有幸成为人类生命的卫士,与医药界同仁们并肩参加征服病魔的斗争,努力把健康和幸福还给千千万万的病友和他们的家庭。我们深信,这种崇高的努力将推动医药科技的进步,从而惠及全人类。

《安全输液百问百答》副主编

四川科伦药业股份有限公司

刘思川

2015 年 9 月 6 日

前　言

　　静脉输液是治疗疾病的一种重要手段,尤其是在危重患者的治疗和抢救中发挥着不可替代的作用。由于静脉输液是将药物直接注入患者的血液循环系统,任何环节出现问题,都可能会给患者造成严重后果,甚至危及患者的生命。保证患者输液安全,降低静脉输液相关并发症,提高静脉输液治疗的理论水平、安全操作技能和安全管理水平尤为重要。

　　《安全输液百问百答》的再次出版,是在中华人民共和国卫生行业标准《静脉治疗护理技术操作规范》颁发后,在深入理解部颁标准的同时,及时把《静脉治疗护理技术操作规范》的内容及详细解读补充到《安全输液百问百答》一书中,并增加了循证医学的内容。

　　《安全输液百问百答》一书着重强调了安全输液问题,它分基础理论篇、安全管理篇、器材使用篇、安全操作篇、健康指导篇、进展篇六个章节的内容。涵盖了静脉输液治疗相关领域的内容,汇聚了当前静脉输液治疗的最新理论、新技术、新方法、新观念以及静脉输液安全管理新模式。静脉输液治疗专科知识系统、全面、并且通俗易懂;图文并茂利于理解和掌握,采用“百问百答”的方式便于查找且实用性强,是一部静脉输液治疗的工具书和操作指南。希望能对从事静脉输液治疗的广大护理人员提供专业指导和参考。

　　第一章　静脉输液——基础理论篇,主要通过对静脉输液治疗的发展史、静脉治疗相关的法律法规、静脉输液相关的解剖学知识、静脉输液的药理学知识四个部分,旨在通过全面了解静脉输液技术发展在护理工作过程中的重点应用与重要的发展阶段,以转变护理人员在静脉输液护理实践中的理念;通过了解静脉输液相关法律法规旨在规范护理人员的执业行为,保护患者的安全和避免医患纠纷;了解血管解剖知识对静脉输液护理实践的重要性,做到合理地选择血管,避免人为因素造成静脉血管的损伤,减少静脉炎、静脉血栓等输液相关并发症的发生;了解药物对静脉治疗过程的影响,以保障患者静脉治疗的安全,提高护理人员对静脉治疗的综合认识和管理。

　　第二章　静脉输液——安全管理篇,主要通过对静脉输液程序化管理、输液的感染控制、门急诊输液治疗的管理、家庭输液管理、输液治疗相关并发症的预防与管理、特殊患者输液时约束技能与安全管理、针刺伤的预防与职业安全七个章节的切入,阐述了对特殊科室如门急诊和特殊输液环境如家庭输液中的安全管理的工作方法及特殊患者输液时约束技能与安全管理方法进行详细阐述;对静脉输液过程中的感染控制、相关并发症的预防与管理和静脉输液中针刺伤的预防与职业安全问题,进行了深入浅出的分析和工作方法技巧的讲解,以强化静脉输液的程序化管理理念及工作方式方法,从而对静脉输液中重点关注的各个环节的安全问题都提出规范化的管理要求,保证静脉输液的安全。

第三章 静脉输液——器材使用篇,主要通过对外周静脉穿刺工具、经外周静脉穿刺置入中心静脉导管、中心静脉导管、植入式静脉输液港、输液泵、微量泵、生物安全柜、洁净层流工作台及输液的附加装置九个方面相关知识的问答,全面回答了临床各类静脉输液器材的概念、适用范围、禁忌证、优缺点及如何合理选择等,帮助一线护士在临床制订治疗方案的同时能够统筹规划,利用现有资源合理地选择和正确的应用静脉输液器材。

第四章 静脉输液——安全操作篇,主要通过安全输液操作规程、化疗药物及刺激性药物规范输注、肠外营养规范输注、中药注射剂规范输注、抗菌药物规范输注、血液制品规范输注等六个部分常见问题及相关知识的问答,以帮助护理人员了解在输液操作过程中应注意的安全环节,促进护理人员在静脉治疗过程中的规范实践;帮助护理人员了解特殊种类药物、营养液及血液的特点及输注要求,以提高护理人员专业知识和技能,保障患者的安全。

第五章 静脉输液——健康指导篇,主要通过阐述儿科、老年、孕产妇、围手术期、化疗、特殊患者的静脉输液、输血及中心静脉导管带管患者的健康教育内容,以提供详细、具体的静脉输液健康教育指导,便于护理人员全面了解各类静脉输液患者的健康教育特点及知识,以保证护理人员对静脉输液患者进行健康教育的实施效果,提高健康教育质量,以达到降低静脉输液患者并发症发生率、提高患者满意度、提高护理人员专业素质等目的。

第六章 静脉输液——进展篇,通过介绍穿刺技术的进展、静脉输液器材的进展、静脉用药调配中心的建设、静疗专业化发展等四个部分,系统地介绍了静脉输液工具、技术、管理和专业发展方面的进展。主旨是帮助护理人员了解静疗新技术、新方法、新观念,更加科学的运用管理新模式,以降低静脉输液相关并发症，保证静疗的质量和安全，推动静疗的专业化发展，提高静脉输液治疗的科学性、有效性和安全性，并详细阐述了循证护理的内容。

《安全输液百问百答》是由 30 个地区，166 家医院和机构 233 名不同专业领域的专家参与讨论、撰写、审查、反复修改、提炼而成。尤其是一些感染控制专家、微生物专家、药学专家、教学和管理专家，从不同的视角给本书提出了很多很好的建议，各位专家对本书中所涉及自己专业领域的内容，给予了认真的审查和修改。《安全输液百问百答》不光凝聚了静脉输液治疗护理专家的心血，它也是一部多学科协作的结晶。所有编著者为这部书的诞生投入了大量的时间和精力，在此深表谢意。

衷心感谢为这部书编写、出版作出贡献的所有人员和专家。

衷心感谢北京白求恩公益基金会王占英老师对编写此书的提议和对编委专家的举荐，她为这本书的撰写、出版做了大量的组织协调工作，付出了很多心血，没有她的执着就没有这本书的诞生，在此深表谢意。

衷心感谢科伦药业对本书撰写、出版的关心和无私的帮助与支持。

由于时间紧张，编写人员水平所限，书中若有不妥之处，敬请广大读者斧正！

乔爱珍

2015 年 8 月 12 日

《安全输液百问百答》编委会

北京白求恩公益基金会　组织编写

主　　编　乔爱珍　中国人民解放军空军总医院
主　　审　王建荣　中国人民解放军总医院(301医院)

副 主 编（以姓氏汉语拼音为序）

蔡　弘　中国医药包装协会
高红梅　中南大学湘雅医院
顾仿亚　中国中医科学院西苑医院
何金爱　暨南大学附属第一医院
雷　琤　石家庄市第一医院
李俊英　四川大学华西医院
李艳娟　杭州市红十字会医院
李幼平　四川大学华西医院
刘思川　四川科伦药业股份有限公司
刘则杨　北京大学医学网络教育学院
罗艳丽　四川大学华西医院
马新娟　中国医学科学院血液病医院
毛美琪　江西省省肿瘤医院
宋锦平　四川大学华西医院
眭文洁　苏州大学第一附属医院
王　新　北京中医药大学东直门医院
张　素　北京大学人民医院
张晓静　北京协和医院
赵林芳　浙江大学医学院附属邵逸夫医院
赵庆华　重庆医科大学附属第一医院
周雪贞　中山大学附属第二医院
朱玉欣　石家庄市第一医院
左丽宏　首都医科大学附属北京朝阳医院

执行秘书　王占英　北京白求恩公益基金会

崔　建　首都医科大学附属北京天坛医院
崔　琳　首都医科大学附属北京友谊医院
德　拥　西藏自治区第二人民医院
邓利平　湖南株洲市一医院
邓琼娣　成都市第五人民医院
邓婷婷　四川科伦药业股份有限公司
丁晓瑜　青海省妇女儿童医院
董　丽　天津中医药大学第一附属医院
董会民　石家庄市第一医院
杜艳英　开滦总医院
段文琴　惠州仲恺高新区人民医院
段　燕　宜宾市第一人民医院
方　平　景德镇市第一医院
冯　珏　柳州市中医院
冯　雁　云南省第一人民医院
冯　莺　杭州市中医院
冯晓玲　中山大学第二附属医院
符　琰　四川大学华西医院
高铭云　广西科技大学第二附属医院
高新丽　赣州市人民医院
郭　莉　四川科伦药业股份有限公司
何　梅　绵阳市中心医院
何佩仪　广州市第一人民医院
何晓凤　武警四川总队成都医院
何玉珍　韶关市粤北人民医院
贺连香　中南大学湘雅医院
胡　慧　海口市人民医院
胡　燕　江西省省中医院
胡　芸　江西省胸科医院
胡安荣　六安市人民医院
胡红艳　南昌市第一医院
胡兰新　江西省妇幼保健院
胡利华　首都医科大学附属北京儿童医院
胡晓英　江西省胸科医院
胡志红　中国医学科学院整形外科医院
花　芸　武汉市儿童医院

陆丽华　内蒙古医科大学附属医院
陆宇晗　北京大学肿瘤医院
陆箴琦　复旦大学附属肿瘤医院
毛崇秋　宜宾市第二人民医院
毛祚燕　南昌大学第四附属医院
梅赣红　南昌大学第二附属医院
米文杰　山东大学齐鲁医院
穆燕红　空军航空医学研究所附属医院
彭桂芝　柳州市妇幼保健院
全小明　广州中医药大学第一附属医院
史清秀　柳州市工人医院
帅　卫　广东省水电医院
宋　葵　北京医院
孙　晖　北京博爱医院
孙庆宁　江西省儿童医院
孙雅博　内蒙古科技大学包头医学院第一附属医院
唐诗玲　沧州市中心医院
汪华萍　江西省肿瘤医院
汪建英　泸州医学院附属中医医院
王　宏　中国中医科学院望京医院
王　敬　中国中医科学院望京医院
王　霞　南昌大学第一附属医院
王春利　吉林医药学院附属医院
王海燕　吉林省肝胆病医院
王红梅　成都军区总医院
王惠君　川北医学院附属医院
王惠琴　浙江大学医学院附属第二医院
王建宁　南昌大学第一附属医院
王　莉　武汉市第一医院
王先英　山西晋城煤业集团总医院
王亚宁　南昌大学第四附属医院
王益平　泸州医学院附属中医医院
王月敏　上饶市人民医院
魏　力　天津医科大学总医院
魏秀萍　青海省交通医院
温贤秀　四川省人民医院

张　利　四川科伦药业股份有限公司
张　玲　中国人民解放军总医院第一附属医院
张　敏　西京医院
张　茗　首都医科大学附属北京安贞医院
张　莎　石家庄市第一医院
张　欣　石家庄市第一医院
张春苗　北京回龙观医院
张建梅　内蒙古科技大学包头医学院第一附属医院
张京慧　中南大学湘雅医院
张琳琪　首都医科大学附属北京儿童医院
张卫红　河北省人民医院
张文红　陕西省护理学会
张亚琴　郑州大学附属郑州中心医院
张玉莲　陕西省人民医院
张占平　四川科伦药业股份有限公司
赵　楠　中国中医科学院西苑医院
赵翠英　空军航空医学研究所附属医院
赵锐祎　浙江大学医学院附属第二医院
赵润平　沧州市人民医院
赵生秀　青海省人民医院
赵志红　首都医科大学附属北京安贞医院
郑朝晖　长沙市中医医院
郑素霞　邯郸市中医院
郑芝芬　浙江省人民医院
钟　秀　四川科伦药业股份有限公司
周红娣　宁波大学医学院附属医院
周清萍　江西省人民医院
周细梅　鹰潭市人民医院
周晓舟　广东药学院附属第一医院
周雪梅　中山大学附属第一医院
朱建军　凉山彝族自治州第一人民医院
朱雅辉　中南大学湘雅三医院
宗　允　江西省南昌市第三医院

目　　录

第一章
静脉输液——基础理论篇

1

第一节　静脉输液治疗的发展历史

1. 静脉输液治疗的概述？

静脉输液治疗(infusion therapy)是将一定量的无菌溶液或药液以及血液(包括血液制品)，通过输液装置直接注入血液循环的治疗方法，包括静脉注射、静脉输液和静脉输血。

静脉输液治疗的原理是利用大气压和液体静压或输液泵驱动将药液直接输入静脉血管内。

输液治疗的目的是：纠正水、电解质和酸碱平衡失调；补充营养，供给能量；输入药物，治疗疾病；增加循环血量，维持血压。

2. 您了解静脉输液治疗早期的历史吗？

1628 年，英国医生哈维发现了血液循环，认识到血液的运输作用，从而奠定了静脉输液治疗的基础。

1656 年，伦敦的 Christopher Wren 教授，第一次把药液输入人体内，后人把 Christopher Wren 称为静脉输液治疗之父。

1832 年，欧洲的一次瘟疫流行，苏格兰医生托马斯成功将盐类物质输入人体，从而奠定了静脉输液治疗的模式。

19 世纪后半叶，法国巴斯德借助显微镜发现微生物感染，英国医生李斯特创立了无菌的理论和方法，使静脉输液治疗的安全得到保证。

1900 年，Landsteiner 发现人体不同血液混合时，会发生反应。此重大发现，使人类确认了 ABO 血型系统，为今后输血技术应用于临床奠定了基础。

1923 年，Florence Seibert 发现了致热原，因此制成无热源液体，提高了静脉输液治疗的安全性。

20 世纪 70 年代开始，移动式输液装置、输液泵、自控泵、麻醉泵等静脉输液治疗新技术在临床应用。

3. 20 世纪初期静脉输液治疗由谁来操作？

20 世纪 40 年代以前，静脉输液治疗只是危重疾病的一种额外治疗手段，仅由医生操作，护士只协助做输液治疗物品准备工作。

20 世纪 40 年代以后，随着静脉输液治疗技术的发展，护理责任范围得以扩展，由护士进行操作。

4. 您知道外周静脉输液治疗工具的发展历史吗？

最早的输液工具有羽毛卷片、动物静脉、动物膀胱、塑料橡胶制品和注射针。

1957 年，发明了一次性头皮钢针，为输液时很好地固定针头、方便患者活动起到积极作用,至今大部分医院仍沿用头皮钢针。

1964年,第一代静脉留置针问世,它是用生物原材料制成的套管针,能够在静脉内留置一定时间,解决了危重患者建立静脉通道的难题,同时避免了患者反复穿刺血管的痛苦。

1999年,安全留置针在美国上市。随着静脉短导管留置技术广泛应用于临床患者的治疗与抢救,静脉切开技术基本被取代。

目前静脉治疗常用的工具包括:一次性静脉输液钢针、外周静脉留置针、中心静脉导管、经外周静脉置入中心静脉导管、输液港以及输液辅助装置等。

5. 您了解中心静脉导管的发展史吗?

1929年,德国医生 Werner Theodor Otto Forssmann 成功地置入中心静脉导管。

1949年,Duffy 应用了颈外静脉输液途径。

1952年,Aubaniac 首创经锁骨下静脉穿刺置入中心静脉导管。

1973年,Broviac 等报道了一种全硅塑右心房导管在前胸壁通过经皮锁骨下隧道放置的技术。

1978年,希克曼(Hickman)等将导管内径从 0.22mm 增至 0.32mm,这种导管用于多种静脉治疗及血标本的采集。

1982年,美国国家癌症研究所所长 John E.Niederhuber 等对肿瘤患者实施了完全植入式静脉通道系统,即植入泵。

6. 中国早期静脉输液治疗发展历史是怎样的?

20世纪50年代,静脉输液开始进入中国。

20世纪80年代,我国开始应用静脉留置针,但仅限于手术室、ICU、急诊科使用。

20世纪90年代,我国大部分医院临床广泛使用静脉留置针输液。

7. 您了解静脉输液治疗有几种形式的变化吗?

静脉输液治疗经历了三种形式的变化,即开放式、半开放式和密闭式。

第一代输液系统为全开放式,输液容器为广口玻璃瓶。即把要输注的液体置于有盖的广口玻璃瓶内,用一根橡胶管接针头与患者血管连接。输液器材清洗消毒灭菌后重复使用,空气与橡胶管中的微粒易进入人体。此方式易造成感染和血管内气栓。

第二代输液系统为半开放式,输液容器为玻璃瓶或硬塑料瓶。液体装在封闭的玻璃瓶或硬塑料瓶内,输液时需在瓶口橡胶塞上插入一次性输液器及进气管,使空气进入瓶内产生压力,将液体输入人体。因进气管与外界相通,无法避免气载污染物和微粒进入人体。

第三代输液系统为全密闭式,输液容器为塑料软袋。液体装在塑料软袋内,在全密闭状态下进行输液,在大气压力下,液体可自行滴出而无需使用进气管。

输液过程中液体不与空气接触,从而避免了气载污染物和微粒进入人体。

8. 美国静脉输液护士协会的由来?

1972 年成立了美国静脉输液护理学会(AIVN),1973 年更名为全国静脉输液治疗学会(NITA)。1980 年更名为静脉输液护士协会(Infusion Nursing Society, INS),为了更好地反映组织机构的实际内涵和专业技术,以及对患者和立法程序的关注,当时 INS 的成员构成中注册护士占 93.5%,其他专业人员(医师及药剂师)占 6.5%。INS 标准现已成为世界各地静脉输液治疗的指南。

9. 经外周静脉穿刺植入的中心静脉导管的临床应用简史?

1929 年,德国医生 Werner Theodor Otto Forssmann 从自己前臂肘窝置入 4Fr 的导尿管到上腔静脉,成为历史上第一个使用经外周静脉穿刺植入的中心静脉导管(peripherally inserted central catheter, PICC)的人。

1945 年,Lawrence Weyers 通过钢针与肘前静脉放置一种 9~12G 的导管进行静脉治疗。

1957 年,Ross 描述了通过头静脉、贵要静脉以静脉切开的方式建立中心静脉通路的技术。

20 世纪 70 年代,国外 PICC 导管以优良的材质上市,从外周静脉穿刺植入的中心静脉导管应用于临床。

1978 年,肿瘤科医生 Leroy Groshong 发明了三向瓣膜式 PICC 导管。

1997 年,第一根 PICC 导管引进中国。

2005 年,Power PICC 导管在国外上市。

2010 年,Power PICC 导管在中国上市应用于临床危重症患者。

10. 赛丁格中心静脉置管技术有何优势?

赛丁格穿刺技术是经皮穿刺血管插入导管的方法,由瑞典一位名叫赛丁格的放射科医师发明。改良的赛丁格技术(modified seldinger technique, MST)是用小号穿刺针或套管针进行静脉穿刺,通过套管或小号针头送入导丝,沿导丝送入扩张器 / 插管器组件,通过插管器置入导管到预定位置的技术。此技术的优势是操作简单,穿刺容易成功,对血管损伤小,现已广泛应用于临床 PICC 置管操作。此技术主要用于目视下能触及或看到血管,但血管条件不适宜 14~18G 穿刺针穿刺的 PICC 置管。

11. 超声引导下的微插入鞘中心静脉置管技术的由来?

最早使用超声引导下的 PICC 置管技术是 1997 年在华盛顿医学中心,由危重护理组一位名叫 Claudette Boudreaus 的护士完成的,她是最早的 PICC 小组的成员。她从协助医生颈内静脉穿刺得到置管的经验,在超声引导下对目视下看不到的血管进行穿刺,她成功地在患者肘窝以上的贵要静脉置入了 PICC 导管。此后这项穿刺技术开始在临床上应用,1999~2001 年,大约有 10 名护士在华盛顿医院中心接受了这些技术的专业培训。在此期间,床旁置入

PICC 导管的成功率为 65%~91%。目前在美国使用超声和微插管鞘技术进行上臂的 PICC 置管,成为各个医院的专业护士置入导管的"金标准"方法。

12. 国内何时开展超声引导下的微插入鞘中心静脉置管技术？

2008 年 1 月,空军总医院乔爱珍主任护师开展了超声引导下的微插入鞘中心静脉置管技术。该技术解决了血管条件较差患者的置管难题,提高了置管成功率;使穿刺简单易行,减少了穿刺造成的组织损伤;置管后能及时发现有无颈内、颈外静脉异位现象。改变了传统 PICC 置管穿刺部位,由肘下部位上移至上臂,增加了患者的舒适度,减少了置管后感染、机械性静脉炎等相关并发症的发生几率。

13. 什么是植入式静脉输液港？

植入式静脉输液港(implantable venous access port,IVAP)又称植入式中央静脉导管系统(central venous port access system,CVPAS),是一种可以完全植入体内的闭合静脉输液系统,通过皮下植入的港体连接导管而建立的中心静脉通道,可为患者提供长期的静脉治疗血管通道。为了解决某些患者不宜植入长期中心静脉导管,作为隧道型 CVC 的替代产品,1983 年正式在欧洲市场上推出。

第二节　静脉输液治疗护理相关法律法规

1. 与静脉输液治疗相关的法律条文——医疗事故罪立案标准是什么？

依据最高人民检察院、公安部关于公安机关管辖的刑事案件立案追诉标准的规定(一)第五十六条[医疗事故案(刑法第三百三十五条)],医务人员由于严重不负责任,造成就诊人死亡或者严重损害就诊人身体健康的,应予立案追诉。

具有下列情形之一的,属于本条规定的"严重不负责任":本法第四条中严重违反查对、复核制度的;第五条中使用未经批准使用的药品、消毒药剂、医疗器械的;第六条中严重违反国家法律法规及有明确规定的诊疗技术规范、常规的。

本条规定的"严重损害就诊人身体健康"是指造成就诊人严重残疾、重伤、感染艾滋病、病毒性肝炎等难以治愈的疾病或者其他严重损害就诊人身体健康的后果。

2. 静脉输液治疗职业安全防护相关法律法规有哪些？

(1) 2004 年,卫生部颁布了《医务人员艾滋病病毒职业暴露防护工作指导原则》。

(2) 强调双向预防,既要防止疾病从患者传至医护人员,也要防止疾病从医护人员传至患者。既要防止血源性疾病的传播,也要防止非血源性疾病的传播。根据疾病的主要传播途径,采取的隔离措施包括,接触隔离、空气隔离、飞沫隔离。

3. 静脉输液治疗产生的医疗处理中涉及哪些法律法规?

(1) 医疗废物的登记。护理人员是做好医疗垃圾分类和处理的关键,应严格实施《医疗废物处理管理条例》第十二条的规定。

(2) 医疗废物的分类与处置。护理人员在进行输液治疗后产生的医疗废物,应严格执行《医疗废物处理管理条例》第十六条的规定。

(3) 医疗废物管理的法律责任。执行《医疗废物处理管理条例》第十四条的规定。

4. 静脉输液治疗感染控制中涉及哪些法律法规?

(1) 感染控制的重要性。世界卫生组织(WHO)于 2002 年 12 月颁布的《WHO 医院获得性感染预防控制实用指南》明确提出了护理人员的职责:"护理人员有责任执行感染控制指南,熟悉预防感染发生和传播的知识,并在患者住院期间确保执行。"

(2) 护理人员手卫生涉及的法律法规。护理人员在为患者进行输液治疗时,要严格遵守中华人民共和国卫生行业标准《医务人员手卫生规范》。其重点是洗手和洗手的时机。

(3) 消毒灭菌涉及的法律法规。应严格执行卫生部 2002 年 3 月颁布的《消毒管理办法》第五条、第六条的规定。

5. 经外周静脉穿刺植入的中心静脉导管的 PICC 相关护理文件书写中涉及哪些法律法规?

(1) 卫生部《病历书写基本规范》中,与 PICC 相关的护理文件有置管知情同意书、专科置管记录、医嘱单、入院护理评估单、护理记录单等。

(2) 知情同意书。《医疗机构管理条例》第 33 条规定:"医疗机构施行手术、特殊治疗时,必须征得患者的同意,并应取得家属或关系人同意并签字。"PICC 属于侵入性治疗操作,实施前应签署知情同意书。

(3) 医嘱单。PICC 置管操作前,由医生开具临时医嘱,置管护士对患者进行核查后再操作。

6. 静脉输液治疗应遵循的操作规范依据是什么?

(1)《护士条例》第三章权利和义务第十六条规定:"护士执业,应当遵守法律、法规、规章和诊疗技术规范的规定。"

(2)《医疗事故处理条例》第二章医疗事故的预防与处置中第五条规定:"医疗机构及其医务人员在医疗活动中,必须严格遵守医疗卫生管理法律、行政法规、部门规章和诊疗护理规范、常规,恪守医疗服务职业道德。"

(3)《临床护理实践指南(2011)》中第十二章给药治疗与护理第八、九、

十一、十二节为输液治疗护理操作规范。

7. 我国高危药品管理制度有哪些？

高危险药品（以下简称"高危药品"）是指药理作用显著且迅速，易危害人体的药品。为促进该类药品的合理使用，减少不良反应，根据中华人民共和国《药品管理法》、《医疗机构药事暂行管理规定》等法律法规，特制订如下管理制度。

（1）高危药品包括细胞毒性化疗药品、高浓度电解质制剂、肌肉松弛剂等，医院高危药品目录应与国家相关规定更新同步。

（2）高危药品应设置专门的存放药架，不得与其他药品混合存放。

（3）高危药品存放药架应标识醒目，设置黑色警示牌提醒药学专业人员注意。

（4）高危药品在处方使用前要有安全性论证的证据，有确切适应证时才能开具处方使用。

（5）药剂人员在调配高危药品时，要严格审查处方，对不符合规定的高危药品处方，拒绝调配。高危药品的处方调配发放要实行双人复核，确保发放准确无误。

（6）药剂科应定期检查本院的高危药品管理使用情况，发现问题及时解决处理。

（7）加强高危药品的有效期管理，保证先进先出，保证药品使用安全有效。

（8）加强高危药品的不良事件监测，定期和临床医护人员沟通，并定期总结汇总，及时反馈给临床医护人员。

（9）医院新引进高危药品要经过充分论证，引进后要及时将药品信息告知临床，促进临床合理应用。

8. 静脉输液治疗护士应具备哪些资质？

（1）依据《护士条例》，获得护士资格的注册护士可从事基本输液治疗护理工作。

（2）执行外周置入中心导管（PICC）穿刺者，应为在临床工作 5 年及以上的护师，同时应经过 PICC 相关知识的培训并取得培训合格证书。

（3）专业静脉输液治疗护士应具备一定的静脉输液治疗专业知识和技能。

9. 中心静脉置管应由谁来操作？

中华护理学会静脉输液护理专业委员会组织编写，2009 年 10 月出版的《输液治疗护理实践指南与实施细则》明确指出：中心静脉置管应由经专门培训的医务人员完成，置管后的护理应由具有资质的医务人员进行。

10. 您知道静脉输液治疗也能触及法律吗？——解读四级医疗事故

（1）医疗事故构成要件

1）医疗事故的主体是合法的医疗机构及其医务人员。

2）医疗机构及其医务人员违反了医疗卫生管理法律、法规和诊疗护理规范、常规。

3）医疗事故的直接行为人在诊疗护理中存在主观过失。

4）患者存在人身损害后果。

5）医疗行为与损害后果之间存在因果关系。

（2）事故等级

根据对患者人身造成的损害程度,医疗事故分为四级:

一级医疗事故:造成患者死亡、重度残疾的。

二级医疗事故:造成患者中度残疾、器官组织损伤导致严重功能障碍的。

三级医疗事故:造成患者轻度残疾、器官组织损伤导致一般功能障碍的。

四级医疗事故:造成患者明显人身损害的其他后果的。

（3）静脉输液治疗涉及的四级医疗事故

造成患者下列情形之一的:局部注射造成组织坏死,成人大于体表面积2%,儿童大于体表面积5%;临床静脉治疗经外周静脉输注高渗性、高刺激性及腐蚀性药物后能引起严重静脉炎,药液外渗到周围组织,导致组织坏死。

第三节 中华人民共和国卫生行业标准《静脉治疗护理技术操作规范》

1. 什么是国家标准？国家标准中的术语"宜"、"应"、"要"、"可"的意思有什么不同?

国家标准是指由国家标准化主管机构批准发布,对全国经济、技术发展有重大意义,且在全国范围内统一的标准。国家标准是在全国范围内统一的技术要求,由国务院标准化行政主管部门编制计划,协调项目分工,组织制定(含修订),统一审批、编号、发布。法律对国家标准的制定另有规定的,依照法律的规定执行。国家标准的年限一般为5年,过了年限后,国家标准就要被修订或重新制定。

国家标准中的术语"宜"、"应"、"要"三字都是程度不同的肯定,语气由轻而中而重。

宜——可以,允许,适宜,适合。"宜"就是推荐,优先选择。在条件允许的时候,推荐使用,不使用也是合法的。在一定条件下"宜"就是应,有条件的情况下就要执行,没有条件要创造条件执行。

应——不能不,应该,应当。"应"就是强制性。"应"就是必须,有没有条件都必须执行。

要——不许不,要求,需要。

可——允许,如许可,认可,宁可。

2. 中华人民共和国卫生行业标准《静脉治疗护理技术操作规范》是什么部门发布的? 此标准什么时间实施?

中华人民共和国国家卫生和计划生育委员会于 2013 年 11 月 14 号发布,2014 年 5 月 1 号实施。

3. 中华人民共和国卫生行业标准《静脉治疗护理技术操作规范》的实施范围是什么?

本标准规定了静脉治疗护理技术操作的要求。本标准适用于全国各级各类医疗机构从事静脉治疗护理技术操作的医护人员。

4.《静脉治疗护理技术操作规范》对医疗机构静脉治疗的基本要求是怎样界定的?

(1) 静脉药物的配制和使用应在洁净的环境中完成。

(2) 实施静脉治疗护理技术操作的医务人员应为注册护士、医师和乡村医生,并应定期进行静脉治疗所必须的专业知识及技能培训。

(3) PICC 置管操作应由经过 PICC 专业知识与技能培训、考核合格且有 5 年及以上临床工作经验的操作者完成。

(4) 应对患者和照顾者进行静脉治疗、导管使用及维护等相关知识的教育。

5.《静脉治疗护理技术操作规范》中静脉治疗护理操作必须遵循的基本原则有哪些?

(1) 所有操作应执行查对制度并对患者进行两种以上的身份识别,询问过敏史。

(2) 穿刺针、导管、注射器、输液(血)器、及输液附加装置等应一人一用一灭菌,一次性使用的医疗器具不应重复使用。

(3) 静脉注射、静脉输液、静脉输血及静脉导管穿刺和维护应遵循无菌技术操作原则。

(4) 操作前后应执行 WS/T 313 规定,不应以戴手套取代手卫生。

(5) 消毒时应以穿刺点为中心用力擦拭,至少消毒两遍或遵循消毒剂使用说明书,待自然干燥后方可穿刺。

(6) 置管部位不应使用丙酮、乙醚等有机溶剂。

6.《静脉治疗护理技术操作规范》中静脉治疗护理操作推荐遵循的基本原则有哪些?

(1) 置入 PVC 时宜使用清洁手套,置入 PICC 时宜遵守最大无菌屏障原则。

(2) PICC 穿刺以及 PICC、CVC、PORT 维护时,宜使用专用护理包。

(3) 穿刺及维护时应选择合格的皮肤消毒剂,宜选用 2% 葡萄糖酸氯己定乙醇溶液(年龄 <2 个月的婴儿慎用)、有效碘浓度不低于 0.5% 的碘伏或 2% 碘酊溶液和 75% 酒精。

（4）不宜在穿刺部位使用抗菌油膏。

（5）易发生血源性病原体职业暴露的高危病区宜选用一次性安全型注射和输液装置。

7.《静脉治疗护理技术操作规范》中规定静脉治疗护理操作前应做哪些必要的评估？

（1）评估患者的年龄、病情、过敏史、静脉治疗方案、药物性质等，选择合适的输注途径和静脉治疗工具。

（2）评估穿刺部位皮肤情况和静脉条件，在满足治疗需要的情况下，尽量选择较细、较短的导管。

8.《静脉治疗护理技术操作规范》中关于一次性钢针使用的范围是怎样要求的？

一次性静脉输液钢针宜用于短期或单次给药，腐蚀性药物不应使用一次性静脉输液钢针。

9.《静脉治疗护理技术操作规范》中规定哪些输液工具可以输注任何性质的药物？

（1）PICC 宜用于中长期静脉治疗，可用于任何性质的药物输注，不应用于高压注射泵注射造影剂和血液动力学监测（耐高压导管除外）。

（2）CVC 可用于任何性质的药物输注、血液动力学的监测，不应用于高压注射泵注射造影剂（耐高压导管除外）。

（3）PORT 可用于任何性质的药物输注，不应使用高压注射泵注射造影剂（耐高压导管除外）。

10.《静脉治疗护理技术操作规范》中外周静脉留置针使用的范围是怎样要求的？

外周静脉留置针宜用于短期静脉输液治疗，不宜用于腐蚀性药物等持续性静脉输注。

11.《静脉治疗护理技术操作规范》中 PVC 穿刺时应注意什么问题？

（1）宜选择上肢静脉作为穿刺部位，避开静脉瓣、关节部位以及有疤痕、炎症、硬结等处的静脉；

（2）成年人不宜选择下肢静脉进行穿刺；

（3）小儿不宜首选头皮静脉；

（4）接受乳房根治术和腋下淋巴结清扫术的患者应选健侧肢体进行穿刺，有血栓史和血管手术史的静脉不应进行置管；

（5）应告知患者穿刺部位出现肿胀、疼痛等异常不适时，及时告知医务人员。

12.《静脉治疗护理技术操作规范》中 PVC 穿刺时消毒有什么要求？

一次性静脉输液钢针穿刺处的皮肤消毒范围直径应≥5cm，外周静脉留置针穿刺处的皮肤消毒范围直径应≥8cm，应待消毒液自然干燥后再进行穿刺。

13. 在《静脉治疗护理技术操作规范》中规定哪些情况需谨慎植入 PICC 导管？

（1）接受乳房根治术或腋下淋巴结清扫的术侧肢体、锁骨下淋巴结肿大或有肿块侧、安装起搏器侧不宜进行同侧置管，患有上腔静脉压迫综合征的患者不宜进行置管。

（2）宜选择肘部或上臂静脉作为穿刺部位，避开肘窝、感染及有损伤的部位；新生儿还可选择下肢静脉、头部静脉和颈部静脉。

（3）放疗部位不宜进行置管。

14.《静脉治疗护理技术操作规范》中规定哪些情况不应植入 PICC 导管？

有血栓史、血管手术史的静脉不应进行置管。

15.《静脉治疗护理技术操作规范》中 PICC 穿刺时消毒有什么要求？

以穿刺点为中心消毒皮肤，直径≥20cm，铺巾，建立最大化无菌屏障。

16.《静脉治疗护理技术操作规范》中 PICC 置管后应做哪些记录？

应记录穿刺静脉、穿刺时间、导管刻度、导管尖端位置等，测量双侧上臂臂围并与置管前对照。

17.《静脉治疗护理技术操作规范》中 PN 的配制和储存有哪些规定？

（1）宜由经培训的医护人员在层流室或超净台内进行配制。

（2）配好的 PN 标签上应注明科室、病案号、床号、姓名、药物的名称、剂量、配制日期和时间。

（3）宜现用现配，应在 24 小时内输注完毕。

（4）如需存放，应在 4℃冰箱内，并应复温后再输注。

18.《静脉治疗护理技术操作规范》中 PN 的输注有哪些要求？

（1）输注前应检查有无悬浮物或沉淀，并注明开始输注的日期及时间。

（2）应使用单独输液器匀速输注。

（3）单独输注脂肪乳剂时，输注时间应严格遵照药物说明书。

（4）在输注的 PN 中不应添加任何药物。

（5）应注意观察患者对 PN 的反应，及时处理并发症并记录。

19.《静脉治疗护理技术操作规范》中密闭性输血有哪些具体规定？

（1）输血前应了解患者血型、输血史及不良反应史。

（2）输血前和床旁输血时应分别双人核对输血信息，无误后才可输注，

（3）输血起始速度宜慢，应观察 15 分钟无不适后再根据患者病情、年龄及输注血制品的成分调节滴速。

（4）血制品不应加热，不应随意加入其他药物。

（5）输血过程中应对患者进行监测。

（6）输血完毕应记录,空血袋应低温保存 24 小时。

20.《静脉治疗护理技术操作规范》中怎样规定血液及血制品的输注时间的?

全血、成分血及其他血液制品应从血库取出后 30 分钟内输注,1 个单位的全血或成分血应在 4 小时内输完。

21.《静脉治疗护理技术操作规范》中规定中心静脉治疗输注药物前怎样确定导管在静脉中?

经 PVC 输注药物前宜通过输入生理盐水确定导管在静脉内;经 PICC、CVC、PORT 输注药物前宜通过回抽血液来确定导管在静脉内。

22.《静脉治疗护理技术操作规范》中对中心静脉导管的维护冲管及封管有什么要求?

（1）PICC、CVC、PORT 的冲管和封管应使用 10ml 以上注射器或一次性专用冲洗装置。

（2）给药前后宜用生理盐水脉冲式冲洗导管,如果遇到阻力或者抽吸无回血,应进一步确定导管的通畅性,不应强行冲洗导管。

（3）输液完毕应用导管容积加延长管容积 2 倍的生理盐水或肝素盐水正压封管。

（4）肝素盐水的浓度,PORT 可用 100U/ml,PICC 及 CVC 可用 0~10U/ml。

（5）连接 PORT 时应使用专用的无损伤针穿刺,持续输液时无损伤针应每 7 天更换一次。

（6）PORT 在治疗间歇期应至少每 4 周维护一次。

（7）PICC 导管在治疗间歇期间应至少每周维护一次。

23.《静脉治疗护理技术操作规范》中静脉导管的敷料更换有什么要求?

（1）应每日观察穿刺点及周围皮肤的完整性。

（2）无菌透明敷料应至少每 7 天更换一次。

（3）无菌纱布敷料应至少每 2 天更换一次。

（4）若穿刺部位发生渗液、渗血时应及时更换敷料。

（5）穿刺部位的敷料发生松动、污染等完整性受损时应立即更换。

24.《静脉治疗护理技术操作规范》中对输液（血）器的使用有哪些要求?

（1）输注药品说明书所规定的避光药物时,应使用避光输液器。

（2）输注脂肪乳剂、化疗药物以及中药制剂时宜使用精密过滤输液器。

（3）输注的两种不同药物间有配伍禁忌时,在前一种药物输注结束后,应冲洗或更换输液器,并冲洗导管,再接下一种药物继续输注。

（4）使用输血器时,输血前后应用无菌生理盐水冲洗输血管道。

（5）连续输入不同供血者的血液时,应在前一袋血输尽后,用无菌生理盐水冲洗输血器,再接下一袋血继续输注。

25.《静脉治疗护理技术操作规范》中规定输液(血)器应多长时间更换一次?

（1）输液器应每24小时更换一次,如怀疑被污染或完整性受到破坏时,应立即更换。

（2）用于输注全血、成分血或生物制剂的输血器宜4小时更换一次。

26.《静脉治疗护理技术操作规范》中对输液附加装置的使用有哪些要求?

（1）输液附加装置包括三通、延长管、肝素帽、无针接头、过滤器等,应尽可能减少输液附加装置的使用。

（2）输液附加装置宜选用螺旋接口,常规排气后与输液装置紧密连接。

（3）经输液接头(或接口)进行输液及推注药液前,应使用消毒剂多方位擦拭各种接头(或接口)的横切面及外围。

27.《静脉治疗护理技术操作规范》中规定输液附加装置应多长时间更换一次?

（1）输液附加装置应和输液装置一并更换,在不使用时应保持密闭状态,其中任何一部分的完整性受损时都应及时更换。

（2）外周静脉留置针附加的肝素帽或无针接头宜随外周静脉留置针一起更换。

（3）PICC、CVC、PORT附加的肝素帽或无针接头应至少每7天更换一次。

（4）肝素帽或无针接头内有血液残留、完整性受损或取下后,应立即更换。

28.《静脉治疗护理技术操作规范》中对静脉导管的留置时间及拔除导管是怎样规定的?

（1）应监测静脉导管穿刺部位,并根据患者病情、导管类型、留置时间、并发症等因素进行评估,尽早拔除。

（2）外周静脉留置针应72~96小时更换一次。

（3）PICC留置时间不宜超过1年或遵照产品使用说明书。

（4）静脉导管拔除后应检查导管的完整性,PICC、CVC、PORT还应保持穿刺点24小时密闭性。

29.《静脉治疗护理技术操作规范》中静脉治疗相关并发症静脉炎的处理原则是什么?

（1）应拔除PVC,可暂时保留PICC,及时通知医师,给予对症处理。

（2）将患肢抬高、制动,避免受压,必要时,应停止在患肢静脉输液。

（3）应观察局部及全身情况的变化并记录。

30.《静脉治疗护理技术操作规范》中静脉治疗相关并发症药物渗出与药物外渗的处理原则是什么?

（1）应立即停止在原部位输液,抬高患肢,及时通知医师,给予对症处理。

（2）观察渗出或外渗区域的皮肤颜色、温度、感觉等变化及关节活动和患

基础理论篇

肢远端血运情况并记录。

31.《静脉治疗护理技术操作规范》中静脉治疗相关并发症导管相关性静脉血栓形成的处理原则是什么？

（1）可疑导管相关性静脉血栓形成时，应抬高患肢并制动，不应热敷、按摩、压迫，立即通知医师对症处理并记录。

（2）应观察置管侧肢体、肩部、颈部及胸部肿胀、疼痛、皮肤温度及颜色、出血倾向及功能活动情况。

32.《静脉治疗护理技术操作规范》中静脉治疗相关并发症导管堵塞的处理原则是什么？

（1）静脉导管堵塞时，应分析堵塞原因，不应强行推注生理盐水。

（2）确认导管堵塞时，PVC应立即拔除，PICC、CVC、PORT应遵医嘱及时处理并记录。

33.《静脉治疗护理技术操作规范》中静脉治疗相关并发症导管相关性血流感染的处理原则是什么？

可疑导管相关性血流感染时，应立即停止输液，拔除PVC，暂时保留PICC、CVC、PORT，遵医嘱给予抽取血培养等处理并记录。

34.《静脉治疗护理技术操作规范》中静脉治疗相关并发症输液反应的处理原则是什么？

（1）发生输液反应时，应停止输液，更换药液及输液器，通知医师，给予对症处理，并保留原有药液及输液器。

（2）应密切观察病情变化并记录。

35.《静脉治疗护理技术操作规范》中静脉治疗相关并发症输血反应的处理原则是什么？

（1）发生输血反应立即减慢或停止输血，更换输血器，用生理盐水维持静脉通畅，通知医生给予对症处理，保留余血及输血器，并上报输血科。

（2）应密切观察病情变化并记录。

36.《静脉治疗护理技术操作规范》中对抗肿瘤药物防护有哪些要求？

（1）配制抗肿瘤药物的区域应为相对独立的空间，宜在Ⅱ级或Ⅲ级垂直层流生物安全柜内配制。

（2）使用抗肿瘤药物的环境中可配备溢出包，内含防水隔离衣、一次性口罩、乳胶手套、面罩、护目镜、鞋套、吸水垫及垃圾袋等。

（3）配药时操作者应戴双层手套（内层为PVC手套，外层为乳胶手套）、一次性口罩。

（4）宜穿防水、无絮状物材料制成、前部完全封闭的隔离衣；可佩戴护目镜。

（5）配药操作台面应垫以防渗透吸水垫，污染或操作结束时应及时更换。

（6）给药时，操作者宜戴双层手套和一次性口罩；静脉给药时宜采用全密闭式输注系统。

(7) 所有抗肿瘤药物污染物品应丢弃在有毒性药物标识的容器中。

37.《静脉治疗护理技术操作规范》中规定抗肿瘤药物外溢时应怎样处理？

(1) 操作者应穿戴个人防护用品。

(2) 应立即标明污染范围。

(3) 粉剂药物外溢应使用湿纱布垫擦拭。

(4) 水剂药物外溅应使用吸水纱布垫吸附。

(5) 污染表面应使用清水清洗。

(6) 如药液不慎溅在皮肤或眼睛内,应立即用清水反复冲洗。

(7) 记录外溢药物名称、时间、溢出量、处理过程以及受污染的人员。

第四节　静脉输液治疗相关解剖学知识

1. 静脉的概述及特点？

静脉起始于毛细血管,末端终止于心房。小静脉起于毛细血管,在回心过程中逐渐汇合成中静脉、大静脉,最后注入心房。静脉管壁薄,平滑肌和弹力纤维均较少,缺乏收缩性和弹性,管腔断面较扁。静脉壁承受外加压力可使静脉管腔变窄,甚至影响静脉回流。临床上利用静脉壁受压后管腔容易改变的特点,鉴别动脉、静脉。超声波引导进行静脉穿刺就是利用这一原理寻找置管静脉,以提高非浅表静脉穿刺置管的成功率(图 1-1)。

2. 怎样区分深静脉和浅静脉？

体循环静脉分深、浅两类。深静脉位于深筋膜深面与动脉伴行,故称伴行静脉。浅静脉位于皮下浅筋膜内,又称皮下静脉。浅静脉数目多,不与动脉伴行,有各自独立的名称和引流范围,但最终均注入深静脉,从而进入血液循环。

3. 静脉瓣有什么功能？

静脉瓣膜为两个半月形薄片,彼此相对,根部与静脉内膜相连,其游离缘朝向血流方向,是防止血液逆流的重要结构,在血液回流心脏的过程中起着一定的促进作用。

人体中凡受重力影响较大,血液回流比较困难的部位,静脉瓣就多,如四肢,尤其是下肢的静脉,瓣膜最多;反之,则完全无瓣膜或瓣膜甚少,如头颈部和胸部的静脉大多数无静脉瓣,腹腔内大静脉,如肝门静脉及下腔静脉也无静脉瓣,它可因腹内压高低影响静脉血液回流(图 1-2、图 1-3)。

4. 血管壁由哪些结构组成？

动脉和静脉的结构基本相同,都有三层结构,由内向外分别称为血管的内膜、中膜及外膜。每一层由不同的物质组成,承担着不同的作用。动脉的管壁

基础理论篇

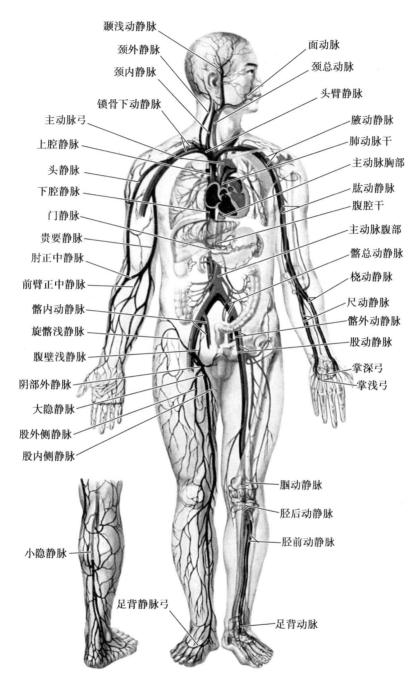

颞浅动静脉

颈外静脉

颈内静脉

锁骨下动静脉

主动脉弓

上腔静脉

头静脉

下腔静脉

门静脉

贵要静脉

肘正中静脉

前臂正中静脉

髂内动静脉

旋髂浅静脉

腹壁浅静脉

阴部外静脉

大隐静脉

股外侧静脉

股内侧静脉

小隐静脉

足背静脉弓

面动脉

颈总动脉

头臂静脉

腋动静脉

肺动脉干

主动脉胸部

肱动静脉

腹腔干

主动脉腹部

髂总动静脉

桡动静脉

尺动静脉

髂外动静脉

股动静脉

掌深弓

掌浅弓

腘动静脉

胫后动静脉

胫前动静脉

足背动脉

图 1-1　全身血管分布模型图

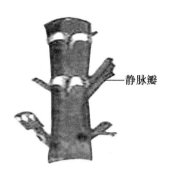

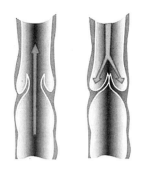

图 1-2 静脉瓣　　　　图 1-3 静脉瓣示意图形态

比较厚,静脉的管壁比较薄(图 1-4)。

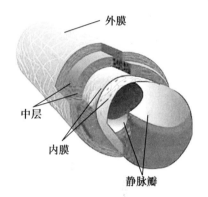

图 1-4 血管壁结构图

(1)血管的内膜:血管的最内层,由单层内皮细胞、基质膜组成,内膜非常光滑,血液能在血管内畅通无阻地流动,它能分泌肝素及前列腺素,起抗凝作用。血管的内膜很容易受损,当血管的内膜受损时,可导致静脉炎或血栓形成。

(2)血管的中膜:血管壁的主要组成部分,由弹性蛋白、胶原蛋白、平滑肌纤维组成,它的作用是维持血管壁的张力,有收缩、舒张的功能。

(3)血管的外膜:血管最外一层,它由弹性纤维和疏松组织组成,它的主要作用是支持和保护血管。

5. 上肢的浅静脉有哪些? 使用前臂的浅静脉输液注意哪些问题?

上肢的浅静脉有头静脉、贵要静脉、肘正中静脉、手背静脉网。前臂的头静脉、贵要静脉、肘正中静脉为短导管(静脉留置针)留置的部位,可输注渗透压小于 600mOsm/L 及 pH 在 5~9 之间的药液,留置时间一般为 72~96 小时。手背静脉网多用于钢针穿刺进行静脉治疗,可输注接近血液渗透压及 pH 的药液,使用钢针输液治疗应小于 4 小时(图 1-5)。

6. 头静脉是如何走行的? 有什么特点?

头静脉起于手背静脉网的桡侧,沿前臂桡侧皮下上行,至肘部通过肘正中静脉与贵要静脉交通,再沿肱二头肌外侧上行,经三角胸大肌沟,穿深筋膜注入锁骨下静脉或腋静脉。收纳手和前臂桡侧掌面和背面的浅静脉血液(图 1-6)。

头静脉的特点是先粗后细、侧支多、静脉瓣多,在头静脉汇入腋静脉处常有静脉瓣,高发静脉血栓,比贵要静脉高 57%。另外,在汇入腋静脉处与腋静脉几乎呈 90°,经头静脉置入 PICC 时易造成置管困难或导管异位。因此,头

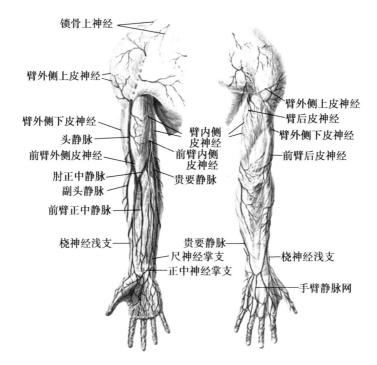

图 1-5　上肢浅静脉示意图

静脉不作为 PICC 置管的首选血管,可用于静脉采血、留置短导管进行静脉治疗。

7. PICC 置管为什么首选贵要静脉? 它是如何走行的? 有什么特点?

贵要静脉(basilic vein)起于手背静脉网的尺侧,上行逐渐转至前臂的掌侧面,在肘窝处通过肘正中静脉与头静脉相交通,贵要静脉主干则沿肱二头肌内侧缘继续上行,穿深筋膜最后注入腋静脉。

贵要静脉深面是肱二头肌腱膜,此腱膜将贵要静脉与肱动脉、正中神经隔开,贵要静脉可跨过前臂内侧皮神经,前臂内侧皮神经亦可跨过贵要静脉。

贵要静脉收集手和前臂尺侧浅静脉的血液。在前臂有 4~8 个瓣膜。

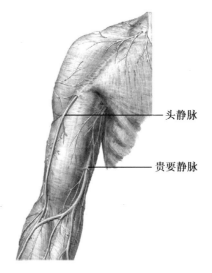

图 1-6　头静脉、贵要静脉走向示意图

贵要静脉具有粗、直、分支少、静脉瓣相对较少;上臂外展时是贵要静脉汇入上腔静脉最近的途径等特点,因此为 PICC 置管的首选静脉。

8. 肘正中静脉解剖学有什么特点？与静脉输液有何关系？

肘正中静脉位于肘窝前方皮下,连于贵要静脉与头静脉之间,解剖结构变异多。常见起于头静脉,斜向内上方;连接于贵要静脉者占 54.9%±0.9%,呈 N 形或分叉状;两支分别连于贵要静脉和头静脉,向下合成前臂正中静脉者占 30.6%±1.05%,呈 M 形。

肘正中静脉内有瓣膜者占 74.8%,多为 1~2 个。

肘正中静脉为上肢最大的浅静脉,是临床取血、输液常用的浅静脉,也可作为 PICC 置管静脉(图 1-7)。

9. 肱静脉解剖位置与特点？可以从肱静脉置入 PICC 导管吗？

肱动脉和两条伴行的肱静脉,在肱二头肌与旋前圆肌之间(相当于肘部尺侧肘横纹上下各约 2.5cm 处),上面有肱二头肌腱膜覆盖,该处相对表浅。

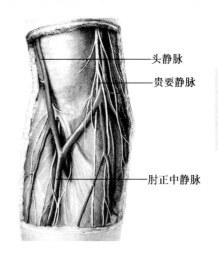

图 1-7　肘正中静脉示意图

肱静脉为深静脉,多数与贵要静脉汇合,最后汇入腋静脉。

2011 版 INS 指南:适用于放置 PICC 导管的静脉有肱静脉,但仅限于超声导引下微插管鞘穿刺置管,避免盲穿时误穿相邻动脉及神经。

10. 腋静脉的解剖学走向如何？静脉治疗可以选择腋静脉穿刺吗？

腋静脉多见由贵要静脉延续而成,从大圆肌下缘起,至第 1 肋外缘止,止点相当于前斜角肌,在第 1 肋附着点的前方。在肩胛下肌附近,肱静脉汇入腋静脉,而在腋静脉的近侧端又有头静脉汇入,其他属支伴随腋动脉的分支。

新生儿和儿童静脉输液治疗可选择此静脉进行短导管和 PICC 置管(图 1-8)。

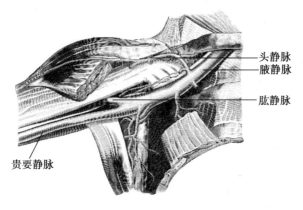

图 1-8　腋静脉走向示意图

11. 腋静脉周围的解剖关系特点？经腋静脉穿刺输液时应注意什么？

腋静脉远端和腋窝神经、血管一起被包裹与腋鞘内,腋静脉位于腋动脉的内侧,部分重叠。两者之间隔着胸内侧神经、臂丛内侧束、尺神经和前臂内侧神经。

腋静脉内侧有臂内侧皮神经,腋淋巴结的外侧组位于其后内侧。在腋静脉的前方,有锁骨、锁骨下肌。

腋静脉管壁与锁胸筋膜组织紧密融合,常保持扩张状态,损伤后易发生空气栓塞。在接近其远端处有一对静脉瓣。

腋静脉各段均可以穿刺置管输液,但其周围有腋动脉和臂丛神经,应避免误伤动脉和损伤神经。

12. 锁骨下静脉是如何走行的？为什么中心静脉置管一般首选右侧穿刺？

锁骨下静脉是位于颈根部的短静脉干,自第1肋外缘续于腋静脉。沿第1肋上面,经锁骨与前斜角肌之间,向内行至胸锁关节后方与颈内静脉汇合成头臂静脉。

锁骨下静脉与附近筋膜结合紧密,位置较固定,管腔较大,可作为静脉穿刺和(或)长期导管留置输液部位。

左锁骨下静脉与颈静脉汇合成的左头臂静脉,其行径较右头臂静脉长,且位置较水平,经此路径进行中心静脉或PICC置管较易发生置管困难、导管异位、穿破血管等问题,故中心静脉置管一般选择右侧锁骨下静脉穿刺。

13. 颈外静脉的体表投影在哪里？颈外静脉可否作为静脉输液治疗通道？

颈外静脉的体表投影在下颌角至锁骨中点的连线,颈外静脉是小儿静脉穿刺的常用部位之一。

颈外静脉口径粗大,约长7.5cm。位于锁骨中点的上方2.5~5cm处有一对静脉瓣,瓣膜下方常扩大成窦。

颈外静脉的瓣膜并不能阻止血液的逆流,但可影响置入中心静脉导管(图1-9)。

2011版INS指南:有输液治疗资格的护士可在颈外静脉进行短导管及PICC插管。紧急护理及急诊室中,若患者其他血管无法插管,则可选择颈外静脉作为抢救患者置入短期导管的血管。若输液治疗预期时间超过72~96小时,护士应与具有独立执业资质的医务人员协作,尽快改变插管部位。

14. 颈内静脉的位置在哪里？为何当颈内静脉损伤时,有导致空气栓塞的可能？

颈内静脉位于胸锁乳突肌前缘深面,颈总动脉外侧。

颈内静脉与颈总动脉、颈内动脉、颈外动脉、颈外静脉和迷走神经等结构位于颈动脉鞘内。

由于颈内静脉壁附着于颈动脉鞘,并通过此鞘与颈深筋膜中层和肩胛舌

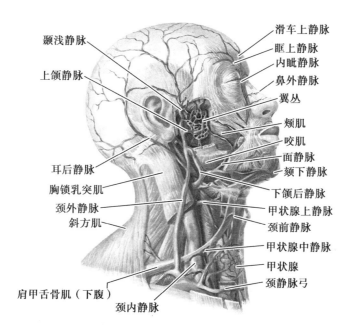

图 1-9　头颈部的血管示意图

骨肌中间腱相连,故其管腔经常处于开放状态,有利于头颈部静脉血的回流。

当颈内静脉损伤时,由于管腔不能闭锁,加之胸腔负压对静脉血的吸引,就有导致空气栓塞的可能。当进行颈内静脉插管输液、更换输液管道时,要注意操作时的密闭性,防止空气进入血管内形成空气栓塞。拔除颈内静脉导管时,要及时按压血管穿刺点并用以凡士林为基础的油纱封闭局部伤口,避免空气进入血管内形成栓塞。

15. 上腔静脉解剖位置在哪里？为何中心静脉置管导管尖端须到达上腔静脉？

上腔静脉是一条粗大的静脉干,长约 7.5cm,直径约 2cm,由左右头臂静脉在右侧第 1 肋软骨与胸骨结合处的后方汇合而成,垂直下降,至右侧第 3 胸肋关节的下缘处注入右心房。上腔静脉收纳头颈部、上肢、胸壁和部分胸部脏器的静脉血。上腔静脉血流量每分钟可达 2000~2500ml,可充分稀释输入体内的药液,避免高渗性、高刺激性以及腐蚀性药液对血管壁的损伤。故中心静脉置管理想位置为其导管尖端须到达上腔静脉下 1/3 与右心耳处(图 1-10)。

16. 为何成人患者避免在下肢静脉开放输液治疗通路？

由于大隐静脉常处于闭合状态、静脉瓣多、血液回流比较困难等特点,在此静脉输注刺激性药物时,因药物在静脉血管局部停留时间相对较长,易损害血管的内膜,引起药液外渗而导致局部组织损伤、静脉血栓形成和血栓性静脉炎。因此,INS 指南建议成人患者避免在下肢开放静脉输液通路。

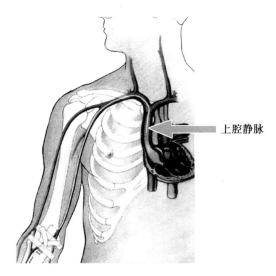

图 1-10　上腔静脉位置示意图

17. 为什么不能选择腕部区域血管进行静脉输液穿刺？

2011 版 INS 指南：应避免在距腕关节约 10~13cm 处的血管进行静脉穿刺，此处有可能损伤神经。对成人和儿童患者都应避免腕关节处的血管穿刺置管，因在此处静脉穿刺或静脉置管疼痛明显且易损伤桡神经，影响手指的运动。

18. 小儿静脉输液治疗常选择的头部静脉有哪些？

小儿输液治疗常选择的头部静脉有额静脉、颞浅静脉、耳后静脉。头部静脉表浅容易穿刺及固定，但慎用头部静脉输注刺激性药物，以防药液外渗损伤头皮及毛囊（图 1-11）。

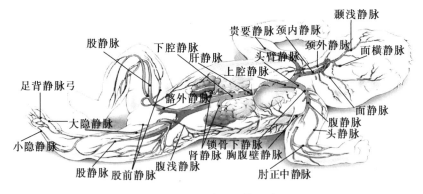

图 1-11　小儿全身血管示意图

19. 股静脉有何解剖特点？中心静脉置管为何不能首选股静脉？

股静脉（femoral vein）在收肌腱裂孔处续腘静脉，行经收肌管，至股三角尖时位于股动脉后方，往上渐斜向，随之位于股动脉的内侧，并包在股鞘内。而髂外静脉是股静脉的直接延续。股静脉接受大隐静脉和与股动脉分支伴行静脉的血流。股静脉在腹股沟韧带的稍下方,位于股动脉内侧,临床上常在此处作静脉穿刺置管。股静脉位置于腹股沟处接近会阴部,此处容易出汗和繁殖细菌,最易发生导管相关性感染,故中心静脉置管不宜首选股静脉。

20. 大隐静脉有何解剖特点?什么情况下大隐静脉可以作为静脉输液治疗部位?

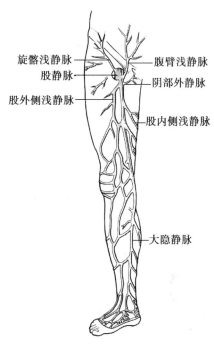

大隐静脉(great saphenous vein)起于足背静脉弓内侧端,经内踝前方,沿小腿内侧缘伴隐神经上行,经股骨内侧髁后方约2cm处,进入大腿内侧部,与股内侧皮神经伴行,逐渐向前上,在耻骨结节外下方穿隐静脉裂孔,汇入股静脉,其汇入点称为隐股点。大隐静脉收集足、小腿和大腿的内侧部以及大腿前部浅层结构的静脉血(图1-12)。

大隐静脉全长的管腔内有9~10对静脉瓣。通常两瓣相对,呈袋状,可保证血液向心回流。此外,大隐静脉与小隐静脉借穿静脉与深静脉交通。穿静脉的瓣膜朝向深静脉,可将浅静脉的血引流入深静脉。当深静脉回流受阻时,穿静脉瓣膜关闭不全,深静脉血反流入浅静脉,可导致下肢浅静脉曲张。大隐静脉在内踝前方的位置表浅而恒定,如患者

图1-12 大隐静脉示意图

出现上腔静脉压迫综合征时可用此处静脉进行短期输液治疗,但不易输注刺激性药物,也不可作为常规静脉输液治疗部位。

21. 脐静脉有何解剖特点?

脐带是胚胎时期连接于胎儿脐部与胎盘之间的一条圆索状结构,内部含两条脐动脉和一条脐静脉。足月儿的脐静脉长2~3cm,直径0.4~0.5cm。脐静脉一端通过脐门连于胎盘,另一端连于门静脉和静脉导管。脐静脉、静脉导管、门静脉左支交汇处的直接延续,近心端通下腔静脉,远心端连接门静脉左支囊部,其将一部分脐静脉血分流至下腔静脉,出生后1~2周闭合,形成静脉韧带,未闭锁的则形成静脉导管未闭(图1-13)。

22. 临床应用脐静脉置管的适应证有哪些?

(1)经脐静脉迅速建立静脉通道,用于新生儿复苏或急症患儿的抢救,也可经此途径输入各种静脉用药、脂肪乳剂等营养液。

图中标注:旋髂浅静脉　股静脉　股外侧浅静脉　腹臂浅静脉　阴部外静脉　股内侧浅静脉　大隐静脉

基础理论篇

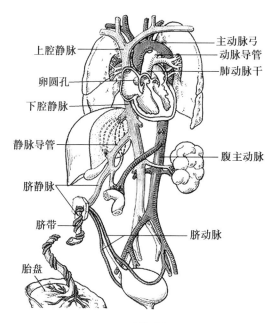

图 1-13 脐静脉模式图

（2）脐静脉插管是换血的必经途径，又是输血的可靠通路。

（3）留取血标本：通过脐静脉插管留取静脉血标本，了解患儿缺氧、酸中毒纠正情况，动态监测溶血性贫血、高胆红素血症胆红素的指标，对决定药物治疗，是否采用换血术以及换血量和换血次数起关键作用。

（4）经脐静脉通路监测严重休克患儿的中心静脉压。

23. 脐静脉置管的禁忌证有哪些？

如果患儿有脐炎、脐膨出、坏死性小肠结肠炎、腹膜炎、出血、下肢或臀部有血运障碍，禁忌经脐静脉置管。

24. 脐静脉置管导管尖端位置应位于哪里？

脐静脉置管导管尖端位置应位于下腔静脉与右心房交界处。常规定位方法有前、后位胸片，也可加做侧位胸片，一般在膈上 0~1cm 为佳。

25. 脐静脉置管的并发症有哪些？

脐静脉置管误插在门静脉沟处，造成肝实质损伤、门静脉高压、空气栓塞、血栓形成及栓塞、周围组织坏死、坏死性小肠炎、感染、败血症等并发症。

第五节　静脉输液治疗相关药理学知识

1. 什么是药物的相互作用？

两种或两种以上药物联合应用(同时或先后序贯应用)时，会产生药物相互作用。药物相互作用是指某一种药物的作用由于其他药物或化学物质的存在而受到干扰,使该药物的疗效发生变化或产生不良反应。药物相互作用既可引起协同作用又可导致拮抗作用。

2. 药物相互作用的方式有几种?

药物相互作用的方式分为以下两种:

(1) 药物体外相互作用即药物的配伍禁忌。

(2) 药物体内相互作用:又分为药代动力学方面的相互作用和药效动力学方面的相互作用。

3. 什么是药物配伍禁忌?

药物配伍禁忌指的是药物在进入人体之前所发生的物理或化学反应,使药性发生变化。它发生在药物添加到静脉输液(或注射)的容器中混合时,包括沉淀、结晶、变色以及药物与容器的相互作用,导致药物的生物利用度下降和药效降低。

4. 药物的物理及化学配伍变化有哪些特点?

(1) 药物物理的配伍变化指药物的溶解度改变导致药物析出。

(2) 药物化学的配伍变化指药物溶液颜色的改变、混浊或沉淀(pH 的改变),药物分解破坏,效价降低。

5. 药物体外相互作用的具体体现有哪些?

(1) 静脉注射的非解离性药物,例如葡萄糖等,较少与其他药物产生配伍禁忌,但应注意其溶液的 pH。

(2) 无机离子中的钙离子和镁离子常易形成难溶性沉淀,不能与生物碱配伍。

(3) 阴离子型的有机化合物,例如生物碱类、拟肾上腺素类、盐基抗组胺药类、盐基抗生素类,其游离基溶解度均较小,如与 pH 高的溶液或具有大缓冲容量的弱碱性溶液配伍时可能产生沉淀。

(4) 阴离子型有机化合物与阳离子型有机化合物的溶液配伍时,也可能出现沉淀。

(5) 两种高分子化合物配伍可形成不溶性化合物,常见的有抗生素类、水解蛋白,胰岛素、肝素等。

(6) 某些抗生素(青霉素类、红霉素类等),应注意溶媒的 pH。溶媒的 pH 应与抗生素的稳定 pH 相近,差距越大,分解失效越快。

(7) 药物与容器相互作用(输液器、注射器吸附某些药物如地西泮、硝酸甘油、胰岛素、异山梨醇)

(8) 药物相互作用引起沉淀或析出结晶,酸性药物与碱性药物混合后,极易发生沉淀反应,引起药物效价降低或失效(维生素 C 注射液在 pH 6 以上易被氧化失效)。

6. 药物配伍禁忌可分为几类?

按照药物配伍禁忌的性质,可区分为以下 3 类:

(1) 物理性配伍禁忌——药物相互配合在一起时,由于物理性质的改变而产生分离、沉淀、液化或潮解等变化,从而影响疗效。

(2) 化学性配伍禁忌——药物配伍在一起时,发生分解、中和、沉淀或生成毒物等化学变化。

(3) 药理性配伍禁忌——亦称疗效性配伍禁忌,是指处方中某些药物成分之间的药理作用存在着拮抗,从而降低治疗效果或产生严重的副作用及毒性,如青霉素与四环素类、磺胺类合并用药是药理性配伍禁忌的典型事例。

7. 临床应用药物时应注意哪些配伍问题呢?

配制药液时溶媒选择不合适而产生盐析现象;溶媒 pH 的原因影响药物效价;溶媒的量过少,遇温度低或局部浓度过大容易析出结晶;药物与药物配伍不当产生混浊;生物制品出现絮状物;药物疗效变化、pH 变化均可产生药物的不良反应。

8. 脂肪乳剂中能否直接加入电解质混合滴注?

单瓶脂肪乳剂中不宜加入电解质溶液,易出现油水分离而不能使用。脂肪乳剂是油相、水相、乳化剂组成的乳剂,属热力学不稳定体系,可能发生分层、絮凝、转相、合并与破裂,加入电解质可能破坏乳化膜,增加乳剂的不稳定性。

9. 脂肪乳剂与电解质为何在全肠外营养液中可以混合呢?

全肠外营养液的配制需在特定的环境中进行,配制时有严格的配制顺序,如先将微量元素、电解质加入氨基酸溶液中溶解或稀释,磷酸盐加入葡萄糖溶液中(因钙剂和磷酸盐形成 $CaHPO_4$ 沉淀,故磷酸盐和钙剂稀释于不同的溶液中)溶解或稀释,脂溶性维生素和水溶性维生素混合后加入脂肪乳剂中,然后将氨基酸溶液和葡萄糖溶液混合于软袋中,最后在软袋中加入脂肪乳剂混合。

10. 什么是药代动力学相互作用?

药代动力学相互作用可发生在吸收、分布、代谢、排泄四个阶段,其中代谢性相互作用发生率最高,临床意义也最为重要。一种药物的吸收、分布、代谢、排泄、清除率等常受联合应用的其他药物的影响而有所改变,因而使体内药量或血药浓度增减而致药效增加或减少,这就是药代动力学的相互作用,这种相互作用可以是单向的,也可以是双向的。

11. 哪些机制对药物的吸收产生影响?

(1) 加速或延迟胃排空:减慢排空速率有利于药物吸收,反之吸收减少,已知一些抗胆碱药可延缓排空,而甲氧普胺、多潘立酮等可促进排空,故口服药物与上述两类药物配伍对其吸收会产生不同的结果。

（2）影响药物与吸收部位的接触的因素。

（3）消化液分泌量及其 pH 改变均影响药物的吸收。

12. 药代动力学相互作用可分为哪几个方面？

（1）影响药物吸收的相互作用。

（2）影响药物与血浆蛋白结合的相互作用：药物与血浆蛋白亲和力的强弱是药物相互作用的重要因素，亲和力强的药物可以与亲和力弱的药物竞争与血浆蛋白的结合。

（3）影响药物代谢的相互作用：药物代谢的主要场所是肝脏，肝脏进行生物转化依赖微粒体中的多种酶系，其中最重要的是细胞色素 P450 混合功能氧化酶系统。

（4）影响药物排泄的相互作用：许多药物通过肾脏随尿液排出。联用的药物可能通过竞争排泄和影响肾小管的重吸收而相互影响。

13. 什么是药酶诱导剂？

药酶诱导剂是指诱导药酶活性增强（酶促作用），使其他药物和本身代谢加速，导致药效减弱的药物。常见的药酶诱导剂有：苯巴比妥、利福平、卡马西平等。

14. 什么是药酶抑制剂？

药酶抑制剂是指抑制或减弱药酶活性，减慢其他药物代谢，导致药效增强的药物称为药酶抑制剂。常见的药酶抑制剂有：大环内酯类抗生素、喹诺酮类、磺胺类、唑类抗真菌类药物、西咪替丁、皮质激素及口服避孕药等。

15. 什么是药效动力学相互作用？

作用性质相同药物的联合应用，可产生效应增强（相加、协同），药物的协同作用又称增效作用，即两种药物联合应用所显示的效应明显超过两者之和。

作用性质相反药物的联合，其结果是药效减弱（拮抗）。"拮抗"即降效，即两药联合应用所产生的效应小于单独应用一种药物的效应，它又分为竞争性拮抗作用和非竞争性拮抗作用。

药物的相加作用是指两种作用相同的药物联合应用而产生的效应相等或接近两药分别应用所产生的效应之和。

16. 什么是药物的半衰期？

药物半衰期又称生物半效期，一般指药物在血浆中最高浓度降低一半所需的时间，可以分为吸收半衰期、分布半衰期和消除半衰期。

消除半衰期是指药物进入消除相后药物浓度下降到消除相开始时浓度一半所需的时间，通常用 $T_{1/2}$ 来表示。通常所指的药物半衰期是一个平均数。

例如一个药物的半衰期（一般用 $T_{1/2}$ 表示）为 6 小时，那么过了 6 小时血药物浓度为最高值的一半；再过 6 小时又减去一半；再过 6 小时又减去一半，血中浓度仅为最高浓度的 1/8。

17. 生物的半衰期在临床用药上的意义？

生物半衰期(biological half life)简称血浆半衰期，系指药物自体内消除半量所需的时间，以符号 $T_{1/2}$ 表示。一般情况下，代谢快、排泄快的药物，其生物半衰期短，而代谢慢、排泄慢者的生物半衰期较长。

临床上可根据各种药物的半衰期来确定适当的给药间隔时间(或每日的给药次数)，以维持有效的血浓度和避免蓄积中毒。但是由于个体差异，同一药物的半衰期不同人常有明显的差异，肝、肾功能不良者或老年人的血浆半衰期常较年轻健康者为长。药物相互作用也会有干扰，使半衰期发生变化。

18. 药物半衰期对老年患者用药物应注意什么？

随着年龄的增长 $T_{1/2}$ 会明显延长。随着用药时间的延长，老年人对低浓度有一定耐受性，但对过高的浓度又比较敏感，易出现中毒，也就是治疗窗变窄。

19. 哪些因素影响药物的半衰期？

(1) 影响 $T_{1/2}$ 的主要生理因素为年龄，其次为种族差异，不同种族的人群其药物代谢酶活性不同，$T_{1/2}$ 亦不同；就是同一种族，药物代谢酶也分快代谢与慢代谢，慢代谢比快代谢 $T_{1/2}$ 延长数倍或更多，且其有家族遗传性。

(2) 影响 $T_{1/2}$ 的病理因素：以肝脏代谢为主的药物，在肝脏衰竭时 $T_{1/2}$ 明显延长；以肾排泄为主的药物，在肾衰竭时 $T_{1/2}$ 明显延长；心功能衰竭可导致全身脏器淤血，使药物的 $T_{1/2}$ 明显延长。

(3) 药物相互作用的影响：药物的相互作用亦可引起 $T_{1/2}$ 明显变化。

20. 什么是药物不良反应？

按照 WHO 国际药物监测合作中心的规定，药物不良反应(adverse drug reactions，ADR)系指正常剂量的药物用于预防、诊断、治疗疾病或调节生理机能时出现的有害的和与用药目的无关的反应。

21. 副作用是否为不良反应的同义词？

一种药物常有多种作用，在正常剂量情况下出现与用药目的无关的反应称为副作用。一般说来，副作用比较轻微，多为可逆性机能变化，停药后通常很快消退。副作用随用药目的不同而改变，如阿托品作为麻醉前给药抑制腺体分泌，则术后肠胀气，尿潴留为副作用，而当阿托品用于解除胆道痉挛时，心悸、口干成为副作用。有些人将副作用作为不良反应的同义词，其实两词的含义不尽相同。

22. 什么是药物过敏反应？

指药物引起的病理性免疫反应，亦称变态反应。少数患者对某种药物的特殊反应，包括免疫学上的所有四型速发和迟发变态反应，这种反应与药物剂量无关，致敏原可能是药物本身或其代谢物，也可能是药物制剂中的杂质，它们与体内蛋白质结合形成全抗原而引起变态反应。

过敏反应性质人各不同,常见的变态反应表现为皮疹、荨麻疹、皮炎、发热、血管性水肿、哮喘、过敏性休克等,以过敏性休克最为严重,可导致患者死亡。

23. 什么是药物毒性反应?

毒性反应是指药物引起机体发生生理生化机能异常或组织结构病理变化的反应,该反应可在各个系统、器官或组织出现。大多数药物都有或多或少的毒性。

药物的毒性作用一般是药理作用的延伸,主要对神经、消化、心血管、泌尿、血液等系统,以及皮肤组织造成损害。各种药物的毒性性质和反应其临床表现各不相同,但反应程度和剂量有关,剂量加大,则毒性反应增强。药物引起的毒性反应可造成持续性的功能障碍或器质性病变,停药后恢复较慢,甚至终身不愈。

24. 什么是药物的继发反应?

药物的继发反应为继药物治疗作用之后出现的一种反应,也称为治疗矛盾。例如长期应用广谱抗菌药后,由于改变了肠道内正常存在的菌群,敏感细菌被消灭,不敏感的细菌或真菌则大量繁殖,外来细菌也乘虚而入,从而引起二重感染,导致肠炎或继发性感染。常见于老年体弱、久病卧床患者出现肺炎而用大剂量广谱抗菌药后,可见假膜性肠炎。

25. 什么是药物的特异质反应?

药物的特异质反应主要与患者特异性遗传因素有关,属遗传性病理反应。如红细胞 -6- 磷酸葡萄糖脱氢酶缺乏是一种遗传性生物化学缺陷,这种患者使用有氧化作用的药物(如磺胺等)就可能引起溶血。

26. 什么是药物依赖性?

药物依赖性是指长期使用某些药物后,药物作用于机体产生的一种特殊的精神状态和身体状态。药物依赖性一旦形成,将迫使患者继续使用该药,以满足药物带来的精神欣快和避免停药出现的机体不适反应。

27. 什么是耐药性?

耐药性(resistance to drug)是指微生物、寄生虫以及肿瘤细胞对于化疗药物作用的耐受性,耐药性一旦产生,药物的治疗作用就明显下降。

耐药性根据其发生原因可分为获得耐药性和天然耐药性。自然界中的病原体,如细菌的某一株也可存在天然耐药性。当长期应用抗生素时,占多数的敏感菌株不断被杀灭,耐药菌株就大量繁殖,代替敏感菌株,而使细菌对该种药物的耐药率不断升高。目前认为后一种方式是产生耐药菌的主要原因。为了保持抗生素的有效性,应合理使用抗生素。

28. 什么是细胞毒性药物?

细胞毒性药物是指在生物学方面具有危害性影响的药品,可通过皮肤接触或吸入等方式造成包括生殖系统、泌尿系统、肝肾系统的毒害,还能致畸和损害生育功能。由于其在人体内作用强度大,刺激性强,在发挥治疗作用的同时,也同时影响了正常细胞的生长繁殖。

29. 常见细胞毒性药物的分类有哪些?

(1) 抗肿瘤生物碱类:如紫杉醇、多西他赛、长春瑞滨、榄香烯、羟基喜树碱等。

(2) 抗代谢物类:如吉西他滨、卡培他滨、阿糖胞苷、替加氟片、甲氨蝶呤等。

(3) 抗肿瘤抗生素类:如表柔比星、吡柔比星、伊达比星、丝裂霉素、米托蒽醌等。

(4) 烷化剂类:如异环磷酰胺、达卡巴嗪等。

(5) 铂制剂类:如奥沙利铂、顺铂、卡铂等。

(6) 其他细胞毒性药物:如门冬酰胺酶(L-门冬酰胺酶)。

30. 什么是腐蚀性的抗肿瘤药物?

依据抗肿瘤药物的刺激性,将其分类为腐蚀性和较强刺激性的抗肿瘤药物,提示在配置过程中医务人员注意防护,以减少此类药物对皮肤及静脉的损伤,建议采用深静脉输注此类药物。药物对皮肤腐蚀性是指皮肤涂敷受试物后引起皮肤局部不可逆性的组织损伤。具有腐蚀性的抗肿瘤药物有:柔红霉素、表柔比星、多柔比星、吡柔比星、阿柔比星、伊达比星、放线霉素D、丝裂霉素、长春新碱、长春地辛、长春瑞滨、盐酸尼莫司汀、替尼泊苷。

31. 什么是刺激性的抗肿瘤药物?

药物对皮肤的刺激性是指皮肤涂敷受试物后对皮肤局部产生可逆性的炎性反应。具较强刺激性的抗肿瘤药物有:氟尿嘧啶、博来霉素、顺铂、卡铂、奥沙利铂、奈达铂、达卡巴嗪、米托蒽醌、紫杉醇注射液、替加氟、依托泊苷、卡莫斯汀、羟喜树碱、吉西他滨、多西他赛、托泊替康。

32. 使用细胞毒性药物时应注意什么?

(1) 用药前应有两人核对床号、姓名、医嘱、剂量、用药途径。

(2) 操作前护士必须向患者及其家属进行必要的宣教。

(3) 护士必须熟悉药物的剂量、用法、治疗作用、并发症、配伍禁忌、避光等注意事项,严格按照药物说明书配制药液。

(4) 配药时应在生物安全柜内操作,做好自我防护工作:戴口罩、帽子、手套,穿隔离衣等。

(5) 输注细胞毒性药物时应严格执行无菌操作及"三查七对"制度。

(6) 腐蚀性药物(发疱剂)及强刺激性药物建议使用中心静脉通道。

(7) 使用细胞毒性药物前,确认在血管内,方可输注。

(8) 认真执行交接班制度。

(9) 如果发生细胞毒性药物外渗,及时处置并填写护理不良事件报告单。

33. 光线、温度、水溶液对抗肿瘤药物的影响？

某些药物如抗肿瘤化学药物由于化学结构的特殊性，日光、高温、高湿等因素影响其稳定性，一些稳定性差的药物，常制成粉针剂并避光密闭保存。抗肿瘤药物在溶解稀释后，水溶液大多不稳定，光照加速药物的氧化，甚至引起光化降解，不仅降低了药物的效价，而且可产生变色和沉淀，影响药物的疗效，甚至增加药物的毒性。在临床使用过程中尽量注意光线、温度、水溶液对药物的影响。

需避光保存和滴注的抗肿瘤药物有：长春新碱、长春地辛、顺铂、卡铂、盐酸表阿霉素、达卡巴嗪等。

在水溶液中不稳定，药物说明书中明确要求现配现用的抗肿瘤药物有：环磷酰胺、异环磷酰胺、鸦胆子油乳、达卡巴嗪。

需冷藏保存的抗肿瘤药物有：阿糖胞苷、长春新碱、长春瑞滨、多西他赛、紫杉醇脂质体、L-门冬酰氨酶、异环磷酰胺、达卡巴嗪。

34. 什么是高危险药品？

高危险药品是指药理作用显著且迅速、易危害人体的药品。包括高浓度电解质制剂、肌肉松弛剂及细胞毒性药物等。

1995~1996 年间，美国的医疗安全协会（the Institute for Safe Medication Practices，ISMP）对最可能给患者带来伤害的药物进行了一项调查，共有 161 个医疗机构提交了研究期间发生的严重差错。结果表明，大多数致死或严重伤害的药品差错是由少数特定药物引起的。

ISMP 将这些若使用不当会对患者造成严重伤害或死亡的药物称为"高危药物"，其特点是出现的差错可能不常见，而一旦发生则后果非常严重。

35. 美国医疗安全协会（ISMP）确定的前 5 位高危药物分别是什么？

美国的医疗安全协会确定的前 5 位高危药物有胰岛素、阿片类麻醉药、注射用浓氯化钾或磷酸钾、静脉用抗凝药和高浓度氯化钠注射液（>0.9%）。

36. 2008 年美国医疗安全协会（ISMP）公布的 19 类高危药物有哪些？

（1）静脉用肾上腺素受体激动剂（如肾上腺素、去氧肾上腺素和去甲肾上腺素）。

（2）静脉用肾上腺素受体拮抗剂（如普奈洛尔、美托洛尔和拉贝洛尔）。

（3）吸入或静脉全身麻醉药（如丙泊酚和氯胺酮）。

（4）静脉用抗心律失常药（如利多卡因和胺碘酮）。

（5）抗血栓药物（抗凝药），包括华法林、低分子肝素、注射用普通肝素、Xa 因子抑制剂（如戊聚糖）、直接凝血酶抑制剂（如阿加曲班、来匹卢定、比伐卢定）、溶栓药物（如阿特普酶、瑞替普酶、替奈普酶）以及糖蛋白 Ⅱb/Ⅲa 抑制剂（如埃替非巴肽）。

（6）心脏停搏液。

（7）静脉用和口服化疗药。

（8）20%或以上高渗葡萄糖注射液。

（9）腹膜透析液和血液透析液。

（10）硬膜外或鞘内注射液。

（11）口服降糖药。

（12）静脉用改变心肌收缩力药（如地高辛和米力农）。

（13）脂质体药物（如两性霉素脂质体）。

（14）静脉用中度镇静药物（如咪达唑仑）。

（15）儿童口服用中度镇静药物（如水合氯醛）。

（16）神经肌肉阻滞剂（如琥珀酰胆碱、维库溴胺和罗库溴胺）。

（17）静脉、透皮或口服吗啡类镇痛药物。

（18）静脉用造影剂。

（19）全胃肠外营养液。

37. 什么是 A 级高危药品？它包括哪些药物？

A 级高危药物是高危药物管理的最高级别，包含的高危药物使用频率高，一旦用药错误，将给患者造成死亡风险，医疗单位必须重点监管。它包含的药物包括：

（1）静脉用肾上腺素受体激动剂（如肾上腺素、去氧肾上腺素和去甲肾上腺素）。

（2）静脉用肾上腺素受体拮抗剂（如普奈洛尔、美托洛尔和拉贝洛尔）。

（3）20%或以上高渗葡萄糖注射液。

（4）皮下或静脉用的胰岛素。

（5）硫酸镁注射液。

（6）浓氯化钾注射液。

（7）100ml 以上的注射用水。

（8）硝普钠注射液。

（9）磷酸钾注射液。

（10）吸入或静脉全身麻醉药（如丙泊酚和氯胺酮）。

（11）静脉用改变心肌收缩力药（如地高辛和米力农）。

（12）静脉用抗心律失常药（如利多卡因和胺碘酮）。

（13）浓氯化钠注射液。

（14）阿片酊。

38. A 级高危药品管理要求是什么？

（1）应有专用药柜或专区贮存，药品储存处有明显专用标识。

（2）病区药房发放 A 级高危药品须使用高危药品专用袋，药品核发人、领用人须在专用领单上签字。

（3）护理人员执行 A 级高危药品医嘱时应注明高危，双人核对后给药。

（4）A 级高危药品应严格按照法定给药途径和标准给药浓度给药。超出标准给药浓度的医嘱医生须加签字。

（5）医生、护士和药师工作站在处置 A 级高危药品时应有明显的警示信息。

39. 什么是 B 级高危药品？它包括哪些药物？

B 级高危药品是高危药物管理的第二层，包含的高危药物使用频率较高，一旦用药错误，会给患者造成严重伤害，但给患者造成的伤害风险等级较 A 级高危药物低，它包含的药物有：

（1）抗血栓药物（抗凝药），包括华法林、低分子肝素、注射用普通肝素。

（2）硬膜外或鞘内注射液。

（3）放射性静脉造影剂。

（4）全胃肠外营养液（TPN）。

（5）静脉用异丙嗪。

（6）依前列醇注射液。

（7）秋水仙碱注射液。

（8）心脏停搏液。

（9）注射液化疗药。

（10）静脉用催产素。

（11）静脉用中度镇静药（咪达唑仑）。

（12）小儿用中度镇静药（水合氯醛）。

（13）注射用阿片类镇痛药。

（14）凝血酶冻干粉。

40. B 级高危药品管理要求是什么？

（1）药库、药房和病区小药柜等药品储存处有明显专用标识。

（2）护理人员执行 B 级高危药品医嘱时应注明高危，两人核对后给药。

（3）B 级高危药品应严格按照法定给药途径和标准给药浓度给药。超出标准给药浓度的医嘱医生须加签字。

（4）医生、护士和药师工作站在处置 B 级高危药品时应有明显的警示信息。

41. 什么是 C 级高危药品？它包括哪些药物？

C 级高危药品是高危药物管理的第三层，包含的高危药物使用频率较高，一旦用药错误，会给患者造成严重伤害，但给患者造成的伤害的风险等级较 B 级高危药物低，它包含的药物有：

（1）口服降糖药。

（2）甲氨蝶呤片（口服，非肿瘤用药）。

基础理论篇

（3）口服阿片类镇痛药。

（4）脂质体药物。

（5）肌肉松弛剂（如维库溴铵）。

（6）口服化疗药。

（7）腹膜及血液透析液。

（8）中药注射剂。

42. C 级高危药品管理要求是什么？

（1）医生、护士和药师工作站在处置 C 级高危药品时应有明显的警示信息。

（2）门诊药房药师和治疗班护士核发 C 级高危药品应进行专门的用药交代。

43. 什么是溶液的渗透压？

溶液渗透压，是指溶液中溶质微粒对水的吸引力。溶液渗透压的大小取决于单位体积溶液中溶质微粒的数目：溶质微粒越多，即溶液浓度越高，对水的吸引力越大，溶液渗透压越高。

44. 什么是血浆渗透压？

渗透压是指溶质分子通过半透膜的一种吸水力量，其大小取决于溶质颗粒数目的多少，而与溶质的分子量、半径等特性无关。由于血浆中晶体溶质数目远远大于胶体数目，所以血浆渗透压主要由晶体渗透压构成。

45. 什么是晶体渗透压？

血浆的渗透压主要来自溶解于其中的晶体物质，特别是电解质，称为晶体渗透压。由于血浆与组织液中晶体物质的浓度几乎相等，所以它们的晶体渗透压也基本相等。在组成细胞外液的各种无机盐离子中，含量上占有明显优势的是 Na^+ 和 Cl^-，细胞外液渗透压的 90% 以上来源于 Na^+ 和 Cl^-。血浆渗透压约为 300mOsm/kgH$_2$O，相当于 7 个大气压 708.9kPa（5330mmHg）。

46. 什么是胶体渗透压？

血浆胶体渗透压主要由蛋白质分子构成，其中，血浆白蛋白分子量较小，数目较多（白蛋白＞球蛋白＞纤维蛋白原），决定血浆胶体渗透压的大小。血浆中虽含有多量蛋白质，但蛋白质分子量大，所产生的渗透压甚小，为 1.3mOsm/kgH$_2$O，约相当于 3.3kPa（25mmHg）。

由于组织液中蛋白质很少，所以血浆的胶体渗透压高于组织液。在血浆蛋白中，白蛋白的分子量远小于球蛋白，故血浆胶体渗透压主要来自白蛋白。若白蛋白明显减少，即使球蛋白增加而保持血浆蛋白总含量基本不变，血浆胶体渗透压也将明显降低。

47. 胶体渗透压和晶体渗透压的临床意义？

晶体物质不能自由通过细胞膜，而可以自由通过有孔的毛细血管。因此，晶体渗透压仅决定细胞膜两侧水分的转移,维持细胞内外水平衡。

蛋白质等大分子胶体物质不能通过毛细血管,它决定血管内外两侧水的平衡。血浆蛋白一般不能透过毛细血管壁,所以血浆胶体渗透压虽小,但对于血管内外的水平衡有重要作用。

由于血浆和组织液的晶体物质中绝大部分不易透过细胞膜,所以细胞外液的晶体渗透压的相对稳定,对于保持细胞内外的水平衡极为重要。

48. 血浆渗透压的正常值及特点?

血浆渗透压正常值 240~340mOsm/L。在临床或生理实验使用的各种溶液中,其渗透压与血浆渗透压相等的称为等渗溶液,低于血浆渗透压(<240mOsm/L)为低渗溶液,高于血浆渗透压(>340mOsm/L)为高渗溶液。285mOsm/L 是等渗标准线。

49. 药物渗透压对静脉结构有何影响?

当输入高渗液体时,血浆渗透压升高,组织渗透压也升高,毛细血管内皮细胞脱水,发生萎缩和坏死,产生无菌性炎症;同时可引起局部血小板凝集,形成血栓并释放前列腺素 E1 及 E2,静脉壁通透性增强;静脉中膜层出现血细胞浸润的炎症改变,释放组胺,使静脉收缩、变硬,而引起静脉炎。

外周静脉内皮细胞可耐受的渗透压与输注时间有关。输注时间越长,可耐受的渗透压越低;降低溶液的渗透压即使增加输液量也不会引起静脉炎,因此认为,输液的渗透压在一定范围内越低越好。

用高渗溶液作静脉注射时,用量不能太大,注射速度不可太快,否则易造成局部高渗状态引起红细胞皱缩。

50. 血管内溶液的渗透压高低与发生静脉炎风险的关系?

血管内溶液渗透压影响着血管壁细胞水分子的移动。渗透压 <240mOsm/L 的溶液为低渗溶液,若血管内溶液呈低渗状态,会使水分子向血管壁细胞内移动,细胞内水分过多导致细胞壁破裂,血管壁的细胞受损引起静脉炎。

若输入渗透压 >340mOsm/L 的高渗溶液,而没有足量的血流缓冲,使血管内膜暴露于高渗溶液中,高渗溶液吸收血管壁细胞内水分,血管内膜细胞脱水,造成静脉炎、静脉痉挛、血栓形成等。

液体的渗透压越大,对静脉的刺激就越大。药物渗透压 >600mOsm/L,对静脉有高度危险;药物渗透压 400~600mOsm/L,对静脉有中度危险;药物渗透压 340~400mOsm/L,对静脉有低度危险。

51. pH 即氢离子浓度指数的概念?

氢离子浓度指数是指溶液中氢离子的总数和总物质的量的比。它的数值称为"pH"。表示溶液酸性或碱性程度的数值,即所含氢离子浓度的常用对数的负值。

如果某溶液所含氢离子的浓度为 0.000 01mol/L,它的氢离子浓度指数就是 5,计算方法为 $-\lg[$浓度值$]$。与其相反,如果某溶液的氢离子浓度指数为 5,他的氢离子浓度为 0.000 01mol/L,计算方法为 $10^{-浓度指数}$。

氢离子浓度指数一般在 0~14 之间,当它为 7 时溶液呈中性,小于 7 时呈酸性,值越小,酸性越强;大于 7 时呈碱性,值越大,碱性越强。

52. pH 在临床上的意义?

正常人体血浆的 pH 总是维持在 7.35~7.45 之间。临床上把血液的 pH 小于 7.35 称为酸中毒,pH 大于 7.45 称为碱中毒。

53. 药物 pH 对静脉有何影响?

药物或液体的 pH 是静脉输液中引起静脉炎的一个重要因素。过酸性或过碱性均可导致酸碱平衡失调,影响上皮细胞吸收水分,血管通透性增加,局部红肿,血液循环障碍,组织缺血缺氧,干扰血管内膜的正常代谢及正常功能,从而发生静脉炎。

溶液和药物的 pH 能刺激静脉。输注物 pH 应保持在 6~8,尽量减少对静脉内膜的破坏。pH 低于 4.1 时,静脉内膜可出现严重组织学改变。pH 高于 8 和低于 6 时,静脉炎的发生增多。

当药物 pH 超过人体 pH 7.35~7.45 时,血液能将药物的 pH 缓冲到正常范围。输注越慢,缓冲得越好。如果需要按常规给予酸性或碱性药物时,应采用腔静脉给药,以增加血液稀释,防止外周血管损伤。

54. 临床常用的超过正常渗透压的药物有哪些?

见表 1-1。

表 1-1　临床常用的超过正常渗透压的药物

药物名称	渗透压(mOsm/L)	药物名称	渗透压(mOsm/L)
长春新碱	610	5% 碳酸氢钠	1190
氟尿嘧啶	650	TPN(高营养液)	1400
3% 氯化钠	1030	50% 葡萄糖	2526
甘露醇	1098		

55. 临床常用溶液的 pH 是多少?

见表 1-2。

表 1-2　临床常用溶液的 pH

药物名称	pH 范围	药物名称	pH 范围
葡萄糖注射液	3.2~5.5	乳酸钠林格注射液	6.0~7.5
葡萄糖氯化钠注射液	3.5~5.5	复方乳酸钠葡萄糖注射液	3.6~6.5
0.9% 氯化钠注射液	4.5~7.0	灭菌注射用水	5.0~7.0
复方氯化钠注射液	4.5~7.5		

56. 什么是药物的刺激性和腐蚀性？

药物的刺激性指非口服药物制剂给药后对给药部位产生可逆的炎性改变；若对给药部位产生了不可逆的组织损伤称为药物的腐蚀性。一些药物本身的 pH 及渗透压均接近生理水平，但仍有极高造成静脉炎的可能，如某些细胞毒性药物及中药。由于其细胞毒性作用和微粒的机械刺激，会对静脉血管造成损害。

57. 在急危重症患者抢救中如何实施并简单快速计算出每分钟多巴胺血管活性药物的精确用量？

患者体重（kg）×3= 多巴胺用量（mg）；加液体至 50ml，每小时如果泵入 1ml，就等于每分钟每千克体重 1μg 多巴胺的用量。

这种方法便于根据血压情况随时调整多巴胺用量。此公式也适合于多巴酚丁胺的计算。

58. 血管活性药物如硝酸甘油、单硝酸异山梨酯等药物的简单快速计算方法？

药物每分钟输注量（μg）/ 药物每支容量（g）×3 即为每小时输注的毫升数，药物加液体至 50ml，如硝酸甘油每分钟输注 10μg，每支硝酸甘油 5mg，每小时输注 6ml 即可。

这种方法便于根据血压情况随时调整硝酸甘油用量。此公式也适合于单硝酸异山梨酯、硝普钠的计算。

附：血管活性药的两种计算方法

临床上常用的血管活性药如：硝酸甘油、硝普钠、多巴胺等。

（1）公式计算法

1）已知每小时输入毫升数（ml/h），求每分钟每千克输入微克数。μg/（kg·min）=（每小时输入毫升数 × 每毫升所含药物微克数）÷（kg×60）

2）已知每分钟每千克输入微克数 =（μg）/（kg·min），求 ml/h。

每小时输入毫升数 =［μg/（kg·min）×kg×60］÷ 每 ml 所含药物微克数。

（2）简单计算方法

1）多巴胺及多巴酚丁胺计算法：

运用常数 3× 患者体重 = 毫克（mg），算出的毫克数加生理盐水或 5% 葡萄糖至 50ml，得出每毫升每千克体重含 1mg 多巴胺或多巴酚丁胺。例 50kg 的患者，需要输入 5μg/（kg·min）的多巴胺。

配制方法：3×50=150mg，将 150mg 多巴胺加生理盐水至 50ml，每小时输入 5ml 配制好的多巴胺，即输入 5μg/（kg·min）的多巴胺。

2）硝酸甘油、硝普钠、酚妥拉明计算法：

运用常数 0.3× 患者体重 = 毫克（mg），算出的毫克数加生理盐水或 5% 葡萄糖至 50ml，得出每 ml 每千克体重含 0.1μg 硝酸甘油（或硝普钠、酚妥拉明）。

例:60千克患者,需输入0.5μg/(kg·min)的硝普钠。配制方法为0.3×60=18mg,将18mg硝普钠加生理盐水至50ml,每小时输入5ml配制好的硝普钠,即输入0.5μg/(kg·min)的硝普钠,以此类推。

59. 什么是药物渗出?

静脉输液过程中,非腐蚀性药液进入静脉管腔以外的周围组织,即为药物渗出(infiltration)。

60. 什么是药物外渗?

静脉输液过程中,腐蚀性药液进入静脉管腔以外的周围组织,即为药物外渗(extravasation)。

61. 什么是药物外溢?

在药物配制及使用过程中,药物意外溢出暴露于环境中,如皮肤表面、台面、地面等,即为药物外溢(spill)。

第二章
静脉输液——安全管理篇

2

第一节　静脉输液程序化管理

1. 静脉输液治疗程序化管理方案？

（1）静脉治疗方案的评估：输液目的、输液疗程、输液速度、药液性质（pH、渗透压、刺激性）。

（2）患者情况的评估：患者年龄、性别、基础疾病、病程、活动状况、心理状态、配合程度、文化教育程度。

（3）穿刺部位的评估：皮肤状况、穿刺部位的选择、静脉能见度、静脉弹性、静脉瓣、静脉直径和长度、穿刺难易度。

（4）穿刺工具的选择：合理选择穿刺工具类型、穿刺导管材料、穿刺导管型号。

（5）穿刺部位的准备：无菌意识、消毒方法、消毒剂的特性、局部麻醉的应用。

（6）执行穿刺者：普通医护人员、专业静疗护士、IV Team。

（7）穿刺过程管理：无菌技术、止血带的应用、持针方法、绷皮方法、穿刺角度、穿刺力度、送导管的方法。

（8）输液通路的正确使用、维护及管理：敷料的应用、正确的固定方法、冲管和封管技术、留置时间、记录与数据收集、感染控制、监测评估。

2. 静脉输液治疗实践标准是什么？

2013年11月14日国家卫生和计划生育委员会颁布《静脉治疗护理技术操作规范》，并于2014年5月1日实施，这是我国第一部输液治疗国家标准，以规范我国静脉输液治疗护理实践活动，保障输液治疗的质量和安全。因此，静脉输液治疗实践标准应按照此标准执行。

美国输液治疗护士协会（INS）是全球输液治疗领域的权威组织，它负责制定及完善输液标准、推广标准的施行、提供专业教育、倡导输液新技术并研究护理效果，从而促进输液护理水平的提高。由于医疗护理服务模式有所不同，中国的静脉治疗实践标准不能完全按照国外的相关标准或规范，但是，INS标准仍然有很高的参考价值。

3. 静脉输液治疗管理控制环节应包括哪些方面？

静脉输液治疗管理控制环节首先应建立健全静脉输液治疗相关制度。管理控制环节还应包括药品管理、器材管理、配药环境管理、输液治疗技术管理、不良事件监测、感染控制、人员教育培训等方面。

4. 对输液治疗过程的管理应注意什么？

静脉输液不是一项简单的操作，它是护理程序化应用的过程，要将护理程序的评估、计划、实施、评价应用于静脉输液的过程中。正确地运用静脉输液治疗程序化管理方案,能有效改善静脉输液治疗护理质量和安全。

5. 输液治疗管理组织有哪些组成和职能?

见图 2-1

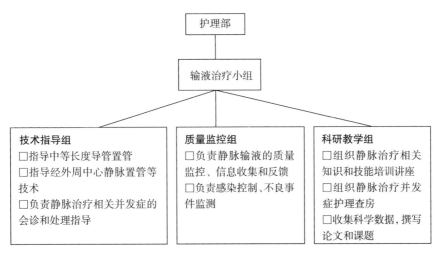

图 2-1　输液治疗管理组织架构

6. 怎样建立科学、合理的静脉输液治疗模式?

医院输液治疗应以多学科协作为基础,建立专业、规范、合理的临床路径。较为理想的输液治疗运作模式为:由医生、药师、护士和患者共同完成。

7. 输液泵或注射泵的安全管理包括哪些方面?

(1)掌握仪器使用方法

1)熟练掌握输液泵、注射泵的性能、原理和使用方法。

2)科室设有专人管理输液泵、注射泵等设备,稳妥放于干燥环境中,定期进行检查和维护,并做好登记,以确保仪器运行良好。

(2)严格贯彻操作流程

1)在患者使用输液泵、注射泵期间,密切观察患者病情变化,遵医嘱调整输液泵、注射泵的参数。

2)注意观察输液泵、注射泵的运行情况,确保设备设置参数和实际运行参数相符。

3)做好患者和家属的健康宣教工作,详细交代注意事项,以取得患者和家属的配合。

(3)规范应急处理程序

输液泵、注射泵故障→立即停止使用→查找故障原因→病情观察,手动调节输液速度→根据需要使用备用输液泵、注射泵→向患者和家属解释,取得理解→通知仪器管理人员,挂"仪器故障"牌→报告设备科维修→记录。

8. 静脉穿刺的风险管理包括哪些方面?

根据患者病情、治疗疗程、皮肤状况、血管条件等因素,评估患者可能出现的相关并发症,与患者或家属进行沟通,包括穿刺前的准备、患者可能出现的生理和心理反应、可能出现的并发症或风险等,使患者理解并具有配合完成操作的能力。对要进行 PICC 置管的患者,应告知置管的目的、穿刺过程、配合要点及注意事项,并签署知情同意书。对所有风险因素进行有效控制,将风险降至最低。

9. 如何加强对静脉输液的风险管理?

(1)加强静脉配药环境管理,尽量减少静脉输液带来的微粒污染。

(2)加强静脉穿刺中对血管的保护。

(3)加强对输液耗材的材质管理。

(4)加强抗生素使用管理。

(5)加强输液反应及并发症的管理。

(6)预防血源性疾病的感染。

(7)减少不合理的静脉输液造成的经济浪费。

(8)加强查对制度管理,杜绝医疗护理差错事故发生。

10. 静脉输液执行者职业安全防护的安全管理包括哪些方面?

(1)静脉输液执行者应接受职业防护教育培训,加强自身防范意识。

(2)执行者应了解职业危害风险的相关因素,包括患者相关因素如患者带的病毒、细菌等具有传染性的感染因素等;针刺伤因素如针刺伤等;医护人员自身相关因素如自身防范意识不够等。

(3)注意静脉输液中针刺伤容易发生的环节:操作前包括掰药瓶时、拔下输液针帽时、抽吸药液时等;操作中包括穿刺时、经静脉加药时、静脉封管时和传递锐器中受伤等;操作后包括处理输液器时等。

(4)执行者应该严格操作规程(包括严格执行操作常规、严格执行消毒隔离制度、执行全面性防护措施如戴手套、规范自身的操作行为、禁止直接传递锐器物、为执行者提供随手可得的锐器物收集器皿)、使用安全用具。

(5)按照医疗锐器伤处理流程处理伤口、及时监测受伤后的感染源抗体等情况。

11. 常用静脉导管留置期间的管理要求包括哪些方面?

(1)评估:每次输液前及输液后检查穿刺部位及静脉走行有无红、肿、热、痛及静脉硬化,询问患者有无不适,如发现异常应及时拔除导管。

(2)静脉输液中各类导管留置的时间

1)外周静脉——短导管:静脉留置针留置时间为 72~96 小时;对于儿童,可在有临床指征时更换。

2）外周静脉——中长导管：中等长度导管留置时间一般不超过两个月。

3）经外周静脉置入中心静脉导管（PICC）：留置时间不宜超过 1 年或遵照产品使用说明书。

4）中心静脉导管（CVC）：留置时间尚不明确，但应经常对穿刺部位和导管功能进行监测评估。

（3）输液附加装置的更换时间

普通肝素帽和无针正压接头：外周静脉留置针附加的肝素帽或无针正压接头宜随外周静脉留置针一起更换；PICC、CVC、PORT 附加的肝素帽或无针正压接头应至少每 7 天更换一次；肝素帽或无针正压接头内有血液残留、完整性受损或取下后，应立即更换。

（4）定期维护管理

1）采用脉冲式正压封管。

2）保持穿刺点无菌，严格消毒覆盖透明敷料或无菌纱布敷料，保持敷料清洁干燥。无菌透明敷料应至少每 7 天更换一次，无菌纱布敷料应至少每 2 天更换一次。若穿刺部位发生渗液、渗血应及时更换。穿刺部位敷料发生松动、污染、完整性受损时应立即更换。

3）固定牢固，但不宜过紧，以免引起患者不适。

4）PICC 在治疗间歇期应至少每周维护一次；PORT 在治疗间歇期至少应每 4 周维护一次。

（5）预防导管留置期间的感染等并发症。

12. 病区备用药品的安全管理要求包括哪些方面？

（1）专人管理：为方便临床科室治疗和抢救而设立的病房小药柜放置备用药品，应由护士长或指定一名责任心强，身体健康，品德高尚，业务熟练的高年资护士保管，负责领药和保管药品，工作调动时要办理移交手续。

（2）小药柜药品的配备：以常用和抢救药为主，其品种数量，不宜过多，设立小药柜的病房可会同药剂科协定药品的品种数量，按照病房医生处方及时到病区药房领取，及时补充。

（3）小药柜一般不配备贵重药、自费药及麻醉药品，如确需备少量麻醉药品和精神药品时，必须经院长批准，并按麻醉药品、精神药品管理办法管理和使用，用后必须登记以备查。

（4）小药柜的药品，应根据药品种类和性质（如针剂、内服、外用等）分别放置，定期清点、检查药品质量，防止积压变质，发现有沉淀、变色、过期、标签模糊等药品，应停止使用，报药剂科处理，小药柜的药品要做到账物相符。

（5）"毒"、"麻"、"精"、"放"药品按有关规定设基数，设专用柜，专人负责，定位存放，双锁管理，妥善保管；建立登记本，各班认真交接签名，使用后将空安瓿保存好。按医嘱使用后，由医生开专用处方到药房领取。并应经常检查"毒"、"麻"、"精"、"放"药品的管理是否符合规定。

（6）抢救药品全院统一编号排列，定位存放，保证随时取用。抢救车上的抢救药品必须在专用抽屉存放，并保持一定基数。定期检查，使用后及时补充。

（7）患者个人的贵重药品，应写明床号、姓名，单独存放，不用时及时退回。

（8）对高危药品如10%氯化钾、10%氯化钠、25%硫酸镁、细胞毒性药物等药品应按高危药品管理存放，基数适宜，标示清晰醒目并设有专人管理。

（9）按药物贮存要求保管药品，需冷藏的药品从药房领回后及时放入冰箱中；需避光保存的药品应避光保存。病室输液载体溶液储存2~3天的量，药房根据医嘱计价给予补充。

（10）药剂科对病区备用药品，每季度检查核对药品种类、数量是否相符，有无过期变质现象，"毒"、"麻"、"精"、"放"药品管理是否符合规定。

13. 执行静脉输液医嘱的安全管理要求包括哪些方面？

（1）凡是静脉输液的患者，均应有医生下达的静脉输液医嘱，并记入医嘱记录单。医嘱要求清晰、准确，护士处理与核对医嘱必须准确、认真，不得涂改。

（2）医生下达医嘱后，护士必须对医嘱进行认真查对，临时医嘱在规定时间内执行，然后打印出医嘱单及各项治疗单。

（3）非急救情况下，护士不执行口头医嘱。如危重患者抢救过程中，医生下达口头医嘱，护士应复述一遍，医生确认后方可执行，事后应请医生及时补充下达的医嘱。

（4）护士发现医嘱违反法律、法规、规章或者诊疗技术规范，应当及时向开具医嘱的医师提出；必要时，应当向该医师所在科室的负责人或者医疗卫生机构负责医疗服务管理的人员报告。

（5）护士应及时、准确、清楚地做好输液相关内容的护理记录。

第二节　静脉输液的感染控制

1. 静脉输液感染控制的一般原则是什么？

（1）输液治疗时必须严格执行无菌技术操作规程，执行标准预防措施。

（2）操作者操作前、后应实行合格的手部清洁，不允许佩戴假指甲，戴手套前和脱下手套之后也需洗手。

（3）根据患者情况、药物性质选择适合的一次性无菌输液产品和器具，并确定所用产品、器具的完整性和安全性。

（4）中心静脉导管置入时，易遵守最大无菌屏障原则。

（5）需要重新消毒的非一次性物品，要严格依照生产商提供的产品说明和指南进行重新消毒和灭菌。

（6）所有被血液污染的一次性物品和(或)锐器(包括但不局限于针头、导丝、探针、手术刀等)应丢弃在不透水、防穿透、不能打开的锐器盒中并定时更换。

（7）有效实施监督静脉输液感染控制预防措施并进行感染监控,出现异常应及时记录、评估、报告、整改。

（8）保证充足的人力资源,排班与工作量应与感染控制工作要求一致。

（9）保持输液管路各通路入口的无菌,将污染的危险性降到最低。

（10）指导医务工作者正确掌握血管内置管的适应证、正确的置管和维护操作。

（11）定期对操作者的知识和技能掌握情况和指导方针遵守情况进行考核。

（12）委派受过培训或有资格的专业技术人员负责监督指导操作。

2. 无菌输液器具的定义?

无菌输液器具包括:静脉输液装置和静脉输液附加装置。静脉输液附加装置包括三通、延长管、实心导管帽、肝素帽、无针接头及过滤器等。

3. 无菌输液器具使用的一般原则是什么?

（1）使用前详细阅读使用说明,按生产厂商提供的说明使用无菌输液器具。

（2）无菌输液器具应在有效期内使用,必须保证使用器具的完整性和安全性。

（3）根据患者情况,选择适当的导管、置管技术和部位。

（4）选用防针刺伤的穿刺器具。

（5）输入特殊药品时,根据厂家的建议和使用情况,选择输液管路以及更换时间。

（6）留置导管应按监测静脉导管的穿刺部位,并根据病情、导管类型、留置时间、并发症等因素进行评估,尽早拔除。

（7）安全使用输液系统附加装置,防止漏液和损坏。

（8）保持输液管路各通路连接装置的无菌,将污染的危险性降到最低。

4. 无菌输液器具的适用范围?

无菌输液器具适用于在静脉输液治疗时,将液体容器与导管/穿刺工具相连接,以保证静脉输液系统的密闭无菌及安全有效。

5. 无菌输液器具的实施要点?

（1）所用无菌输液器具应在有效期内使用,并按产品说明书使用。

（2）确保所用无菌输液器具的完整性和安全性,挤压外包装看有无漏气、破损等,检查有无气体膨胀、霉变、异物或碎屑。

（3）无菌输液器具每24小时更换1次。用于输注全血、成分血、生物制剂的输血器宜4小时更换一次。怀疑有污染或完整性受到破坏时,应立即更换。

（4）输液附加装置要紧密连接,最好使用螺旋口衔接,以防止漏液和损坏。

安全管理篇

（5）盛装药液容器的胶塞应进行消毒后，方可将输液器尖端插入容器内。输液附加装置应和输液装置一并更换，在不使用时应保持密闭状态，其中任何一部分的完整性受损时应及时更换。

（6）输液器针头要保持无菌，避免在插入药液容器胶塞时污染。

6. 输液器具进院的感染控制原则？

（1）一次性注射器、输液器各种证件齐全，医院感染科可定期抽查，对新购入不同批号、型号、规格、生产厂家的一次性注射器、一次性输液器、输液袋、输血袋等进行抽检。

（2）医院感染管理部门与供应室人员将入库的一次性注射器、输液器开箱按规定比例抽检，查看注射器、输液器外套、内包装与外包装上的品名、规格、批号、生产日期、灭菌日期及有效期、生产厂家是否一致，环氧乙烷灭菌指示卡是否变色，包装有无破损、漏气。

（3）医院感染管理部门将一次性注射器、输液器无菌试验、细菌内毒素测定、微粒检测。一次性注射器的无菌试验、细菌内毒素测定方法及标准按国标 GB8368-99 进行；一次性输液器无菌试验、细菌内毒素测定方法及标准按国标 GB8368-2005 进行；一次性注射器、普通输液器微粒检查方法及标准，参照 2010 中国药典中微粒含量测定，其标准为每 ml 样品中≤10μm 微粒不超过 20 个，≥25μm 不超过 2 个为合格。

（4）医院感染管理部门定期将一次性注射器、输液器检查结果向领导汇报，对不合格产品处理要求严格按《医院感染管理规范》执行，禁止发放科室，立即封存，将不合格产品送至上级有关行政部门进行审查，并提出相应的整改措施。

7. 使用后的输液器具应如何管理？

（1）使用后的输液器、注射器含有大量的致病微生物，不仅污染环境，而且传播疾病。因此，使用后的注射器、输液器必须按照国家《医疗废物管理条例》要求进行处理，使用后的一次性医疗用品要进行分类，收集于专用容器内，针头等锐利器具存放于防外渗、防穿透的锐器盒内，输液器、注射器置专用医疗废物袋中，装量≤3/4 时，有效封口后，置于专用封闭容器内暂存，容器外表面有警示标识，注明单位、产生日期、类别、重量。暂存时间不超过 48 小时。专人专车定时收集后统一集中处理。

（2）在收集运送过程中，要做好个人防护，穿戴整齐工作服、工作鞋帽、口罩、手套等防护用品，并要做好防止包装破损、外渗及紧急处理工作。

（3）对医疗废物的登记，要对医疗废物的种类、来源、处置方法、最终去向、交接时间进行记录，经办人签名。登记资料存档保存 3 年。对暂存地，运送车辆以 500mg/L 含氯消毒剂擦拭消毒。

8. 输液器具在储存、保管、发放与使用过程中的安全管理要求？

（1）储存：经检测合格的输液器、注射器存放于供应室专用的一次性医疗用品库内。室内要干燥、通风、清洁;定时紫外线消毒;定时擦拭地面、台面;物品要分类放置。

(2) 保管:保管过程中要避免挤压、折曲而造成漏气而达不到无菌状态。

(3) 发放:供应室及各临床科室要认真执行一次性医疗用品的发放管理制度,严格按照国家卫生部颁发的一次性医疗用品使用管理条例要求,按物品出厂前后顺序有计划的发放和使用,经常检查有效期,做好登记,保证在有效期内使用。使用时要核对小包装上生产厂家、型号、有效期,并严格遵守无菌技术操作原则,一人一针一管,防止由操作不当造成污染引起输液反应。在使用过程中发现异常情况,立即停止使用,留取样本,详细记录,及时报告院感染管理部门并查找原因。

(4) 使用过程中的安全管理

1) 根据输入药物性质、输入方式选择合适的输液器,并认真检查输液器包装是否密封、完好无损,检查输液器的型号、有效期等;所有输液器具需经热源监测合格方可使用。

2) 掌握正确的排气方法:反折并提高墨菲滴管下端输液器,使溶液流至滴管 1/3 或 1/2 满,同时缓慢放低墨菲滴管下端输液管,稍松调节器,使液体顺输液管缓慢下降直至排尽导管和穿刺针头内的空气,关闭调节器备用。

3) 掌握正确的穿刺技术进行静脉穿刺,减少患者的穿刺痛苦,按常规方法,使用敷料固定针头,根据具体情况调节输液速度。告知患者不要擅自调节输液速度,如有任何情况及时通知护士。

4) 输液后处理:掌握正确的拔针方法,避免拔针后穿刺部位淤血、水肿等情况发生。正确处理输液器,严禁将密闭输液器多次使用。发现问题统一上报。

9. 导管相关性血流感染的定义?

按照 2011 年美国疾病控制中心(CDC)预防导管相关性血流感染(CRBSI)指南规定,导管相关性血流感染:指带有血管内导管或者拔除血管内导管 48 小时内的患者出现菌血症或真菌血症,并伴有发热($>38℃$)、寒战或低血压等感染表现,除血管导管外没有其他明确的感染源。实验室微生物学检查显示:外周静脉血培养细菌或真菌阳性;或者从导管端和外周血培养出相同种类、相同药敏结果的致病菌,并满足以下条件之一:

(1) 半定量培养 >15cfu/ 导管片段或定量培养 >100cfu/ 导管片段;

(2) 导管与外周血的菌落数比例 >5:1;

(3) 导管血培养比外周血培养阳性早 2 小时;

如果拔除导管全身感染征象好转,可认为是导管相关性血流感染的间接证据。

10. 静脉导管相关感染的危险因素有哪些?

患者的免疫系统及机体对感染的易感性,导管材质,手卫生和无菌技术操作,皮肤准备,导管穿刺部位的选择,置管及穿刺技术,穿刺操作的最大无菌化保护屏障,导管留置的时间,导管的冲管和封管,导管穿刺部位敷料的使用,血液传播病原体等。

11. 导管相关性血流感染的感染途径有哪些?

(1) 经皮肤感染:内因是患者皮肤定植菌,外因是医护人员污染穿刺点周围皮肤,消毒剂受污染,穿刺点周围伤口污染;

(2) 经导管接口感染:内因是患者皮肤表面菌群被穿刺时侵入;外因是医护人员污染接口;置管前导管受污染、导管接口污染;

(3) 血源性感染:其他感染灶细菌通过血行播散到达导管处。

(4) 输注液感染:液体、药物、外来杂质、操作生产过程中的污染。

12. 如何预防与控制导管相关性血流感染?

(1) 选择合适的导管材质、型号和穿刺血管,宜选用内层含有抗菌成分的导管。

(2) PICC、CVC、PORT 置管时应遵守最大无菌屏障原则。应铺覆盖患者全身的无菌巾;操作人员应戴帽子、口罩,穿无菌手术衣;认真执行手消毒程序,戴外科手套,置管过程中手套意外破损应立即更换。

(3) 权衡利弊后选择合适的穿刺点。非紧急情况下置入 PICC,成人应首选贵要静脉,次选肘正中静脉,第三选头静脉;紧急情况下置入 CVC,首选锁骨下静脉,尽量避免使用股静脉。

(4) 宜采用 2% 葡萄糖酸氯己定乙醇制剂消毒穿刺点皮肤,但不足 2 个月的婴儿不推荐使用 2% 葡萄糖酸氯己定。

(5) 患有疖肿、湿疹等皮肤病、患感冒等呼吸道疾病、感染或携带有 MRSA (耐甲氧西林金黄色葡萄球菌)工作人员,在未治愈前不应进行插管操作。

(6) 应用无菌透明敷贴或无菌纱布覆盖穿刺点,但多汗、渗血明显患者宜选无菌纱布。定期更换穿刺点覆盖的敷料。正常情况下,无菌纱布为每 2 天更换一次,透明敷贴至少每 7 天更换一次,但敷料出现潮湿、松动、污染时应立即更换。

(7) 接触导管接口或更换敷料时,应严格执行手卫生,并戴手套检查,但不能以戴手套代替手卫生。

(8) 保持三通的密闭、清洁,如有血迹等污染应立即更换。

(9) 患者洗澡或擦身时应注意对导管的保护,切勿把导管浸入水中。

(10) 输液管更换不宜过频,应每 24 小时更换一次,但在输入血及血制品应每 4 小时更换一次、输入脂肪乳剂后或停止输液时应及时更换。

(11) 紧急情况下置管,应在 48 小时内更换导管。

(12) 可疑导管相关性血流感染时,应考虑拔除导管,PICC、CVC、PORT 可暂时保留,遵医嘱给予抽取血培养等处理并记录。但不要为预防感染而定期更换导管。

（13）应每天评价留置导管的必要性,尽早拔除不再需要的导管。

13. 静脉输液执行者如何严格执行无菌操作?

（1）执行护士在整个静脉输液操作过程中应严格遵守并执行无菌操作的原则和手卫生规范。

（2）护士在实施操作时,必须使用最大限度的保护屏障,包括用6步洗手法洗手、戴帽子和口罩、铺无菌巾;实施插入中长静脉导管、中心静脉导管以及动脉置管操作时,还应穿无菌手术衣、戴防护眼镜、铺最大的无菌单等。

（3）完成穿刺部位准备步骤后,在放置动脉、中长、中心和经外周穿刺的中心静脉导管之前应更换无菌手套,并应使用无粉手套。

（4）确认所用产品的完整性、无菌性和在有效期限内。

（5）必要时可去除患者穿刺部位过长的毛发。

14. 什么是护理集束和中心静脉护理集束?

（1）护理集束(care bundle):是针对某个疾病过程,将个别的最佳护理方式(有循证依据可以增进护理的措施)聚集在一起,可以达到最大化的效益,护理集束也可以称系列护理措施。

（2）中心静脉护理集束(central line bundle):在护理有中心静脉导管的患者时,将多项有循证依据的导管护理措施聚集在一起,称为中心静脉护理集束。中心静脉护理集束一起实施会比个别实施这些措施所达到的效果更好。

15. 在临床工作中如何实施预防导管相关性血流感染的集束干预策略?

2011年美国疾病控制中心(CDC)和医疗改进中心(Institute for Healthcare Improvement,IHN)制定和颁布了预防导管相关性血流感染护理集束的干预策略如下:

（1）严格执行手卫生;

（2）在进行中心静脉置管时,实施最大无菌屏障;

（3）使用葡萄糖酸氯己定(CHG)消毒穿刺部位皮肤;

（4）成人避免穿刺股静脉;

（5）每日评估导管保留的必要性,尽早拔除不再需要的导管。

16. 什么是最大无菌屏障?

在进行中心静脉置管时,为了预防导管相关性血流感染,要求实施最大无菌屏障:要求穿刺者和助手戴帽子、口罩和无菌手套,穿无菌衣,帽子应覆盖所有头发,口罩应罩住口鼻。

这些预防措施等同于外科手术准备程序以预防感染。对于患者,要求无菌大单覆盖患者全身,仅暴露穿刺部位。

17. 怀疑患者发生导管相关性血流感染,如何采集标本送检?

判断导管是否仍有保留的必要性。按保留导管与否分别采取不同的送检方法。

（1）不保留导管：从独立的外周静脉无菌采集 2 套血进行需氧菌和厌氧菌培养。无菌状态下取出导管并剪下 5cm 导管尖端或近心端交付实验室进行 Marki 半定量平板滚动培养或者定量培养。

（2）保留导管：采取至少 2 套静脉血培养进行需氧菌和厌氧菌培养，其中至少一套来自外周静脉，另外一套则从导管中采集，两个来源的采血时间必须接近(<5 分钟)，各自做好标记，立即送检，不得放冰箱。血培养标本采集程序如下：

1）消毒：采血者用速干消毒液洗手。

2）75% 的乙醇消毒培养瓶的橡胶塞。

3）两个部位采血时间接近(小于 5 分钟)。

4）每瓶采血 10ml，尽量保证两套血培养采血达 20ml，提高阳性检出率。

5）采血后，血培养瓶应尽快送至微生物实验室。采血后的血培养瓶室温放置不能超过 2 小时。

18. 如何根据血标本培养结果判断外周静脉导管有无相关性感染?

见表 2-1。

表 2-1　外周静脉与导管内血标本培养结果判断表

导管	外周静脉	条件	结果判断
+	+	同种病原体	可能 CRBSI
+	+	导管较外周报告阳性时间快 120 分钟	CRBSI
		导管细菌浓度较外周高 5 倍	
−	+	—	培养为金葡菌或念珠菌属，并缺乏其他感染的证据则提示可能为 CRBSI
+	−	—	导管定植菌或污染菌
−	−	—	非 CRBSI

19. 手卫生的定义是什么?

手卫生是医务人员洗手、卫生手消毒、外科手消毒的总称。洗手是医务人员用洗手液(皂液)和流动水洗手，去除手部皮肤污垢、碎屑和部分病菌的过程。要求采用六步法洗手，并坚持 1~2 分钟。卫生手消毒是医务人员用速干手消毒剂按洗手方法消毒双手，减少手部暂居菌的过程。外科手消毒是指手术前医务人员用皂液(软肥皂)和流动水洗手及手臂，再用手消毒剂清除或者杀灭手部暂居菌和减少常居菌的过程。

20. 护理人员进行洗手和手消毒的指征和管理要求是什么?

（1）手卫生指征

1）洗手指征：直接接触患者前后或接触紧邻患者的物品(包括医疗设备)；

操作前、后；戴手套前和脱下手套之后；护理患者从污染部位移到清洁部位时；接触血液、体液、分泌物、排泄物或黏膜、非完整皮肤、伤口敷料后(图2-2)。

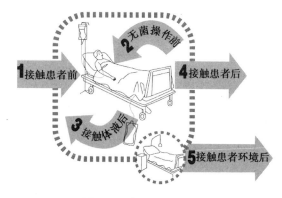

图2-2 洗手时刻示意图

2) 手消毒指征：检查、治疗、护理免疫功能低下的患者之前；出入隔离病房、重症监护室、烧伤病房、新生儿重症病房和传染病病房等医院感染重点部门前后；接触具有传染性的血液、体液和分泌物以及被传染性致病微生物污染的物品后；双手直接为传染病患者进行检查、治疗、护理或处理传染病患者污染物之后；需双手保持较长时间抗菌活性时。

(2) 洗手和手消毒的管理要求

1) 在医疗机构制度中，应将手卫生作为一项常规操作来进行培训、考核。

2) 在科室内设置洗手和手消毒装置。

3) 操作时不允许佩戴手部饰物、使用假指甲或其他指甲产品。

4) 用于洗手的洗手液应当置于洁净的容器内。

5) 手部出现感染性伤口或甲沟炎时，应尽量避免进行输液操作，必要时戴手套。

6) 洗净后应用一次性纸巾或干手器、干净的毛巾等擦干双手，否则容易导致再次污染。

7) 使用手套不能代替洗手。

8) 应选用有效的、对皮肤刺激性小的手卫生产品，按生产厂商提供的说明书使用。

21. 在什么情况下可以使用速干手消毒剂？

当手部没有明显可见的污染物时，可以使用速干手消毒剂。

22. 护士如何使用速干手消毒剂？

取适量的速干手消毒剂于掌心，严格按照六步洗手法进行揉搓，揉搓时保证手消毒剂完全覆盖手部皮肤，直至手部干燥，使双手达到消毒目的。

23. 洗手和手消毒实施要点？

(1) 取下手部饰物，用流动水充分浸湿双手，快速处理用速干手消毒剂。

(2) 取足够洗手液，使其完全覆盖手表面。

(3) 八字口诀："内外交叉、扣大力腕"，内(掌面)外(手背)交叉(指缝)扣(指关节)大(拇指)立(指尖)腕(手腕)，共7个部位。

（4）认真揉搓双手至少 15 秒,然后在流动水下彻底冲净双手并擦干,可取适量护手霜护肤。

（5）使用乙醇类消毒液,要保证有足够量充分浸湿双手,采用同样方法进行手消毒,不能同时再用抗菌肥皂。

（6）使用乙醇类手消毒剂后,应保证手部彻底晾干,再戴手套。

（7）水龙头易导致手部再次污染,应注意关闭的方法。如用肘部或垫避污纸关闭水龙头,或采用脚踏式开关。

24. 医院洗手池的设置有何要求?

医院洗手池是保证洗手的基本条件,要求必须数量充足、位置合理。治疗室、换药室、处置室、急救室和进行各种诊断治疗的侵入性操作房间都应有洗手池或于其邻近处设立洗手间。医院医技科的各种检查实验室也应设置洗手池。

25. 无菌药液配制的管理要求?

（1）明确规定有关无菌液体和药物的配制细则,必须由具有操作资质的医务人员进行操作。

（2）建立消毒配液区域的清洁程序,与配液无关的物品不能放置在操作间。

（3）在摆放和配制腐蚀性与刺激性药物过程中,应注意小心轻放。废弃的安瓿应放在锐器盒内。

（4）医务人员要具备有关配制无菌药液的知识,包括但不局限于:无菌技术,药物相容性与稳定性,药物间的相互作用,药物的剂量、储存、标记、计算以及适当的仪器应用等。

（5）配制好的药液放置时间不超过 2 小时。

（6）尽可能使用单独包装的静脉输液液体或药品。

（7）不要把单独包装的剩余液体收集起来下次使用。

（8）污染或疑似污染的液体、药品应丢掉。

（9）药物配制后出现异常,如沉淀、混浊、变色、分层、结晶等情况应进行记录,并报告相关部门。

26. 静脉输液工具的有效期及过期的定义和管理要求是什么?

有效期是指药品或无菌物品被批准的使用期限,表示该药品或无菌物品在规定的贮存条件下能够保证质量的期限。过期是指无菌物品超过规定的有效使用期限。具体管理要求如下:

（1）应遵循生产厂商有关药品和仪器储存的使用说明和指南,以保证有效期和使用期限的可靠性。

（2）进行输液治疗前应核对有效期和使用期限。

（3）使用输液工具的附加装置时也应严格遵守有效使用期限,例如敷料、接头、延长管等。

(4) 使用长期留置的输液工具时,要记录使用起始时间等相关内容,以保证及时更换。

(5) 无菌物品的放置、使用应遵循先近期再远期的原则。

(6) 定期检查无菌物品、药品和仪器使用的有效时间,并做好记录。

27. 皮肤消毒管理要求有哪些?

(1) 对碘或乙醇等消毒剂过敏患者选择其他的皮肤消毒剂。

(2) 皮肤消毒前确认消毒剂在有效期内。

(3) 对于皮肤不清洁的患者先行皮肤清洁。

(4) 皮肤消毒方法、消毒范围符合要求。

(5) 患者有消毒剂过敏时应记录在护理记录中。

28. 锐器、危险材料和危险性废弃物的定义是什么?

医疗废弃物是指医疗卫生机构在医疗、预防、保健活动中产生的具有直接或者间接的感染性、毒性和其他危险废物。分为感染性废物、损伤性废物、病理性废物、药物性废物及化学性废物。其中被患者血液、体液、排泄物污染的,可引发感染性疾病传播的一次性医疗用品(尿袋、引流袋、胃管等)及一次性医疗器械(注射器、输液器、一次性导管等)被称为感染性废物。医用针头、缝合针、医用锐器、手术刀、备皮刀及玻璃锐器等,被称为损伤性废物。

29. 锐器、危险材料和危险性废弃物的管理要求是什么?

(1) 静脉输液治疗操作时应携带使用带有预防锐器刺伤安全装置的锐器盒。

(2) 不要分离被血液污染针头和注射器,注射器与针头应一起置于锐器盒中。

(3) 严禁将锐器倒入另一容器。

(4) 锐器盒盛装锐器达到容器 3/4 时,应使用有效的封口方式,使封口紧实严密并做标识。

(5) 规范处置损伤性废物,安全操作不回套针帽,并将血液污染的针头置于锐器盒中。

(6) 所有生物危险性材料、废弃物和药品应丢弃于恰当的容器内,如将所有受血液污染的感染性废物放入专用黄色垃圾袋中,损伤性废物丢弃于防外渗、防穿刺、不能打开的锐器盒中。

(7) 禁止用手直接传递或清理损伤性废物。

(8) 护士在实施可能导致飞沫或血液、体液飞溅操作时,应采用最大限度的保护屏障。

(9) 接触潜在感染材料或被锐器刺伤后应采取紧急处理措施,并及时填写锐器伤登记报告表。

(10) 医疗废物的处理,采取三联单制度,按《医疗废弃物管理办法》执行并记录,资料保存 3 年。

30. 输液辅助器具的清洁与消毒原则是什么?

(1) 在患者使用前或同一个患者长期使用期间,应清洁和消毒医疗仪器设备,以预防交叉感染和疾病传播。

(2) 重复使用的医疗器械设备,应按要求进行清洁消毒或灭菌。

(3) 每根止血带只能用于同一个患者。

(4) 使用的消毒剂应不会对设备的完整性及功能造成破坏。

(5) 按照医疗设备风险等级和消毒净化步骤严格执行。

31. 静脉输液辅助器具的清洁与消毒的管理要求是什么?

医院是一个特殊的环境,为了保证患者和医务人员的安全,有效地预防和控制院内交叉感染和疾病的传播,重复使用的耐用医疗仪器及器具应按要求进行清洁、消毒或灭菌。静脉输液辅助性器具包括:电动和机械输液泵、输液架、止血带及其他与输液相关的一次性物品。管理要求如下:

(1) 患者使用输液泵前后,仪器表面应擦拭,待干燥后使用。

(2) 护士在配药前,将洁净配液台、生物安全柜表面擦拭,干燥后使用。

(3) 输液架一般只用清水擦拭,当被传染患者的血液、体液污染后,必须用1000mg/L 的含氯消毒液擦拭,然后用清水擦洗后方可使用。

(4) 止血带应一人一用一消毒。

(5) 每日对使用中的含氯消毒剂进行监测。

(6) 按医疗设备风险等级进行消毒(表 2-2)。

表 2-2　医疗设备风险分级

分级	处理方法	保存
一次性设备	直接处理	—
低风险设备	清洗	烘干并保存
中级风险设备	清洗 - 高等级消毒或灭菌	烘干并保存
高风险设备	清洗 - 灭菌	烘干并保存

第三节　门急诊输液治疗的管理

1. 急诊输液治疗环境的特点?

急诊输液室是医院的重要窗口,24 小时开放式管理,人员流动大、密集,环境嘈杂,是医院感染的高危科室之一。按照医院消毒标准要求,输液室、普通病房空气细菌数应 <500cfu/m³。文献报道,急诊环境污染明显高于住院病房,尤其在春、秋、冬三季,呼吸系统感染患者增加,空气流通不畅,其次患者的血

液、呕吐物、排泄物等污染环境,容易发生院内交叉感染,增加了输液环境管理的难度。

急诊患者根据病情可能在担架、平车、抢救室、留观床或候诊椅上等进行输液,输液环境存在较大的随意性。因此护士应具备灵活应变能力,根据不同环境要求因地制宜,准备清洁、安全、舒适、便捷的输液治疗环境。

2. 急诊室输液治疗安全管理有何要求?

(1)急诊室应制订输液治疗操作流程

输液治疗操作流程应该包括物品准备、患者准备、选择血管、穿刺方法、固定方法、常规输液药物中可能出现的输液反应应急处理预案等,以指导护理人员规范输液操作,并做好记录。

(2)急诊室输液医嘱执行要求

急诊患者,特别是危重症抢救患者,多数由护士先按照医生的口头医嘱为患者输液,抢救后再补录医嘱。因此,执行急诊输液医嘱更需要格外仔细,必须复述口头医嘱,并有第三者证明。配药前要认真地查对医嘱和药物,配置完毕后保留药瓶,以备查对。

(3)急诊输液药物输注管理要求

即使是急诊抢救用药,也应注意输液药物的配伍禁忌,护士应针对患者病情采用适宜的输液方法和速度,如老年患者、心血管疾病患者、婴幼儿等应控制滴速;静脉滴注升压药物最好使用输液泵,需要紧急输血或输多种药物时可使用留置针建立 2 条或以上静脉通路等。

(4)急诊室输液反应及连续性监测的管理要求

输液前护士应预见治疗中潜在并发症和可能发生的风险:如原发病的影响,输液后的药物反应以及输液治疗中发生急性肺水肿、感染、静脉炎、水电解质紊乱等不良反应,根据患者情况早期评估、动态观察、及时干预治疗过程中出现的生理、病理不良反应。

急诊患者输液期间多数需要持续监测,包括患者神志意识、生命体征、尿量、观察原发病症状、伤口创面出血情况、治疗液体的速度及药物反应、穿刺局部的情况等;询问患者主诉,并随时做好抢救准备,及时记录监护与抢救过程。

(5)急诊室输液执行者管理要求

急诊室护士应具有两年内、外科临床护理经验,具有严密监测输液治疗过程、评估治疗反应的能力。护士应有责任心,经常巡视,重视患者主诉,对于表达困难或不能及时表达的患者要主动询问,仔细观察,耐心解答患者的疑问,使患者有安全感。

3. 门诊输液环境特点?

一般在门诊走廊的一端设一个集中宽敞的输液区域,有醒目的标识和路牌指引,方便各专科门诊患者寻找。输液区域应与抢救室相邻,一旦患者发生

安全管理篇

输液反应可立即从专用抢救通道进入抢救室,得到及时的救治。

门诊输液区面积应根据每日门诊输液人数确定,并有较大的扩展空间,以应对春秋流行病季节或突发公共卫生事件时突然增大的门诊输液量。门诊输液区按功能分为接诊区、操作室、穿刺区、观察室和输液区5个区域。

(1) 入口处有接诊区,有适量候诊椅,供应开水,墙上挂有输液程序、卫生宣教等宣传资料,有条件时安装电子屏幕,显示候诊患者姓名。

(2) 操作室设无菌操作台、药柜及冰箱等,有空调或空气消毒装置,能区分清洁区和污染区。墙上挂有操作常规和工作制度等,备有应急物品和药品等,方便护士查对医嘱和配制输液药物等。

(3) 穿刺区用于进行有创性操作,尤其是儿童患者在专门的区域进行有创性操作既有利于无菌操作的环境安全,也避免了对患者、家属和周围人群的心理刺激,还有助于减轻护理人员在众人面前操作的心理压力。

(4) 输液大厅应有整齐编号的座位,宽敞明亮,空气清新,冬暖夏凉。天花板上安装输液架轨道,尽量减少输液区地面障碍物对患者或护理人员的影响。输液大厅可播放柔和轻松的背景音乐缓解患者焦虑紧张的心情;在不同的角度安装大屏幕电视,循环播放健康教育节目;报架上有报纸、杂志和宣传单等供患者阅读,护理人员还可适时地介绍健康教育知识和医院的服务信息。

(5) 输液区内应有2~3间观察室,有适量的病床或诊床供患者卧床输液,各室用玻璃间隔,室内天花板设轨道输液挂钩,床位标志鲜明,床与床间隔>1m,病床和被服应足够患者使用。

4. 门诊输液室环境安全管理有何要求?

每日输液前30分钟完成集中清扫,开窗通风保持空气清新,春、夏、秋季持续或者每天开窗通风时间累计2小时以上,以降低室内空气中菌落数。无法长时间开窗通风时,采用紫外线照射、臭氧离子或喷洒清新剂等方法消毒;或者在操作室安装百级洁净操作台,减少环境污染对输液安全的影响,保证静脉用药的安全性。

5. 门诊护士应如何对患者进行输液安全护理?

(1) 输液过程中护士应认真巡视,帮助患者保持舒适体位,避免长时间压迫血管;老年人血管较脆,且制动能力差,可用小夹板固定输液部位,防止针头脱出;冬季输液嘱咐患者注意保暖。同时观察输液是否顺畅,针头是否脱出,输液管有无扭曲、受压,莫非氏管液面是否过高或过低,患者的注射部位有无液体外溢、疼痛等。对于老人、儿童或心肺功能不全的患者应控制好滴速,嘱咐患者或家属不能随意调节滴速,以免发生意外;对过敏试验阴性,输入抗生素类药物的患者应进行床边观察30分钟,确定无异常后方可离开;某些病情较重的患者必须全程监护,严密观察病情,以便及时发现病情变化。输液完毕后,应给患者交代治疗注意事项,如输入抗生素后必须在治疗室观察30分钟,并提醒患者若有不良反应及时来院就诊。

（2）严格执行门诊输液查对制度：在门诊护士应实施输液告知制度，在接药时，护士告知患者输液程序，消除患者思想顾虑；护士应严格执行"三查七对"和用药常规，每份治疗单从交药到输液注射都应经过排号、配药和注射三位护士的认真查对医嘱和药品，尤其是遇到陌生的特殊药物。发现有疑问的应该仔细询问患者药物过敏史、用药史，必要时直接向医师核对医嘱，防止发生护理缺陷。另外，输液室座位和床位应注醒目编号，便于护士核对。

（3）门诊输液药物不良反应管理：加强输液过程巡视，及时了解患者的反应尤为重要。护士应熟练掌握较多专科的药理学知识，积累较丰富的多专科用药知识和处理药物不良反应的能力。输液区内应备有急救物品和药品，以便随时抢救发生药物不良反应的患者。根据国家卫生计生委关于预防药物不良反应的规定，输液中如果发生了药物不良反应，护士除了立即通知医师，配合抢救患者，安抚家属外，还应该及时封存液体、输液器具，保存证据，报告护士长和科室药物不良反应监督员，配合处理。

6. 门诊输液的医疗废物污染与职业防护的管理要求？

门诊输液区域内空间有限，人员流动性大，病种复杂，治疗药物品种多，每天会产生大量的医疗废物，不仅有液体容器、药瓶、消毒棉签、针头等输液相关物品，还有患者的血液、呕吐物、分泌物、饮食、饮水包装或其他废弃物。部分可能存在播散病原菌的风险，应加强监管输液室废弃物管理，张贴医疗废物处理流程，做到可视化管理，随时指导护理人员和患者及家属正确处理废物。护士长指定专人每天检查，医院感染控制科每月抽查，发现问题及时反馈，并提出整改措施。应重点培训护理人员处理门诊环境中医疗废物的相关技术，正确分类、注意职业防护和发生锐器意外刺伤后的应急处理程序。利用电视、录像、宣传画册等各种媒体向患者和家属进行宣传，使他们了解医疗废物传播疾病的危害性和随地吐痰、丢弃垃圾、吸烟等不良习惯对自己和他人的影响，以促进患者及家属自觉配合医护人员维护门诊输液环境的清洁卫生。

7. 门急诊输液治疗患者的情绪管理应注意哪些？

针对门急诊输液患者焦虑、恐惧、抑郁为主的心理特征，应按照心理护理操作规程，以情感支持为切入点。

（1）导诊护士一般情况下以患者到诊的先后顺序安排治疗，首先照顾急症患者，当遇到病情较重的腹痛、发热或出血等急需进行输液治疗的患者可优先安排输液，并对其他候诊患者做好解释，以消除其焦虑等候心情。

（2）在与患者进行沟通和情感支持时，语言做到有的放矢，针对不同的年龄、不同的病情、不同的心理特点等给予适当的安慰性语言，讲究语言的艺术性，同时做到亲切，取得患者信任，满足患者的心理需求。

（3）通过各种方式与患者进行沟通。护士以良好的精神状态进行心理护理,善用眼神与患者沟通,给予患者战胜疾病的信心。

(4) 以娴熟的技术,规范行为取得患者的信任,减轻患者痛苦,促进良好的医患关系的建立。

8. 如何持续改进门诊输液服务质量?

(1) 贯彻舒适与安全的护理服务理念

在接诊过程中,除了温馨、整洁和舒适的输液环境能缓解患者紧张情绪外,护士运用舒适护理理论也能对患者提供心理支持。应把患者看作需要帮助的朋友,以礼相待,表现出应有的尊重。每次注射都应告诉患者可能出现的用药反应,让患者心中有数,如有不适及时告诉护士,以便得到有效的处理。遇到个别静脉显露不良的患者给予热敷等方法充分暴露血管,或指派经验丰富的护士操作,确保穿刺成功。对患者或家属提出的问题积极主动予以解决,使患者从心理获得满足和安全感,达到心情舒畅。切忌言语生硬、漫不经心、态度冷漠,对患者的提问轻视敷衍,不作解答,甚至训斥患者的过激行为,使患者或家属产生反感,从而产生护患矛盾。

(2) 输液过程中的全程健康教育

传播防病治病知识是医护人员的职责,可利用患者接受输液治疗的期间可开展健康教育。护士应维持输液环境保持安静,尽量降低因招呼患者、推治疗车等产生的噪声。在输液室准备报纸、杂志以及健康教育宣传册,供患者阅读。与患者交谈,讲解一些疾病的基本知识,介绍健康生活方式。在不同的季节向患者进行呼吸道、消化道传染病的防治知识。耐心解答患者和家属针对自身疾病提出的问题,缓解患者和家属的焦虑心情,最大限度满足患者的求知欲望。由于患者可能连续多天接受输液治疗,门诊输液室应将健康教育制度化,建立全程、分期、连续、系统的健康教育,设计系列的健康小讲座,除了用通俗易懂的语言外,必要时还应学会应用哑语、方言、英语和辅助以形象的体态语言与患者沟通外,或将输液患者须知、操作示范、常见的健康宣教知识制成图文并茂的多媒体课件,定时循环播放,以满足患者对健康知识多方面的需求。

通过开展健康教育,既分散了患者对注射部位疼痛的注意力,减少了输液过程的枯燥无聊,也让患者和家属在有限的时间里最大限度获得健康保健常识,拉近了护士和家属的距离,充分体现以患者为中心的护理理念。

第四节　家庭输液管理

1. 家庭输液的主要社区人群有哪些?

(1) 行动不便、慢性病患者。

（2）需要药物延续治疗患者。

（3）不愿意在医院输液者。

2. 家庭输液治疗有哪些特点？

（1）诊断明确,病情稳定,家庭静脉输液治疗与在医院内输液治疗疗效一样。

（2）在家庭继续接受治疗,避免患者往返医院奔波,减少劳累疲乏。

（3）家庭输液不改变老人的饮食起居,同时能得到更多的家庭温暖,有利于患者的恢复。

3. 家庭输液环境应满足哪些条件？

（1）输液环境安静、清洁。护士应提前通知家属在输液前清洁房间,湿扫地面,拖地,用湿布擦拭桌椅、家具,清洁后开窗通风 20~30 分钟,净化空气,操作中告知家属不要在室内抖动衣物、捅炉子、铲灰等引起尘灰飞扬。

（2）输液空间应安全、宽敞、便于操作。

（3）输液环境温度、湿度适宜。输液环境最好控制在温度 18~22℃,湿度 50%~60%。

4. 从事家庭输液护理人员有哪些资质要求？

（1）护理人员应具有国家护士职业资格并注册;

（2）在医疗机构从事临床护理工作 2 年以上经历。

（3）社区护士上岗前必须接受社区护理制度、流程和预案的培训,具备上门从事家庭输液工作的能力。

5. 家庭输液中存在哪些风险？

（1）患者方面,患者病情复杂,随时发生病情变化。

（2）医护方面,医护人员不能一直陪护患者,发生意外事件无法及时处理。

（3）环境方面,配好的药物在出诊途中有被污染的可能,家庭处置环境无法统一管理。

（4）设备方面,缺乏必要的抢救设施。

（5）药品方面,缺乏必要的抢救药品。

6. 家庭输液的风险管理制度有哪些？

（1）要求家庭输液的患者,必须由执业资格的临床医生亲自到家中查看病情,符合家庭输液标准的患者,在医生交代注意事项和可能出现的问题,且医、患双方在《家庭输液治疗协议》签字后,护士才可处置。

（2）输液药物在本医院领取。至少 2 名护士看到签字同意书,配药人、操作者"三查七对"配药,所用药的空瓶保留 24 小时,用无菌包布或无菌袋包好,备齐用物后再与家属到家中输液。

（3）每方液体输完后及时更换,防止空气栓塞。

（4）护上需了解患者病情、生命体征情况。穿刺成功后,根据患者情况调节输液滴数,并告知全程陪护的家属不能自行调节滴速,如果输液不畅,穿刺处红肿、不适、异常反应时应及时和医护人员联系。

(5) 输液治疗超过 3 天时,医生应再次出诊后开处方。

(6) 年龄超过 90 岁或病情重需要住院的或家中无成年行为能力人陪护的患者原则上不予家庭输液。

(7) 护理人员输液签字后,再重申可能遇到的问题,至少观察 15 分钟无不良反应,留下联系电话或手机后才能离开。

(8) 告知如有紧急情况立即拨打"120"。

7. 具有法律效力的《家庭输液治疗协议》包括哪些内容?

(1) 包括患者姓名、性别、年龄、诊断,及可能出现的情况(包括难以预料和防范的、不可抗拒的医疗意外导致死亡;出现针脱出、液体外渗、皮疹、呼吸困难、心慌、气短、发冷、寒战、发热等,应立即停止输液并呼叫医护人员)。

(2) 家庭输液须知(输液当天室内清洁,无尘土飞扬;输液中避免肢体移动防止针头脱出、液体外渗;不可随意调整速度,自行调整,后果自负;须有医生开的输液卡;家中须留成年看护人负责观察拔针)。

(3) 患者具体用药、给药方式、处置、观察、离开时间,静点滴数,患者或家属签字,医生、护士签字,双方电话,医疗单位及年月日。

以上内容复写 1 式两份,互留 1 份。

8.《家庭输液治疗协议》中是如何规定护士的职责的?

包括严格执行查对制度和操作规程,对预约患者按时进行输液治疗,不在家庭输入需做皮试的药或非处方药,静脉穿刺完毕后观察 15~30 分钟无异常,耐心向患者及家属交代输液注意事项,使其听清、记住并照做后方可离开。

9.《家庭输液治疗协议》中是如何规定患者家属的义务的?

按预约时间做好准备工作,配合护士完成静脉输液,严禁擅自改变输液滴速,防止出现输液过快引起的各种不良反应和危险,如出现心慌、憋气、寒战等反应或皮下水肿应立即停止输液并与护士联系。液体输完用无菌棉球沿穿刺点上约 1cm 至穿刺点顺式压迫止血 5~10 分钟,避免污染穿刺点。

10. 家庭输液的操作应如何规范?

(1) 执行核对制度:护理人员在操作过程中必须遵守静脉输液流程,严格执行"三查七对"的操作原则,严格把好药品质量关。

(2) 执行无菌原则:穿刺前用无菌治疗巾准备一个相对无菌的穿刺环境,严格执行无菌操作,预防感染;输液操作产生的医疗废物用黄色塑料袋包装,由护士带回医疗机构统一消毒销毁。

(3) 宣教到位:操作前、中、后均应向家属做好输液相关内容宣传教育,告知注意事项。

(4) 完善护理记录:液体输上后,护士客观记录输液过程及开始时间,观察患者无异常反应后方可离开。

11. 家庭输液中如何对患者及家属进行输液管理？

（1）患者及家属应该认识到输液可能会出现的问题——药物反应（如过敏反应、药物的不良反应），严重时可能危及生命。

（2）患者及家属应配合护士做到以下事项：

1）按预约治疗时间提前做好各项准备工作。

2）严禁自行改变输液速度，防止因过快输液引起的急性左心衰竭。

3）如出现心慌、憋气、寒战等变态反应或皮下组织水肿，立即停止输液并与护士联系。

4）认真倾听护士对输液注意事项的讲解，对不清楚之处应及时提出询问直至搞懂并能按照要求做。

5）输液完毕，采用无菌敷料沿穿刺点上约 1cm 至穿刺点顺式压迫止血 5~10 分钟，避免污染穿刺点。

附：《家庭输液治疗协议》

尊敬的病友及家属：

你们好！疾病给你带来了烦恼和痛苦，我们可以每天派 1 名大夫或 1 名护士到您家里为您诊病和输液治疗。由于静脉输液可能会发生一些输液反应及并发症，希望您和您的家人能够全程配合。现将几种常见的输液反应及注意事项进行如下介绍。

1. 变态反应：因个人体质的差异，部分药物能引起过敏，最常见的是青霉素类。速发型变态反应常于皮试后几分钟发生，迟发型则于注射药物几小时或用药几天后发生，轻者出现皮疹、恶心、呕吐、呼吸困难，重者发生过敏性休克，若不及时抢救有生命危险。

2. 发热反应：因输入致热原所致，表现为发冷、寒战、高热，应立即停止输液，马上呼救护士及时处理。

3. 心脏负荷过重：由于输液速度过快，患者突然出现胸闷、呼吸困难、心前区压迫感、咳嗽、吐泡沫样痰或泡沫样血性痰，应立即停止输液，马上呼叫护士及时处理。

4. 空气栓塞：因更换液体不及时或患者活动后输液滴管内的空气进入血管内所致。患者感觉胸部异常不适、呼吸困难、发绀、濒危感，严重者可突然死亡，应立即帮助患者取左侧卧位，头低脚高，马上呼救护士及时处理。

5. 输液外渗局部出现肿胀、疼痛时应停止输液，马上和护士联系，重新注射。

一旦发生上述情况，请速拨打社区卫生中心电话，我们将及时赶到，全力以赴进行抢救。但因家庭输液条件有限，发生输液反应后可能存在因护士未能及时到达、抢救物品及药物不齐全等原因导致抢救不能及时、有效等多种情况,请您慎重考虑后签字选择家庭输液。

社区卫生服务中心联系电话:

医师:

护士:

签订的家庭输液协议书一式两份,患者和医院各留一份。并附有病情介绍、治疗措施、电话呼叫情况、家庭访视记录、患者家庭住址、联系电话,医师、护士交接班记录。

第五节　输液治疗相关并发症的预防与管理

1. 外周静脉输液治疗常见的局部并发症有哪些?

(1) 静脉炎

(2) 药物渗出与药物外渗

(3) 导管堵塞

(4) 导管相关性静脉血栓形成

(5) 皮下血肿

2. 什么是静脉炎?

静脉炎是由于各种物理、化学、生物因素对血管壁的刺激导致血管壁的炎症反应。主要分为机械性静脉炎、化学性静脉炎、细菌性静脉炎、血栓性静脉炎。

3. 静脉炎发生的原因有哪些?

(1) 无菌操作不严格,手卫生不规范。

(2) 输注 pH 过高或过低的药物,刺激血管壁。

(3) 输注氨基酸、脂肪乳、甘露醇等高渗性液体。

(4) 输注刺激性的药物,特别是强刺激性的抗肿瘤药物等。

(5) 短时间内大量高浓度药物进入血管内。

(6) 液体中有不可见的玻璃屑、橡胶屑、结晶物质等各种微粒。

(7) 同一部位反复穿刺、送管。

(8) 导管针型号与血管粗细不符。

(9) 导管针固定不牢,造成导管滑动。

(10) 患者穿刺侧肢体过度活动。

(11) 导管留置时间过长。

(12) 留置针材质过硬。

(13) 患者个体差异。

安全管理篇

4. 静脉炎的临床表现有哪些?

(1) 穿刺局部或沿着血管走向发红、肿胀、疼痛、皮温升高等(图2-3)。

(2) 沿血管走向出现红色或褐色条纹,扪及呈条索状硬结(图2-4)。

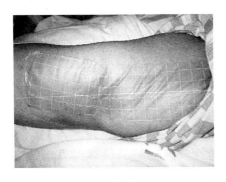

图 2-3 静脉炎的表现　　　　　　图 2-4 静脉炎的表现

(3) 穿刺部位周围皮肤颜色改变,呈苍白色或暗紫色(图2-5)。

(4) 穿刺点见脓性分泌物(图2-6)。

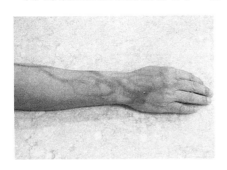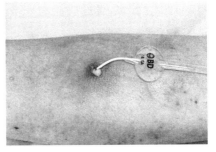

图 2-5 静脉炎的表现　　　　　　图 2-6 静脉炎的表现

5. 静脉炎如何分级与分型?

按美国静脉输液护士协会(Intravenous Nurses Society, INS)的标准,静脉炎分为五级(表2-3);根据静脉炎的临床表现,分为四型(表2-4)。

表 2-3　静脉炎分级

级别	INS 标准
0	没有症状
1	输液部位发红,伴有或不伴有疼痛
2	输液部位疼痛,伴有发红和(或)水肿
3	输液部位疼痛,伴有发红和(或)水肿,有条索状物形成,可触及条索状静脉
4	输液部位疼痛,伴有发红和(或)水肿,有条索状物形成,可触及条索状静脉,长度大于2.5cm,有脓液流出

安全管理篇

表 2-4　静脉炎分型

分型	临床表现
红肿型	沿静脉走向局部皮肤红肿、疼痛、触痛
硬结型	沿静脉走向局部皮肤疼痛、触痛、静脉变硬,触之有条索状感
坏死型	沿穿刺血管周围有较大范围肿胀形成瘀斑至皮肌层
闭锁型	静脉不通,逐步形成机化

6. 静脉炎怎样预防?

(1)操作者严格遵守手卫生规范和无菌技术操作原则;严格执行操作者的穿刺资质认证,提高穿刺技术。

(2)合理选择血管和静脉导管型号,原则首选上肢静脉作为常规静脉输注和置管的血管;避免在病变的肢体进行静脉置管和输液,避免在下肢静脉输注刺激性药物。

(3)需要长时间输液的患者,应有计划地使用血管,合理更换输液部位,以保护血管,切忌在同一条血管的相同部位反复穿刺。

(4)根据所用溶液或药物的 pH、渗透压、浓度、剂量、给药速度,选择适当的输液部位和途径;输注强刺激性液体和药物应进行外周深静脉置管或中心静脉置管(PICC 或 CVC)。

(5)外周静脉留置针留置期间,避免穿刺肢体下垂;外周中心静脉置管(PICC)留置 24 小时以后宜热敷穿刺上方血管,72 小时以后患者可以做握拳活动。

(6)严格控制各种微粒通过静脉输液进入血液循环,必要时可使用带有过滤功能的输液器。

(7)护士应掌握静脉炎的临床表现,每天对穿刺部位和肢体进行常规评估,评估内容包括患者穿刺部位有无发红、疼痛(刺痛、灼痛、胀痛)以及其他不适症状,以便及时正确识别静脉炎及其分级。

7. 静脉炎的处理措施?

(1)外周静脉留置针留置部位一旦出现静脉炎应立即拔除;经外周植入中心静脉导管(PICC)发生静脉炎可暂时保留 PICC;及时通知医师,若经对症处理 3~5 天后症状不减轻,可考虑拔管。

(2)将患肢抬高、制动,避免受压,必要时应停止在患肢输液。

(3)局部可涂抹喜疗妥软膏,3 次 / 日;或局部用 25% 硫酸镁湿敷,3 次 / 日,20 分钟 / 次;或局部以六合丹中药外敷,1 次 / 日或如意金黄散外敷,3 次 / 日。同时可结合红外线、超短波等理疗,以促进血液循环,减轻疼痛及水肿。

(4)如患者穿刺点有脓性分泌物,怀疑细菌性静脉炎者,应取分泌物进行细菌培养。在培养结果出来以前,给予地塞米松 10mg+ 庆大霉素 16 万单位浸湿纱布湿敷穿刺点及局部,2 次 / 日,同时密切监测患者体温变化,必要时拔除导管。

(5) 如患者穿刺局部或肢体出现胀痛,怀疑血栓性静脉炎者,应遵医嘱进行血管彩超检查;当确诊为血栓性静脉炎时,应进行抗凝治疗,同时监测患者的出凝血时间,必要时拔除导管。

(6) 应观察局部及全身情况的变化并记录。

8. 什么是静脉输液药物渗出和外渗?

药物渗出是指静脉输液过程中,非腐蚀性药液进入静脉管腔以外的周围组织。药物外渗是指静脉输液过程中,腐蚀性药液进入静脉管腔以外的周围组织,引起局部组织肿胀、疼痛,重则局部组织溃疡、坏死。

9. 引起静脉输液渗出或外渗的原因有哪些?

(1) 患者自身因素:局部静脉内压增高,如静脉痉挛、血管硬化、上腔静脉压迫综合征等致静脉管腔变窄、血流迟缓、回流不畅造成静脉内压增高,可增加药物 / 液体渗出或外渗的风险;患者穿刺肢体过度活动也增加了外渗的风险。

(2) 护理操作因素:穿刺技术不熟练,反复穿刺;血管选择不当,选择的血管较细;针头固定不牢,针头滑出血管;液体输入速度过快等机械性刺激,容易发生药物 / 液体渗出或外渗。

(3) 药物因素:长期输注强刺激性、高渗透压、pH 过高过低的药物 / 液体导致血管内膜损伤,是引起药物 / 液体渗出或外渗的重要原因。

10. 静脉输液渗出或外渗的临床表现有哪些?

输液出现液体不滴、回抽输液管路无回血或回血不好,并伴局部肿胀、轻度或中度疼痛,通常为胀痛或烧灼样痛、刺痛,重者皮肤呈暗紫色、局部变硬,甚至引起组织坏死。由于渗出或外渗的药物种类不同,临床表现也有差异。根据 INS 的标准,将渗出或外渗分为五级(表 2-5,图 2-7~ 图 2-10)。

表 2-5 药液渗出临床表现及分级

级别	临床表现
0	没有症状。
1	皮肤发白,水肿范围最大直径小于 2.5cm,皮肤发凉,伴有或不伴有疼痛。
2	皮肤发白,水肿范围最大直径在 2.5~15.0cm,皮肤发凉,伴有或不伴有疼痛。
3	皮肤发白,水肿范围最大直径大于 15.0cm,皮肤发凉,轻到中等程度的疼痛,可能有麻木感。
4	皮肤发白,水肿范围最小直径大于 15.0cm,皮肤紧绷、半透明状、有渗出,皮肤变色、有瘀斑、肿胀,呈可凹性水肿,循环障碍,轻到中等程度疼痛。

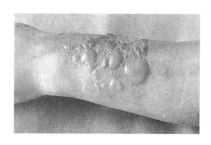

图 2-7　外渗的表现

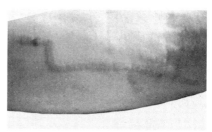

图 2-8　外渗的表现

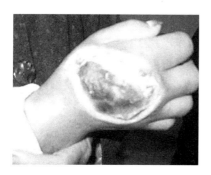

图 2-9　外渗的表现

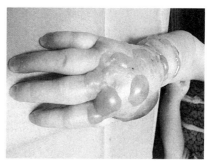

图 2-10　外渗的表现

11. 静脉输液渗出或外渗的预防措施有哪些？

（1）确认操作者的穿刺资质，提高一次性穿刺成功率，减少对血管内膜的损伤。

（2）评估患者的全身状况、血管条件、输液史以及渗出或外渗的风险因素。

（3）评估患者治疗过程以及输入药液的性质（pH、渗透压、浓度、剂量、给药速度），选择适当的输液部位和途径。输注刺激性强、渗透压高、pH 过高过低的液体和药物应进行中心静脉置管（PICC、CVC 或 PORT），不宜进行外周静脉置管。

（4）合理选择留置针或静脉导管的型号和血管，避免在同一条血管的相同部位反复穿刺，避免在下肢和有病变的肢体留置导管及输液。

（5）妥善固定留置针或静脉导管，嘱患者避免过度活动有留置针或静脉导管的肢体，对躁动不安的患者必要时可适当约束肢体。

（6）准确判断针头完全位于血管内方可输入液体；输注化疗药等有刺激性药物前，应用生理盐水建立静脉通道；同时使用几种化疗药，应先输刺激性大的，再输刺激性小的。

（7）加强对穿刺部位的观察及护理，密切观察有留置针或静脉导管的肢体有无水肿、疼痛，皮肤有无紧绷、发冷现象。

（8）严格床旁交接班，若穿刺局部出现疼痛，应警惕药液渗出或外渗，即使有回血也不能排除药液外渗的可能。

12. 发生药物外渗时的处理程序?

发现药物外渗,立即停止输液。回抽漏于皮下的药物→通知主管医生及护士长→根据具体药物选用合适的拮抗剂局部封闭治疗→局部冷敷→根据情况进行进一步治疗→做好交接班,密切观察局部皮肤变化,24小时以内填写护理(安全)不良事件报告。

13. 发生药物外渗的应急预案?

(1) 一旦发现药物外渗,应立即停止药物的输注,可保留针头连接注射器,回抽漏于皮下组织的药物后,再拔除针头。

(2) 抬高患肢并制动,避免患处局部受压并安慰患者;及时通知医师及护士长,给予对症处理。

(3) 若是非刺激性药液发生渗出,更换输液部位,给予高渗盐水或25%硫酸镁湿敷;若是发疱剂及强刺激性药物发生外渗,根据临床表现与外渗药液的性质和量,使用特殊的解毒剂或用2%利多卡因2ml+地塞米松5mg皮下封闭注射,既可以稀释外渗的药液和阻止药液的扩散,又可以起到止痛的作用。封闭液的量可根据需要配制。

(4) 药物外渗24小时内,可用冰袋局部间断冷敷(草酸铂及长春碱类外渗则勿冷敷,以免加重末梢神经毒性反应的发生),冷敷可使血管收缩,减少药液向周围组织扩散。冷敷期间应加强观察,防止冻伤。

(5) 药物外渗24小时后,局部肿胀严重者可用50%硫酸镁湿敷,也可考虑使用超短波照射。

(6) 对于多发性小水疱注意保持水疱的完整性,避免摩擦和热敷,保持局部的清洁并抬高患肢,待其自然吸收;对直径>2cm的大水疱,应在严格消毒后用5号细针头在水疱的底缘穿刺抽吸使皮肤贴附,避免去除表皮,并用无菌纱布覆盖。

(7) 加强交接班,动态密切观察局部皮肤变化。

14. 什么是导管堵塞?

是指留置血管内的导管部分或完全堵塞,导致药物和液体的输注受阻或受限。通常分为血栓性导管堵塞和非血栓性导管堵塞。血栓性导管堵塞是由导管内部或周围形成的血栓所致。非血栓性导管堵塞是由机械性堵塞所致,如导管位置不当、导管发生移位,药物或矿物质沉淀、脂类聚集。

15. 发生导管堵塞的原因?

1) 患者自身因素:患者活动减少/长期卧床,导管侧肢体下垂或被压迫致血流缓慢;患者活动不当,输液时进食/如厕体位改变致液体高度不够或导管打折,静脉血回流形成血凝块;患者血液高凝状态,胸腔压力增加等均易造成导管堵塞。

2）护理操作因素：反复穿刺损伤血管内膜，形成纤维蛋白鞘；导管固定不当，导致输液导管折叠阻塞。输液过程中未及时更换液体，输液结束后或输液间隙期未按正确的方法进行正压封管导致血液回流；经静脉导管采集血标本未进行导管冲洗，输注血液制品、胃肠外营养未定时(6~8 小时)进行导管冲洗，导致分子颗粒沉淀堵管。

3）药物因素：多种药物联合输注或长期输入血液制品、营养药物（如高渗葡萄糖、脂肪乳、氨基酸）等，因其分子颗粒大，容易形成不可见的药物结晶或沉淀附着于导管内壁引起导管堵塞。

16. 发生导管堵塞的临床表现？

输注的液体滴速减慢或滴注停止，或无法从留置针或静脉导管内抽出回血，冲洗导管有阻力。

17. 导管堵塞的预防措施？

（1）预防血栓性堵管

1）输液过程密切巡视患者，及时更换液体，严防液体滴空，防止血液回流。

2）应用输液泵和微泵输液时合理设置报警限，保持液体输注通畅，滴速适宜，避免滴速慢导致回血堵管。

3）避免导管侧肢体下垂或受压，导致血流缓慢，形成血凝块堵塞导管。在输液过程中应观察患者的体位是否正确，及时发现和更正患者不正确的体位。

4）按不同静脉导管产品的维护说明，采用正确的方法和程序进行及时冲管和封管（脉冲式冲管、正压封管），将导管内壁附着的药物分子或血液彻底冲洗干净，同时导管内正压形成可防止血液回流。

5）患者输液时进食 / 如厕引起导管堵塞是临床较常见的情况，在此期间应提醒其注意保持液体平面距离心脏水平高度 100cm，并保持输液通畅，避免导管内回血。

（2）预防非血栓性堵管

1）正确选择血管和导管型号，提高一次性穿刺成功率，尽量减少穿刺时对静脉血管内膜的损伤，以减少或避免纤维蛋白鞘的形成堵塞导管。

2）正确选择穿刺点，妥善留置静脉导管，预防导管打折、移动或滑出，保持导管输液通畅。

3）合理用药，减少药物联合输注，注意药物配伍禁忌，避免药物发生沉淀堵塞导管。

4）不同药物输注之间应用生理盐水进行冲洗导管，输注脂肪乳、氨基酸、TPN 等前后应用生理盐水冲管。

18. 导管堵塞的处理措施？

（1）检查静脉导管是否打折或脱出；患者体位是否恰当；确认导管尖端位置正确；排除非血栓性堵塞。

（2）发现静脉导管堵塞后，不可强行推注生理盐水冲洗导管，以免导管破裂或将形成的血凝块推入血流中造成栓塞。可用 10ml 以上注射器缓慢回抽导管，尝试抽出导管内血凝块。

（3）如是外周留置导管发生堵塞，应立即拔除；如是 PICC 或 CVC 发生堵塞，可利用特殊技术进行导管再通处理（需医生与患者或患者家属商定，分析利弊），导管再通药物的选择应根据导管阻塞的物质决定。如血液因素产生的阻塞应选用尿激酶；脂肪乳剂引起的阻塞可选择 70% 的乙醇；药物沉积应根据药物的 pH 选择低浓度的盐酸(0.1mol/L)或碳酸氢钠。

（4）特殊技术导管再通处理：遵医嘱用药物（肝素钠或尿激酶），采用负压方式处理导管堵塞。

1）方法 1（传统的负压再通法）：①将患者手臂放在低于心脏水平，置管侧肢体下方垫一次性治疗巾，使 PICC 或 CVC 导管连接三通接头，使三通开关处于关闭状态。②三通的直臂接口连接 10ml 以上的空注射器，三通的侧臂接口连接吸有 2ml 尿激酶稀释液（尿激酶浓度是 1 万 ~2 万 U/ml)5ml 以上的注射器；③打开三通开关，使三通与空注射器相通，回抽空注射器，使导管内形成负压；④将连接空注射器的三通旋至关闭，同时打开连接吸有尿激酶稀释液注射器的三通口，利用负压将药液自动吸进导管并保留 20~30 分钟，溶解导管内的血栓。⑤如导管不通，半个小时后重复上述操作，直至回抽导管见到血液，回抽 2~3ml 血液弃掉，再用生理盐水冲管后可进行静脉输液治疗或连接肝素帽用肝素盐水封管（图 2-11）。

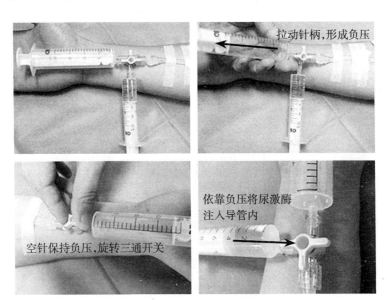

图 2-11　传统的负压再通法

2）方法 2（改良式的负压再通法）：①将患者手臂放在低于心脏水平。②碘伏消毒导管肝素帽两遍,用 10ml 以上的空注射器抽吸 PICC 或 CVC 导管,使导管内形成负压,拔出空注射器后需注意保证导管内负压存在。③再连接吸有 1ml 尿激酶稀释液的 1ml 注射器,利用负压将药液自动吸进导管(切记不能推注),保留 2~4 小时后,用注射器回抽是否有回血。④如导管不通,4 小时重复上述操作,直至回抽导管见到血液,回抽 2~3ml 血液弃掉,再以生理盐水冲后可进行静脉输液治疗或连接肝素帽封管(图 2-12)。

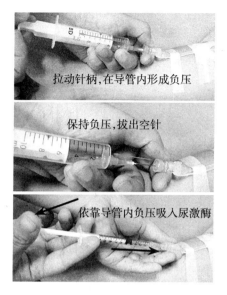

拉动针柄,在导管内形成负压

保持负压,拔出空针

依靠导管内负压吸入尿激酶

图 2-12　改良式的负压再通法

19. 什么是静脉血栓?

指在静脉血流缓慢,血液高凝状态及血管内膜损伤条件下,静脉发生急性非化脓性炎症,并继发血栓形成的疾病。炎症可以引起血栓,血栓可以引起炎症,两者互为因果。

20. 导管相关性静脉血栓的发生原因?

（1）静脉壁损伤

静脉壁受到任何类型(常见的有机械性损伤、感染性及化学性损伤等)损伤时,都会使静脉内膜和结缔组织中的胶原蛋白裸露,血小板发生聚集,并释放多种生物活性物质,而这些物质又可加重血小板的聚集,增加了血栓形成的几率。PICC 或 CVC 置管,选择血管直径与导管的型号不匹配;反复穿刺置管过程不顺利,反复送管,损伤血管内膜;导管异位,导管尖端未到达上腔静脉位置;输注强刺激性药物的血管,并于当天进行 PICC 或 CVC 置管者,血管受到双重应激,增加了血栓形成的风险。

（2）血液高凝状态

恶性肿瘤、严重创伤、大手术后、大面积烧伤等,可致血小板增多,黏附性增强。血小板对胶原纤维有很强的亲和力,当静脉内膜损伤后,血小板迅速聚集黏附于损伤部位,同时释放出凝血因子,这些凝血因子参与血液循环,血液成分改变,使血液呈高凝状态,而为血栓形成创造了条件。

（3）血流缓慢

患者高龄,长期卧床,活动减少;肢体制动;放化疗后因胃肠道反应饮水减少,血液黏稠等原因,均可导致血流缓慢、瘀滞,从而诱发静脉血栓形成。

21. 导管相关性静脉血栓的临床表现?

患者主诉置管穿刺部位沿静脉走行出现发红、疼痛、肿胀,患肢麻木、刺痛感,肩颈部不适(图 2-13),并有输液不畅,抽导管回血或冲管有阻力等。输液速度减慢程度取决于血栓形成的形状是否堵塞导管(如血栓附着在血管壁堵塞导管开口的情况)。血栓状态分类(图 2-14)。

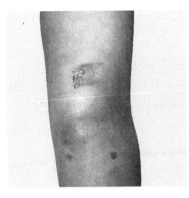
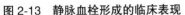
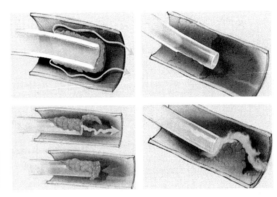

图 2-13　静脉血栓形成的临床表现　　　　图 2-14　血栓的形状

22. PICC 相关静脉血栓形成如何预防?

(1) 全面、系统评估患者情况。包括病情、年龄、自主活动能力、血管条件、既往病史、治疗方案、药物的理化性质等,科学合理选择静脉穿刺工具和途径。

(2) 选择合适的导管型号,在满足治疗需要的情况下,尽量选择最小型号的导管,避免增加导管与血管内膜的摩擦几率。

(3) 避免选择下肢静脉输液,因下肢负重较大,静脉回流缓慢。

(4) PICC 置管尽量选择右侧上肢静脉置管,首选贵要静脉。有条件者在 B 超引导下进行上臂静脉置管。提高一次性静脉穿刺成功率和一次性送管成功率,避免反复穿刺、反复送管,减少血管内膜损伤。

(5) 准确测量导管置入长度,确保导管尖端到达上腔静脉中下 1/3 处。

(6) 置管后即在血管走行方向给予增强型透明贴外贴。若穿刺不顺利或送管不顺利,用 25% 或 50% 硫酸镁湿敷,3 次 / 日,20~30 分钟 / 次,或六合丹中药外敷,1 次 / 日。

(7) 置管 72 小时后,嘱患者患肢做握拳活动,3 次 / 日,20~30 分钟 / 次。

(8) 患者放化疗期间,因虚弱、胃肠道反应大,导致活动减少,可指导、协助患者床边活动,督促饮水,保证 24 小时饮水量达到 2500ml 以上,保证尿量 2000ml 以上。

(9) 患者主诉患肢有胀痛不适的先兆,应做血管彩超排除静脉血栓形成。

23. 导管相关性静脉血栓如何处理?

(1) 安慰患者,抬高患肢制动,不应热敷、按摩、压迫,禁忌揉搓患肢,立即通知医师对症处理并记录。

（2）用 25% 或 50% 硫酸镁溶液湿敷,3 次 / 日,20~30 分钟 / 次;或用六合丹湿敷,1 次 / 日。

（3）遵医嘱口服小剂量法华林,同时皮下注射低分子肝素钠。

（4）遵医嘱使用尿激酶溶栓。

（5）定期复查血管彩超,观察静脉血栓的转归。避免静脉血栓形成的早期拔除导管,避免血栓脱落引起肺栓塞,建议在抗凝治疗 2 周左右拔除导管。

24. 什么是静脉穿刺皮下血肿?

由于操作者血管定位、穿刺点不准确以及患者凝血功能问题,导致短时间内在同一穿刺点反复穿刺使血管壁损伤,血液经血管壁针孔流出造成皮下血肿。

25. 静脉穿刺皮下血肿的原因有哪些?

（1）常见于凝血功能异常有出血倾向的或服用抗凝剂的患者。

（2）穿刺者穿刺技术不熟练,操作不当。穿刺血管、穿刺点选择不当,穿刺手法不当,不能做到一针见血,穿刺针进血管见回血后推进钢针动作过快,均可造成血管壁损伤,引起出血。

（3）辨认动静脉血管不清,穿刺动脉后拔除穿刺针,血管按压部位不准。

（4）穿刺部位靠近肘关节,穿刺后肘关节活动过度易导致穿刺部位出血。

（5）拔除穿刺针后按压时间、按压方法、按压力度以及穿刺点包扎不当。

26. 静脉穿刺皮下血肿的临床表现?

通常表现为穿刺部位隆起、肿胀、疼痛,皮肤颜色呈青紫色。

27. 静脉穿刺皮下血肿如何预防?

（1）应掌握正确的穿刺技巧,熟悉静脉的解剖特点及其与之相伴行的动脉间的解剖关系,根据解剖特点进行操作。

（2）穿刺部位的渗血、血肿多见于置管 2 小时内。置管后 24 小时应避免肢体过度活动。

（3）有出血倾向者应压迫穿刺点至少 10 分钟以上,若已发生渗血、血肿,应及时更换敷料,压迫止血。

（4）穿刺成功后使用弹力绷带能有效预防术后出血。自黏弹性绷带具有自我黏合性,包扎后产生恒定的压力,且透气性好,顺应性强,固定后不影响置管者的活动,可减少因活动过度引起的皮下出血。

28. 静脉穿刺皮下血肿处理如何?

（1）加压包扎止血,及时更换敷料,避免肢体过度活动。

（2）24 小时以内局部冷敷可以促进血管收缩,减慢血流,加速凝血;48 小时以后热敷促进淤血吸收。

（3）遵医嘱停用抗凝药,必要时局部给予止血药。

29. PICC 穿刺时常见的并发症有哪些?

（1）渗血、血肿

（2）心律失常

（3）刺激神经

（4）穿刺误入动脉

（5）送管困难

（6）导管异位

（7）拔导丝困难

30. PICC 留置期间常见的并发症有哪些?

（1）静脉炎

（2）导管堵塞

（3）导管脱出

（4）导管相关性静脉血栓形成

（5）导管相关性血流感染

（6）皮肤过敏

（7）导管破裂 / 断裂

（8）导管移位

（9）拔管困难

31. PICC 送管困难的原因?

（1）选择的静脉细小、静脉瓣、分支较多。

（2）静脉走行及解剖异常,有瘢痕、硬化和分叉。

（3）患者过度紧张至静脉壁痉挛。

（4）送管速度过快致导管打折。

（5）患者体位不当。

（6）选择头静脉穿刺,当导管进入腋静脉时容易出现送管困难。

32. PICC 送管困难的预防与处理?

（1）预防

1）解释 PICC 的特点,使患者心情放松,避免紧张,引起血管收缩或痉挛。

2）依据解剖结构合理选择血管。选择粗直、静脉瓣少的血管穿刺。首选右侧贵要静脉,尽量避免在头静脉穿刺。如血管条件差应选用其他静脉途径置管。

3）穿刺前摆好患者体位,使穿刺区域充分暴露,穿刺侧手臂外展与身体成 45°~90°,取平卧位。

4）操作者缓慢匀速送管,每次送管 0.5~1cm。

5）穿刺前确认 PICC 导管头端有无损伤,以避免导丝靠向头端而造成对血管壁的穿透。

（2）处理

1）由于导管刺激可引起血管收缩或痉挛,当送管过程中遇到阻力时,可抬高床头 30°~40°嘱患者放松肢体,做深呼吸,助手按摩血管或热敷血管使静脉舒张,待血管扩张后再送管。

2)减慢送管速度,调整患者手臂位置,嘱患者尽量放松,头偏向置管侧下颌紧靠肩部,置管侧上肢外展与肩水平,以每次大约 0.5~1cm 的速度推进,同时可一边推生理盐水一边送管。

3)穿刺完毕后拍胸部 X 线片以确认导管尖端位置是否在上腔静脉中下 1/3 处。

33. PICC 穿刺过程中导管异位的原因?

(1)穿刺时患者体位不当及不配合,患者个体差异如血管变异或强行送管是造成导管异位的主要原因。

(2)患者呈强迫体位无法转头,当导管送至锁骨下静脉时有分叉,导管易进入颈内静脉。

(3)选择头静脉穿刺可因头静脉汇入锁骨下静脉时角度较小,且高低不平,易造成导管反折。

(4)既往手术史或外伤史。

(5)操作者送管速度过快。

(6)测量长度方法不当导致测量的误差。

(7)患者静脉畸形。

34. PICC 穿刺过程中异位的预防及处理?

(1)预防

1)置管前评估病情,严格掌握适应证,曾有手术、放疗和锁骨下静脉置管史的患者应避免同侧手臂穿刺。

2)穿刺前摆好患者体位,尽量避免在左上肢和头静脉穿刺。

3)正确测量穿刺点至上腔静脉的距离,确定插入导管的深度。肥胖患者可采用自穿刺点量至同侧胸锁关节后,再平行测至对侧胸锁关节锁骨的胸骨端外侧缘,准确修剪导管。

4)异位颈静脉大多与置管时患者偏头配合不当有关,也与置管后胸腹腔压力过高有关。因此,穿刺前教会患者偏头方法,当导管送至 20cm 时,嘱患者将头偏向置管侧,下颌尽量压在穿刺侧肩部,必要时助手用手压迫穿刺侧颈静脉,以防止导管进入颈静脉。

5)送管动作过快会导致导管盘曲,拔除导丝过快会导致将送到位的导管带出。

6)置管成功后用血管超声检查导管是否异位于颈内静脉。置管后常规进行 X 线检查,确认导管头端的位置,对于血管变异的患者可在 X 线透视下送管。

(2)处理

1）导管尖端异位于颈静脉时,患者取坐位或半卧位,根据 X 线摄片显示的导管异位长度,重新消毒后在无菌条件下退出相应长度,嘱患者头颈部向异位导管对侧倾斜,使异位处的颈静脉和腋静脉的夹角变大,用生理盐水快速冲管,利用盐水的重力作用,多数患者异位的导管头端能自行回复到上腔静脉,或将导管撤至腋静脉,作为中等长度导管使用,在成人可以安全使用 2 周或更长时间。

2）导管尖端异位于右心房,多由于穿刺前测量长度不够准确、插入过深导致,提出多余的导管长度即可。

35. PICC 拔导丝困难的原因?

(1) 患者紧张血管收缩或痉挛。

(2) 强行送管,导管扭曲。

(3) 导管异位、导管打结。

(4) 亲水性导丝未预先冲洗。

36. PICC 拔导丝困难的预防与处理?

(1) 预防

1）预先用生理盐水冲管导管,充分润滑亲水导管内的支撑导丝。

2）勿粗暴送管,送管有阻力时勿强行送管,避免导致导管扭曲或在血管生理弯曲处打折,导致拔导丝困难。

(2) 处理

1）出现导丝拔出困难时不能强行拔出,如有阻力暂停 2~3 分钟后再轻轻拔出。

2）适当调整患者的体位,如果仍有阻力,热敷上臂 15~20 分钟,或给患者饮用热饮料。

3）如果导丝已拔出一部分时出现静脉痉挛,可用止血带扎于上臂。必要时输入温热盐水,遵医嘱给予血管舒张药。

37. 什么是导管相关性感染?

是指病原微生物在患者留置导管局部或血液内生长,导致出现穿刺局部症状或全身症状。导管相关性感染分 3 种类型:局部感染、隧道感染、血流感染。

(1) 局部感染:穿刺部位 2cm 内局部皮肤红、肿、热、痛,有硬结,穿刺点有炎性分泌物,导管末端细菌培养阳性,血培养阴性。

(2) 隧道感染:隧道式导管覆盖的表面组织和穿刺部位大于 2cm、沿置管的皮下途径出现红、肿、热、压痛,不伴有全身感染的表现。

(3) 血流感染(catheter-related bloodstream infection,CRBSI):带有血管内导管或者拔除血管内导管 48 小时内的患者出现菌血症或真菌血症,并伴有发热(体温 >38℃)、寒战或低血压等感染表现,除血管导管外没有其他明确的感染源。实验室微生物学检查显示:外周静脉血培养细菌或真菌阳性;或者从导管段和外周血培养出相同种类、相同药敏结果的致病菌。

38. 导管相关性血流感染(CRBSI)的影响因素有哪些?

(1)患者因素:免疫抑制或免疫缺陷者;白细胞或粒细胞下降者;现存有或潜在的感染者;有严重的合并症;营养障碍者;婴幼儿和老年患者。

(2)医护人员因素:与选择导管的材质、导管的粗细有关;与执行无菌操作和手卫生不严格有关;不彻底的皮肤消毒;不规范的冲管和封管,致血块在导管内形成,使细菌滋长;不规范的敷料更换或更换敷料不及时;置管和维护操作空间的消毒隔离措施不良。

(3)与导管的留置时间、使用频率有关:导管留置时间越长、使用频率越高,感染的机会就越大。

39. 什么是导管移位?

导管在留置期间尖端在上腔静脉内回折或移到颈静脉、头臂静脉或其他静脉。

40. 导管移位的原因有哪些?

(1)个体差异:解剖变异,腔静脉粗大、开口位置不一。

(2)体位不当:过度牵拉置管侧颈静脉及颈部组织。

(3)导管置入长度不够:导管尖端在上腔静脉入口处。

(4)胸腔压力增高:如剧烈恶心、呕吐、咳嗽、呃逆等症状导致导管移位于颈内静脉或其他静脉。

(5)肢体过度活动。

41. 导管移位的临床表现?

留在体外导管末端固定良好,刻度数不变,导管内经常出现回血,偶有输液滴速减慢或无法抽到回血。

42. 导管移位的预防与处理?

(1)预防

1)定期健康教育,讲解带管注意事项。避免打球、拿重物、上肢大幅度频繁运动;保持心平气和,避免情绪过度激动。

2)预防放化疗副反应和感冒,避免发生剧烈恶心、呕吐、呃逆、咳嗽等症状,以免增加胸腔压力。

3)准确测量导管置入长度,使导管到达预定位置上腔静脉中下 1/3 处。

4)监测体外部分导管的长度,注意每次测量时的起始点要固定。

5)防止更换敷料时牵拉出导管,定期复查 X 线。

(2)处理

1)复位:在直立或端坐位的情况下给予重力输液或用 50ml 注射器反复推注生理盐水,必要时可在介入导丝帮助下退管复位。

2）如果患者静脉治疗时间较短,可退管至锁骨下静脉,用于输注一般输液。

3）导管移位至颈静脉可进行"复位操"——穿刺侧肢体上举、外展,以肩关节为轴做旋转运动,多数可因重力和血流作用降至上腔静脉。

4）拔出导管

43. 导管破裂或断裂的临床表现?

导管与托盘或连接器有明显折痕或裂口,导管出现渗液渗血现象,或者导管完全断开。导管断裂进入人体内是严重的护理(安全)不良事件(图 2-15、图 2-16)。

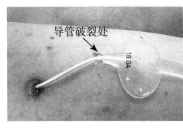

图 2-15　导管破裂

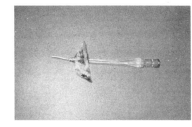

图 2-16　导管断裂

44. 导管破裂或断裂的原因?

（1）与导管本身的材质有关。

（2）患者自我管理有关:患者置管侧肢体过度活动或外力牵拉导管。

（3）护理操作因素有关:未预冲导管,撤导丝时划伤导管;送导管时镊子损伤导管;暴力送管使导管扭曲打折;高压注射造影剂;强力冲管;用酒精消毒导管;不正确的固定(导管与托盘或连接器连接处打折,导管磨损易形成裂口或断裂,在导管上反复粘贴胶布)。

45. 导管破裂或断裂的预防?

（1）置管前检查导管,预冲导管。

（2）避免暴力送管导致导丝划破导管,避免使用锐器。

（3）切忌暴力冲管,冲封管时需使用 10ml 以上注射器;避免高压注射。

（4）正确固定导管,导管尾端呈"C"形弯曲固定,避免患者曲肘导管与托盘或连接器连接处打折。

（5）当导管外露 5~6cm 时,避免患者手臂活动时导管在血管内移位,或导管受到牵拉。

（6）不要在导管处缝合或使用胶布缠绕,不应用酒精消毒导管,导致导管老化,脆性增加。

（7）尽量用透明敷贴固体导管,便于观察导管的各种情况,一旦有异常情况便于及时发现。

（8）加强导管观察,输液、冲封管时注意导管外露部分有无渗液现象。若有异常,及时修剪或拔出导管。

(9) 做好患者及家属的 PICC 相关知识的健康教育,教会患者自我观察导管有无打折、裂痕、破损情况。

46. 导管破裂或断裂的紧急处理?

导管破裂分为部分破裂(有裂口)和完全破裂(断裂),根据发生的情况不同,采取的处理方法也不同。

(1) 体外部分破裂的处理:

1) 若导管是前端开口,导管出现部分破裂(有裂口),及时沿着与皮肤平行的方向缓慢拔出导管,避免发生导管完全断裂。在拔管过程中遇到阻力时,切忌用力拔管,并及时调整患者手臂位置或热敷血管,导管拔出后观察导管是否完整。

2) 若导管是尾端开口,导管破裂部分发生在体外而且离穿刺点较远时,可采用修复导管的方法。在严格无菌操作下,用 10% 碘伏彻底消毒体外导管部分 3 次,消毒范围与穿刺时的消毒范围相同,用无菌剪刀剪下导管破裂部分,将连接器的减压筒部分套在导管尾端,再将导管接头倒钩部分完全插进去,直到锁紧证明两部分已经完全连接好,连接注射器抽回血确定导管通畅。用 20ml 生理盐水冲洗导管,连接肝素帽,用肝素盐水封管,固定导管,导管修复好后可继续使用。

(2) 体内部分断裂的处理

主要发生于患者出院后,置管侧肢体进行剧烈活动导致 PICC 断裂。一旦导管断裂,如果断端导管留在体外,立即加压固定体外导管部分,用手指按压体外导管部分,患肢制动,防止导管进一步进入血管内。

如果断端导管回缩进入血管内时,应及时结扎近心端血管,或用止血带扎于上臂腋部,降低血液流速,减少导管移动,防止进入心脏。安慰患者,观察生命体征,进行放射 CT 定位查找导管位置,根据导管位置选择不同方式取出导管。如果导管进入心脏,及时请放射科、介入医生会诊,选择介入法进行血管内异物抓捕取出导管。目前介入法血管内异物抓捕法是处理 PICC 体内导管断裂安全、快捷、有效的治疗方法。

47. PICC 致皮肤过敏的原因?

(1) 性别因素:一般认为女性比男性更易产生皮肤刺激反应。

(2) 过敏体质:体质敏感的患者,特别是经过放疗化疗治疗后,皮肤敏感性增加,易发生过敏样改变。

(3) 季节因素:夏季天气炎热,汗液分泌明显增多,增加了对置管处皮肤的刺激。

(4) 透明敷贴:部分患者皮肤对透明敷贴上的粘胶过敏,易出现接触性皮炎症状。

安全管理篇

(5) 消毒剂：部分患者由于使用某些消毒剂后出现穿刺肢体局部皮肤过敏。

(6) 更换敷贴方法不正确：应 0°或 180°揭敷贴，避免提拉。

48. PICC 致皮肤过敏的临床表现？

导管与敷贴接触处出现各种各样的皮炎、湿疹、荨麻疹等现象（图 2-17、图 2-18）。

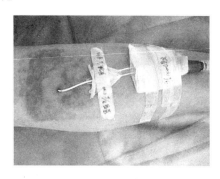 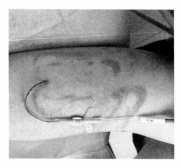

图 2-17 皮肤过敏的表现　　　图 2-18 皮肤过敏的表现

49. PICC 致皮肤过敏的预防及处理？

（1）预防

1）评估患者是否过敏体质、有无过敏物质，合理选择或使用透明敷贴和消毒剂。

2）夏季保持 PICC 穿刺局部皮肤的清洁干燥；注意休息，避免高温高热下户外活动，以免出汗过多。

3）指导患者饮食调理和生活起居：进食营养丰富、清淡易消化食物，忌辛辣刺激性食物。

（2）处理

1）评估局部情况，根据症状体征，给予对症处理。

2）安慰患者，结合患者的过敏特点，分析原因，予耐心解释，使其对治疗、护理有一定认识和了解，以减轻患者焦虑、恐惧心理，防止用手抓伤而导致局部感染。

3）对透明敷贴过敏者，使用纱布或创口敷贴固定导管；对酒精或含碘消毒剂过敏者，选用艾力克或葡萄糖酸氯己定消毒。

4）局部瘙痒的患者予遵医嘱口服抗过敏药，症状严重的给予肌内注射苯海拉明 20mg、非那根 25mg。必要时静脉注射 10% 葡萄糖酸钙 10ml 加 50% 葡萄糖 20ml。

5）过敏处皮肤用地塞米松针 5mg+ 庆大霉素针剂 8 万单位湿敷，每日 2 次。

6）PICC 穿刺点出现水疱的患者，给予磺胺加地塞米松加无菌生理盐水湿敷换药，每日 2 次。

50. PICC 拔管困难的原因?

(1) 导管置入时间过长或与静脉壁黏附。

(2) 静脉炎、静脉血栓、静脉蜂窝织炎,导致拔管阻力。

(3) 输注冷注射液导致静脉痉挛。

(4) 患者的情绪变化如害怕、紧张所致的血管痉挛。

51. PICC 拔管困难的预防与处理?

(1) 预防

1) 做好患者教育,讲解拔管过程,嘱患者放松心情,解除思想顾虑。

2) 避免置管侧肢体剧烈活动。

3) 拔管前将止血带放在患者穿刺点上 10cm 处上臂的下面,以便一旦发生导管断裂,立即扎上止血带,防止断裂的导管随血循环进入心脏。

(2) 处理

1) 安慰患者,减轻思想顾虑。血管痉挛导致的拔管困难可先稍等再拔,典型的痉挛是由于静脉壁受某种因素刺激引起。这种痉挛不会持续很久,血管会逐渐松弛下来。

2) 嘱患者上臂外展 90°,操作者握住靠近穿刺点的导管部分,以与血管平行的方向缓慢、动作轻柔地往外牵拉导管。

3) 若感觉有阻力,不可强行拔管。在拔除有阻力的导管之前或患者感到拔管时有尖锐的疼痛时,应用 X 射线探知导管目前位置。切忌粗暴拔管,避免导管断裂(图 2-19、图 2-20)。

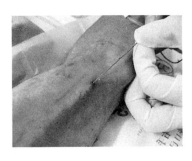 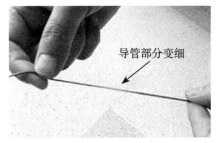

导管部分变细

图 2-19　拔管困难　　　　　图 2-20　拔出导管变细

4) 针对血管痉挛引起的拔管困难,可对静脉血管进行 20~30 分钟的热敷或给予热饮料等帮助扩张血管后再尝试拔管。必要时,导管内慢慢推注 2% 利多卡因 1~2ml。若扔拔管困难,可行 B 超检查导尖端是否有血栓形成。如果经以上处理后 拔管还有阻力,则应先将导管固定好 12~24 小时后再次尝试拔管。

52. 中心静脉置管常见并发症有哪些?

(1) 肺与胸膜损伤:①气胸;②胸腔积液。

（2）动脉及静脉损伤。

（3）神经损伤。

（4）胸导管损伤。

（5）纵隔损伤。

（6）空气栓塞。

（7）导管栓塞。

（8）皮下血肿。

（9）导管位置异常。

（10）心律失常和心肌穿孔。

53. 中心静脉置管穿刺时发生气胸如何处理？

气胸是锁骨下静脉置管常见的并发症之一，偶可发生张力性气胸或血胸。插管后常规 X 线检查，及时发现有无气胸存在。少量气胸一般无明显临床症状，气胸压迫肺 <20% 可不做处理，但应每日做胸部 X 线检查并注意观察病情，如气胸进一步发展，则应及时放置胸腔闭式引流。如患者于插管后迅速出现呼吸困难、胸痛或发绀，应警惕张力性气胸之可能，一旦明确诊断，即应用粗针行胸腔穿刺减压或置胸腔闭式引流管排气。如气胸经一般处理得到控制，且导管位置正常，则无须拔除导管。血胸往往是由于穿刺针太深误伤动脉并穿破胸膜所引起，血胸严重时须开胸止血。

54. 中心静脉置管时发生胸腔积液如何处理？

穿刺针穿透静脉进入胸腔后，大量液体输入胸腔内可形成液胸。胸腔内输入高渗液体后，可引起胸痛、呼吸困难甚至休克。液胸的表现为测量中心静脉压时出现负值；输液通路通畅但抽不出回血。出现此现象时应立即拔出导管，必要时行胸穿抽液。

55. 植入式静脉输液港有哪些并发症？

（1）输液不畅或回抽困难。

（2）药液外渗。

（3）导管和注射座阻塞。

（4）导管断裂。

（5）导管相关性感染。

（6）导管夹闭综合征。

56. 植入式输液港发生输液不畅或回抽困难如何预防和处理？

按规定及时、准确进行冲封管，避免血液或药物反应沉积造成导管堵塞；检查输液管路、装置。拍胸 X 线片确定静脉输液港注射系统的完整性及相关位置。怀疑发生导管血栓或蛋白鞘形成者可进行造影检查确诊并进行溶栓治疗。出现导管夹闭综合征患者，应根据夹闭的程度，决定保留或拔出导管。

安全管理篇

57. 植入式静脉输液港发生药液外渗如何预防和处理?

须使用无损伤针穿刺输液港。使用合适长度的穿刺针,针头必须垂直刺入,插入力度、深度,以免针尖刺入输液港侧壁或底座。穿刺成功后,妥善固定穿刺针和输液装置,防止穿刺针从穿刺隔中脱出。

一旦发生药液外渗,立即停止输液,根据具体情况进行处理,必要时通知医生处理。

58. 植入式静脉输液港发生导管和注射座阻塞如何预防和处理?

(1) 预防:每次加药、抽血、输血后充分冲管,保持输液管道通畅。退针时正确实施维持静脉输液港注射系统正压技术。定期进行标准式冲管、正压式封管。

(2) 处理:

1) 确认静脉输液港位置无误后,遵医嘱给予肝素稀释液冲洗。

2) 遵医嘱以 10ml 注射器抽取 5000~10 000U/ml 尿激酶或其他溶栓药物溶栓。

3) 如感觉阻力强,应考虑使用负压方式进行溶栓。

4) 导管通畅后,使用 20ml 以上生理盐水以脉冲方式冲洗导管并正压封管。

59. 植入式静脉输液港发生导管断裂如何预防和处理?

使用 10ml 以上注射器进行各类药物的推注和冲封管操作。禁止经静脉输液港使用高压泵推注。发生导管断裂及时通知医生处理并安抚患者。

60. 如何判断植入式静脉输液港是否发生导管夹闭综合征?

抽血困难,输液时有阻力,输液时或采血标本时需要患者改变体位。导管夹闭综合征的程度可依据相应的胸部 X 线诊断。

61. 植入式静脉输液港发生导管夹闭综合征如何处理?

见表 2-6。

表 2-6　导管夹闭综合征分级表

分级	导管受压状况	处理方法
0 级	无压迫	无须处理
1 级	受压表现不伴有管腔狭窄	每隔 1~3 个月复查胸部 X 线片,以监测有无发展到 2 级夹闭综合征。应注意 X 线片检查时肩部的位置,因为肩部位置可能影响导管夹闭综合征的表现程度
2 级	受压表现同时伴有管腔狭窄	应考虑拔管
3 级	导管横断或破裂	立即撤出导管

62. 静脉输液治疗常见的全身并发症有哪些?

(1) 发热反应

(2) 过敏反应

（3）急性肺水肿

（4）空气栓塞

63. 输血有哪些常见并发症？

（1）发热反应

（2）过敏反应

（3）溶血性反应

（4）非溶血性发热反应

（5）大量输血后反应（循环超负荷、出血倾向、枸橼酸钠中毒反应、酸中毒、电解质紊乱、低体温）

（6）细菌污染反应

（7）传播感染性疾病

64. 输血发生发热反应有哪些临床表现？

通常在输血过程中或输血后 1~2 小时内发生，受血者起初寒战，继而发热，体温升高至 38~41℃，持续时间不等，轻者持续 1~2 小时，重者持续数小时，可伴有皮肤潮红、头痛、恶心、呕吐等症状。严重者也可出现出血、心力衰竭、呼吸衰竭、肾功能减退和休克等。

65. 如何预防输血发热反应？

（1）采血、制备输血器以及制备血液成分过程中，应做到无致热原污染。

（2）输血时应严格执行无菌操作技术原则。

（3）输血要遵循先慢后快的原则，前 15 分钟应慢，建议输注速度每分钟 20 滴，如无输血反应，可适当加快输血速度。一般情况下输血速度为每分钟 40~60 滴，并要在 3~4 小时输完 200~300ml。

（4）对反复输血并有发热反应者，可用白细胞滤器输血，或输少白红细胞的洗涤红细胞。

（5）选用一次性输血器。

66. 如何处理输血发热反应？

（1）对反应轻者减慢输血速度，症状可自行缓解；严重者应立即停止输血，静脉滴注生理盐水，以维持静脉通路。

（2）高热者行物理降温，寒战者给予保暖等。

（3）按医嘱给药，如解热镇痛药、抗过敏药物或激素类药物。

（4）严密观察发热反应变化，每 15~30 分钟测体温、血压各 1 次并记录。

（5）对怀疑细菌性致热原所致的发热反应，应先给予广谱抗生素治疗，同时立即将血标本送实验室做细菌培养。

（6）保留余血送输血科查明原因。

67. 输血过敏反应有哪些临床表现？

（1）轻度反应：皮肤瘙痒、局部或全身出现荨麻疹、血管神经性水肿、关节痛。

(2) 重度反应:支气管平滑肌痉挛、喉头黏膜水肿、喘息、呼吸困难、腹泻等。

(3) 严重重度反应:发生过敏性休克。

68. 如何预防输血过敏反应?

(1) 自体输血。

(2) 选用无过敏史、未服用或注射任何药物的供血者。

(3) 有过敏史必须输血者,可在输血前 30~60 分钟内口服苯海拉明、盐酸异丙嗪等,也可用糖皮质激素药物,但药物切不可加入血液内。

(4) 对经产妇或有输血史的供血者,应检查血液内有关抗体,如 IgA 抗体等。

(5) 对有抗 IgA 抗体的患者,宜选用洗涤红细胞、冰冻红细胞。

(6) 供血者在采血前 4 小时不宜食高蛋白和高脂肪食物,如虾、鸡蛋、鱼及油腻食物,进食少量清淡饮食,如米粥、汤面等食物为宜。

69. 如何处理输血过敏反应?

(1) 轻度反应者,可在严密观察下减慢输血速度。遵医嘱口服或肌内注射苯海拉明、异丙嗪等抗组胺药或糖皮质激素药物。

(2) 重度反应者,应立即停止输血,保持静脉输液通路通畅。出现过敏性休克时,给予患者中凹卧位,呼吸困难者予氧气吸入,遵医嘱皮下注射肾上腺素,再肌内注射地塞米松等,积极进行抗休克治疗,发生喉头水肿时,应立即气管插管或气管切开,避免窒息。

70. 溶血性反应有哪些临床表现?

(1) 急性溶血反应:多为输入 ABO 血型不合的血液,典型症状为发冷、寒战、发热、头痛、腰背疼痛、胸前压迫感、呼吸困难、紫癜、血红蛋白尿、黄疸等。严重者可出现休克、DIC、肾衰竭。

(2) 迟发型溶血反应:多为 Rh 血型不合所致,输血 1 周内,出现不明原因的发热、贫血、黄疸、血浆胆红素升高、血红蛋白尿、畏寒、寒战、腰痛等症状。

71. 如何预防溶血性反应?

(1) 输血前做好受血者和供血者 ABO 正反定型,Rh 定型。

(2) 认真遵守输血规章制度,严防在书写、登记、标签和核对等环节发生错误。

(3) 严格查对,防止血标本抽取错误。

(4) 取血前认真核对患者血型和供血者血型及交叉配血结果,如有疑问,应查清再取。

(5) 输血前,应 2 名医务人员在患者床旁核对,确保受血者与供血者血型相符,交叉配血试验报告单准确无误。

(6) 血液从冰箱取出回复至室温时即可输注,不应加热。

(7) 血制品内不应加入任何药物,以防产生药物配伍禁忌引起溶血。

72. 如何处理溶血反应？

（1）急性溶血反应

1）立即停止输血，更换输血器，保留静脉输血通路，给患者吸氧、保暖；复查血型和交叉配血试验。

2）抗过敏。

3）抗休克处理，扩张血管，改善微循环。

4）纠正心功能不全。

5）防止肾衰竭，注意水电解质平衡，记录尿量。

6）防治 DIC 发生。

7）换血疗法。

8）患者输血前及溶血后的血标本及余血送输血科查明原因。

（2）迟发型溶血反应

1）症状重者，按急性溶血反应处理。

2）症状轻者，可予对症治疗。

3）重度贫血者可进行输血治疗。

73. 细菌性输血反应有哪些临床表现？

（1）轻者以发热为主。

（2）重者于输入 10~20ml 血液后，即可发生全身症状，如发冷、寒战、高热、烦躁不安、头痛、腹痛、恶心、呕吐、腹泻、呼吸困难、面部潮红、皮肤黏膜充血、紫癜、大汗、血压下降，也可立刻发生休克、肾衰竭、DIC。

74. 如何预防细菌性输血反应？

（1）严格对采血、输血器具进行消毒灭菌，采用一次性输血用具。

（2）对供血者、受血者的皮肤进行严格消毒，进针部位及周围用碘酒消毒时间不少于 30 秒。

（3）全血及成分血在室温下放置时间最长不得超过 30 分钟，从冰箱取出应在 4 小时内输注完。

（4）输血前，应仔细检查有无溶血、气泡、凝块等异常现象，检查血袋是否完整及有无破损现象。

75. 如何处理细菌性输血反应？

（1）有血迹污染现象时，立即停止输血，更换输血器，以生理盐水保持输液管路通畅。

（2）及时采取抗感染治疗。

（3）及时采取抗休克、防治 DIC 及急性肾衰竭的措施。

（4）抽取患者血标本，将输血器具、剩余血、输血前所输注补液一并进行细菌培养及药敏试验。

（5）加强支持疗法，增强患者免疫力。

安全管理篇

76. 输血发生循环负荷过重有哪些临床表现？

（1）头痛。

（2）颈静脉怒张。

（3）咳嗽。

（4）呼吸困难、肺充血、听诊肺部湿啰音。

（5）心动过速。

77. 如何处理循环负荷过重？

（1）减慢输血速度或停止输血。

（2）监测生命体征。

（3）双下肢下垂。

（4）必要时氧气吸入。

（5）根据医嘱给予利尿剂、镇静剂等药物。

78. 出血倾向有哪些临床表现？

（1）伤口渗血。

（2）皮肤出血。

（3）牙龈出血。

（4）静脉穿刺点出血。

（5）严重者出现血尿。

79. 如何处理出血倾向？

（1）密切观察有无出血现象。

（2）根据凝血因子缺乏情况补充有关成分。

（3）在输入几个单位库存血时，应间隔输入 1 个单位的新鲜血液。

80. 枸橼酸钠中毒反应有哪些临床表现？

（1）手足抽搐。

（2）血压下降。

（3）心率缓慢，心电图 Q-T 间期延长，心室纤维颤动，甚至发生心脏骤停。

81. 枸橼酸钠中毒反应如何处理？

在输入库存血 1000ml 时，须静脉注射 10% 葡萄糖酸钙 10ml，预防发生低血钙。

第六节　特殊患者输液时约束技能与安全管理

1. 什么样的患者输液时需要保护性约束？

（1）在医疗机构内接受治疗的精神障碍患者，在输液过程中发生或者将要发生伤害自身、危害他人安全、扰乱医疗秩序的行为,且没有其他可替代措施时可给予保护性约束。

(2) 因年龄、意识障碍等原因所致的对静脉输液治疗依从性差、易自行拔除输液管的患者,经家属同意后可给予。

(3) 因躯体疾病、悲观厌世、狂躁等原因所致对静脉输液治疗依从性差、易自行拔除输液管的患者,经家属同意后可给予保护性约束。

2. 保护性约束对静脉输液患者的影响有哪些?

(1) 约束时因患者极度不配合、护士操作缺乏约束技巧等原因可直接导致患者外伤,甚至骨折。

(2) 护士约束方法不正确、约束后护理不到位,可导致长时间约束患者出现臂丛神经损害,增加关节痉挛、肌力丧失、平衡障碍、肢端缺血、压疮、深静脉血栓等并发症的危险。

(3) 约束可导致患者情绪波动,诱发冲动伤人、受伤甚至骨折等意外事件发生。

(4) 约束会影响患者输液过程的顺利进行,如穿刺侧肢体约束带松紧可能会影响输液速度等。

(5) 约束会伤害患者自尊,增加深刻的痛苦体验,强化被排斥、被孤立、被抛弃、被拒绝的负性情绪。

(6) 在输液过程中,因被约束患者活动受限,被他人攻击的风险增高。

(7) 约束安全管理不到位可能会造成因约束工具导致的自缢发生。

3. 静脉输液保护性约束实施流程?

(1) 静脉输液选择约束患者方法时一定要谨慎,原则上应先缓解矛盾:评估环境、人力、风险,心理疏导,确认问题,问题解决或缓解问题。

(2) 上述措施无效时,申请输液治疗能否延时执行,或在使用短效强镇静药物后执行。

(3) 对患者实施约束时应按照保护性约束流程进行操作。

强制入院患者家属签署保护性约束告知书,拒绝输液治疗,反复劝说无效,可能或已经出现危险行为时医师开具约束医嘱约束前再次告知输液相关知识和约束原因、约束期间护理、解除约束指征、综合评估患者病情、合作程度、对约束的接受程度,发生意外种类和可能性实施约束,建立约束评估表,约束后进行静脉输液治疗,定时评估一次患者(输液情况、病情变化、合作程度、约束带松紧,约束部位皮肤情况等),按时填写约束评估表,每2小时改换一次体位,加强基础护理和心理疏导,适时解除约束,输液完成后根据患者病情继续或解除约束,记录输液和约束情况并交接班,24小时内告诉家属约束情况,解除约束后告知家属并做好记录。

4. 如何进行保护性约束患者静脉输液的安全管理？

（1）医疗机构应制订《输液意外应急预案》、《保护性约束告知书》、《保护性约束流程》、《保护性约束权限》、《保护性约束记录要求》等完善的规章制度和操作指南。

（2）病区定期对护士进行保护性约束技能和职业防护技能培训，转变护士对约束的理念，降低保护性约束使用率，提高防范意识，减少意外事件发生。

（3）病房组织讨论、分析对保护性约束患者在输液过程中发生意外的典型案例，便于护士吸取教训、总结经验。

（4）加强风险管理：护士定期巡视，密切观察，严格交接班。

5. 对输液患者实施保护性约束的过程中的注意事项有哪些？

（1）为保证输液治疗及时、顺利完成，约束作为唯一有效防范意外、降低风险措施下方可采用。

（2）对于对治疗不合作的患者，运用"双人约束法"或"三人约束法"协同将患者约束。

（3）实施过程中注意团队配合，一人吸引患者注意力，两人或三人配合下完成约束。

（4）约束手法科学、安全、有效，用力适度，尽量避免约束过程中患者或医护人员出现外伤、骨折。

（5）运用布质约束带约束患者时，松紧适宜，固定时应以放进 1~2 个手指为宜。约束带固定太紧可能导致静脉输液过程不畅，损坏皮肤完整性、影响血液循环；约束带固定太松达不到限制肢体活动范围的目的。磁扣式约束带松紧应以围绕患者约束部位为准。

（6）每次固定布质约束带均应打双结；当约束患者上肢时，约束带应在腕部手背侧连续系两个结，手心向上固定在床边；约束带应采用两段式固定于床，将末结结于床框（不是床档）上、患者双手触及不到的位置。

（7）约束会给被约束的输液患者心理上带来重大伤害，医护人员应尊重患者，约束前、中、后做好解释、告知工作，输液过程加强心理护理，安抚患者情绪，尽可能争取患者配合，降低发生意外的可能性。

（8）一般情况下，给精神障碍患者实施保护性约束应当按照精神科执业医师的医嘱实施约束或者隔离等保护性医疗措施。特殊或者紧急情况下，可按精神科执业医师的口头医嘱实施紧急约束或者紧急隔离等保护性医疗措施，医师应当在患者被紧急约束或者紧急隔离后 8 小时内补充书面医嘱，并在病程记录内记录和说明理由。

（9）被约束患者的护理交接班应当在床边进行，内容包括松紧情况、皮肤情况、保护带数目及护理记录是否完整、正确等。

（10）严格掌握约束指征，按时全面评估输液患者，适时解除约束。

（11）操作过程做到有法可依,认真书写护理记录,做到有证可循。

6. 对已实施保护性约束患者输液过程中注意事项有哪些?

（1）对实施约束后的患者进行静脉穿刺时,要求一名护士操作,另外 1~2 名护士协助完成,重点固定肘部和腕部关节。

（2）约束部位根据患者具体情况而定,约束患者输液时应加床档,防止自伤或坠床。

（3）加强基础护理,约束期间保证患者肢体处于功能位,避免臂丛神经受损,每 2 小时协助患者更换体位一次,保证体位舒适。

（4）意识不清或语言表达能力受损的患者应有标识,输液时双人确认患者身份。

（5）输液整个过程均应有人陪伴。

（6）保护性约束下进行静脉输液的患者应床旁详细交接班,保证治疗、护理的连续性。

（7）注意观察约束肢端血运和活动情况。

7. 为什么患儿输液时需要实施保护性约束?

儿童因年龄太小,安全感差、配合度差、自控力差、好动,在静脉输液的过程中需要给予保护性约束。

8. 婴幼儿头皮静脉输液穿刺时如何进行约束?

（1）小儿不宜首选头皮静脉输液。2 周岁以内的患儿若需要采用头皮静脉穿刺应进行适当约束。

（2）约束巾平铺在治疗台上;与枕头摆放平行,并覆盖枕头的 1/3。

（3）婴幼儿仰卧在约束巾上,双臂自然放在身体两侧,肩与约束巾上缘平齐。

（4）两名护士依次站在婴幼儿右侧胸部和膝关节处,用约束巾两侧将其全身包裹,松紧适宜。一名护士双手固定婴幼儿头部,必要时可上身稍用力压在婴幼儿上身。另一名护士双手放在婴幼儿膝关节,固定婴幼儿下身。第三名护士进行输液操作。

（5）穿刺成功后牢固固定针头,并妥善安置婴幼儿输液。

9. 患儿采用手背静脉输液时如何进行约束?

（1）2 岁以上的患儿多采用此方法。因小儿手掌小,静脉穿刺后针尖接近腕关节,因此穿刺成功后需要约束腕关节。手背部静脉输液中固定腕关节常用到直指约束法与屈指约束法。

（2）直指约束法:静脉穿刺成功后,用输液贴固定针头,然后将注射液的空盒置于患儿的手掌下,患儿食指、中指、无名指、小指共 4 指平放在盒子上,用胶带在腕关节上方 2~4cm 处、手掌处、4 指近端进行固定。

（3）屈指约束法:即静脉穿刺成功后,用输液贴固定针头,然后将注射液的空盒置于患儿的手掌下,患儿食指、中指、无名指、小指共4指屈曲握住盒子,用胶带在腕关节上方2~4cm处、手掌处、4指近端进行固定。

10. 患儿静脉输液进行约束时如何进行安全管理?

(1) 提供适合患儿的输液环境,能够减轻患儿烦躁情绪,转移患儿注意力。

(2) 约束带松紧适宜,观察指端血运情况。

(3) 严格控制滴液速度,做好解释和告知。

(4) 加强巡视工作,观察局部有无肿胀,以及有无输液反应,指导家属照顾患儿。

第七节　针刺伤的预防与职业安全

1. 什么是针刺伤?

针刺伤是指一种由各种注射针、穿刺针、缝针等引发的意外针尖扎伤,造成皮肤深部的足以使受伤者出血的皮肤损伤。针刺伤是医务人员感染血源性传播疾病的主要的途径。护士、检验技术人员及医生是发生针刺伤及潜在感染血源性疾病的高危职业群体。

2. 什么情况下易发生针刺伤?

(1) 双手套上针头帽时。

(2) 将血标本注入采血管内时。

(3) 分离针头时。

(4) 在患者或其他人员突然移动时注射。

(5) 手术中传递剪刀及刀片。

(6) 各种注射时。

(7) 手术缝合时。

(8) 经静脉封管时。

(9) 整理手术污物时。

(10) 未及时使用锐气盒分离针头,二次分拣时。

3. 医务人员避免针刺伤的方法有哪些?

(1) 操作过程中要集中精力、从容不迫。

(2) 禁止双手重新套针帽。

(3) 禁止将针头放置在床边、小车顶部、弯盘内。

(4) 禁止用手移去注射器针头。

(5) 禁止用针头进行输液的二次连接。

(6) 禁止直接传递锐器物。

(7) 使用后的锐器,应立即丢入锐器盒内;禁止人工分拣锐器。

（8）使用安全型针具。

（9）将输液导管与无针系统连接。

4. 针刺伤后是否引起血源性传播疾病的感染与哪些因素有关？

（1）病原体的种类。

（2）接触的方式。

（3）接触的体液量。

（4）接触患者体液中病原体的含量。

（5）针头种类及受伤时是否戴手套密切相关。

5. 针刺伤时，带有 HBV 的血液，多少血液量会造成受伤者感染？

只需要 0.004ml，就足以使受伤者感染。

6. 发生针刺伤后的最佳治疗时机是何时？

最佳时机目前还不清楚，美国认为预防性治疗越早越好。目前尚无有效疫苗来预防性治疗。在针刺伤后 30min 内服用两联抗病毒药，持续服用 1 个月，并检测其副作用。

7. 针刺伤后的应急处理措施和处理流程是什么？

处理措施（在发生科室完成）：

（1）保持镇静。

（2）迅速敏捷地按常规脱去手套。

（3）迅速用流动的清洁水冲洗被污染的皮肤、眼睛黏膜。

（4）如被血液、体液污染，立即用生理盐水反复冲洗干净。

（5）如有破损伤口，立即冲洗接触部位，健侧手从近心端向远心端轻轻挤压受伤部位，尽可能使部分血液排出，相对减少受污染的程度。使用抗菌肥皂液和流动水进行冲洗。

（6）禁止进行伤口的局部按压。

（7）含碘消毒剂、75% 酒精消毒受伤部位。

（8）向单位相关部门报告，记录损伤者姓名、器械和环境。

（9）填写医务人员职业暴露报告卡。

处理流程：见图 2-21

8. 针刺伤传播职业性血源性传染病最常见而危害最大是什么？

常见而危害最大是 HBV、HCV、HIV。

9. 被乙肝或丙肝阳性患者的血液、体液污染的锐器刺伤后应如何处理？

（1）先按照一般针刺伤的应急措施进行处理。

（2）应在 24 小时内抽血查乙肝、丙肝抗体，必要时抽患者血对比，同时注射乙肝免疫高价球蛋白，按 1 个月、3 个月、6 个月注射乙肝疫苗。

10. 被 HIV 阳性患者血液、体液污染的锐器刺伤后应如何处理？

（1）先按照一般针刺伤的应急措施进行处理。

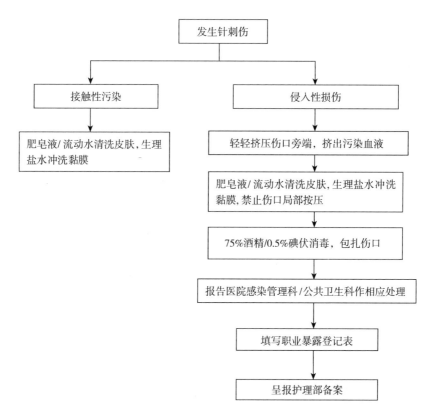

图 2-21　针刺伤后的应急处理流程

（2）应在 24 小时内抽血查 HIV 抗体,必要时同时抽患者血对比。

（3）应在 4 小时内最迟不超过 24 小时实施预防性用药,即使超过 24 小时也要给予预防性用药。

（4）可用反转录酶制剂,如剂叠氮脱氧核苷（AZT）及拉米夫定;蛋白酶抑制剂,如茚地那韦给予预防。

（5）在第 4 周、第 8 周、第 12 周和第 6 个月进行随访。

11. 被 HBV 阳性患者血液、体液污染的锐器损伤如何实施预防性用药?

应在 24 小时内注射乙肝疫苗高价球蛋白,同时进行血液乙肝标志物检查,阴性者按 0 个月、1 个月、6 个月间隔皮下注射乙肝疫苗 $10\mu g$、$5\mu g$、$5\mu g$,并于 3 个月、6 个月进行定期监测随访。

12. 针刺伤后报告内容有哪些?

针刺伤后报告内容包括职业暴露发生时间、报告时间、暴露方式和暴露源的信息、采取的紧急处理措施和预防用药等情况。

13. HIV 暴露后的随访内容有哪些?

（1）如果患者的 HIV 抗体阳性或结果不详,伤者应尽快做 HIV 抗体测试,如果阴性,则还应在暴露后第 4 周、第 8 周、第 12 周及 6 个月时进行相关血清学抗体抗原检测。

（2）暴露后对患者进行表面抗原检测,伤者进行表面抗原和抗体检测,如果患者抗原阳性,伤者抗原阴性、抗体阴性时,伤者要在 6 个月内定期检测。

14. 最佳处理一次性注射器及针头的方法有哪些？

不要回套针帽,若不得已需要回套针帽时,请使用单手回套的方式,应将其丢弃在锐器盒中。

15. 被血液污染的针头和注射器,针头需要拆下放入锐器盒吗？

不需要。不要分离被血液污染针头和注射器,注射器应与针头一起置于锐器盒中。

16. 锐器的处理细则有哪些？

（1）损伤性废物丢弃于防渗漏、防穿刺、不能打开的锐器盒中。

（2）锐器盒放置在方便护士使用并易于丢弃的地方,由专人负责管理。

（3）锐器盒盛装锐器达到 3/4 满时,应使用有效的封口方式,使封口紧实严密并做标识。

（4）锐器盒不得重复使用,严禁将锐器转存或倒入另一容器。

17. 抗肿瘤药物配制对环境的要求有哪些？

（1）配制抗肿瘤药物的区域应为相对独立的空间,宜在 II 级或 III 级垂直层流生物安全柜内配制,最好在静脉治疗配置中心集中配制。

（2）使用抗肿瘤药物的环境中可配备溢出包,内含防水隔离衣、一次性口罩、乳胶手套、面罩、护目镜、鞋套、吸水垫及垃圾袋等。

18. 配制抗肿瘤药物时对操作者有哪些要求？

（1）配药时操作者应戴双层手套(内层为 PVC 手套,外层为乳胶手套)、一次性口罩。

（2）宜穿防水、无絮状物材料制成、前部完全封闭的隔离衣。

（3）可戴护目镜。

（4）配药操作台面应垫以防渗透吸水垫,污染或操作结束时应及时更换,并及时清洁操作台。

19. 应用抗肿瘤药物的要求有哪些？

（1）给药时操作者宜戴双层手套和一次性口罩。

（2）静脉给药时宜采用全密闭式输注系统。

（3）更换静脉输注的抗肿瘤药物时操作者应使瓶口或软袋口向上,勿倒转向下,以防药物意外溢出,污染皮肤、工作服、床单、环境等。

20. 抗肿瘤药物外溢时的处理步骤是什么？

（1）操作者应穿戴个人防护用品。

（2）应立即标明污染范围,粉剂药物外溢应使用湿纱布垫擦拭,水剂药物外溅应使用吸水纱布垫吸附,污染表面应使用清水清洗。

(3) 如药液不慎溅在皮肤或眼睛内,应立即用清水反复冲洗。

(4) 记录外溢药物名称、时间、溢出量、处理过程以及受污染的人员。

21. 化疗患者的排泄物怎样处理?

(1) 接受化疗的患者 48 小时内其血液、体液都会被污染,所以,在处理患者化疗后尿液、粪便、呕吐物或分泌物时,必须带上双层手套防止污染皮肤。

(2) 化疗患者便后要反复用水冲洗。

22. 抗肿瘤药物医疗废物应该怎样处理?

(1) 备药后用一次性防护垫将空安瓿、药瓶、注射器、手套等包裹好,丢弃在有毒性药物标识的容器中封闭,以防挥发污染空气。

(2) 静脉给药结束后,注射器连同置入保护帽的针头、输液袋、输液器应放入可密封的丢弃在有毒性药物标识的容器中,集中统一处理。

(3) 污染的防护服等物品应丢弃在密闭双层专用袋中,外贴有毒性药物标识,经高温焚烧处理。

(4) 抗肿瘤药物使用过程中的污水,应先在院内污水处理系统中对细胞毒剂进行灭活或化学破坏后,再排入下水系统。

第三章
静脉输液——器材使用篇

3

第一节　外周静脉导管

1. 何为 PVC? 其种类?

PVC 是外周静脉导管(peripheral venous catheter)的缩略语,包括:

(1) 一次性静脉输液钢针(图 3-1)。

(2) 外周静脉留置针(图 3-2):其导管长度≤7.5cm。

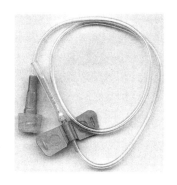

图 3-1　一次性静脉输液钢针

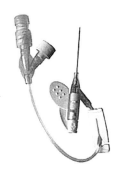

图 3-2　外周静脉留置针(PIV)

(3) 外周静脉中长导管(图 3-3):其导管长度为 7.5~20cm。

2. 外周静脉导管的合理选择?

(1) 外周静脉导管的选择应根据治疗方案、治疗持续时间、患者的情况、操作者的能力和可获得护理支持的资源决定。

(2) 在满足治疗方案的前提下,选择管径最细、长度最短、管腔最少的导管(图 3-4和图 3-5)。

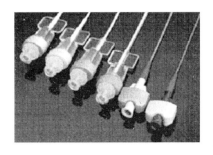

图 3-3　外周静脉中长导管(Midline)

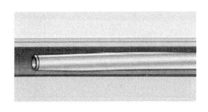

图 3-4　粗导管在血管内体积示意图

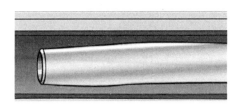

图 3-5　细导管在血管内体积示意图

（3）导管材质首选聚氨酯和聚亚氨酯材质的导管,所有的导管在 X 线下均为不透视的,以便于导管意外脱落人体内的医疗手段的找寻和取出。

（4）所有的导管均为一次性物品,禁止重复使用。

（5）建议穿刺工具需具有防止针刺伤的保护装置。

（6）建议穿刺工具最好为密闭设计,以防止血液暴露。

（7）外周静脉导管和输液设备最好为螺旋连接。

3. 哪些液体或药物不适合应用外周静脉导管实施输液治疗？

不适合应用外周静脉导管实施输液治疗的药物和液体包括持续刺激性药物和发泡剂药物的治疗、肠外营养液、pH 低于 5 或高于 9 的液体或药物,以及渗透压大于 600mOsm/L 的液体。

4. 外周静脉导管保留时间？

（1）成人外周静脉留置针保留时间 72~96 小时;儿童如无并发症发生,可用至治疗结束,但应每日进行评估。

（2）成人外周静脉中长导管保留时间 7~49 天;不要为了预防感染而常规更换导管。

5. 一次性静脉输液钢针的适应范围？

（1）静脉输注刺激性小的溶液或药物。

（2）输液量少,输液治疗小于 4 小时。

（3）单次抽血检查的患者。

6. 目前提倡使用一次性静脉输液钢针用于外周静脉输液吗？

不提倡。一次性静脉输液钢针由于存在活动受限,高渗漏率,不能保留,重复穿刺等缺点（图 3-6）。因此,世界卫生组织提出了静脉输液"钢针零容忍"（图 3-7）的理念。

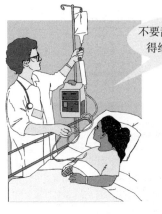

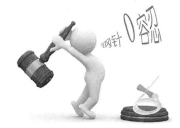

图 3-6 一次性静脉输液钢针的缺点　　图 3-7 一次性静脉输液钢针零容忍

7. 何为外周静脉留置针?

外周静脉留置针是由铁针芯、软的套管及塑料针座组成;穿刺时将外套管和针芯一起刺入血管中,当套管送入血管后,抽出针芯,仅将柔软的外套管留在血管中进行输液的一种输液工具。由于其具有操作简单、使用方便、套管柔软、减少反复穿刺等优点,已作为一项新的护理技术被广泛采用。

8. 外周静脉留置针的分类?

(1) 开放式外周静脉留置针:分为开放式普通型、开放式药壶型、开放式防针刺伤型。

(2) 密闭式外周静脉留置针:分为密闭式普通型和密闭式防针刺伤型。密闭式防针刺伤型留置针具有保护医务人员防治针刺伤发生和避免血源性暴露的作用。

9. 什么是开放式外周静脉留置针?

开放式外周静脉留置针就是针芯撤出以后,需要用手来按压血管防止血液由针的末端溢出。如开放式加药壶留置针(图 3-8)和开放式普通型留置针(图 3-9)等。其弊端就是护士容易接触血液,造成职业暴露,感染血液相关性疾病。所以,目前国内提倡使用的是密闭式外周静脉留置针。

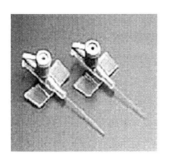 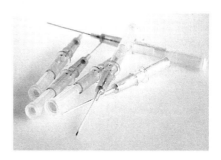

图 3-8　开放式加药壶留置针　　　图 3-9　开放式普通型留置针

10. 什么是密闭式外周静脉留置针?

密闭式外周静脉留置针是指在使用过程中,能有效避免血液外溢所造成的血液污染的整体设计留置针(导管、延长管、肝素帽一体)。如密闭式普通型留置针(图 3-10)、密闭式头皮式留置针(直型)(图 3-11)和密闭式头皮式留置针(Y 型)(图 3-12)等。

11. 什么是安全型外周静脉留置针?

安全型外周静脉留置针是指能在临床使用过程中,既防针刺伤,又防血液污染的

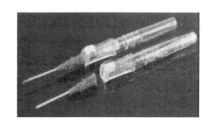

图 3-10　密闭式外周静脉普通型留置针

器材使用篇

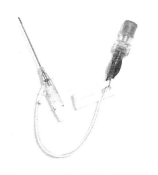 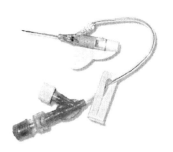

图 3-11 密闭式头皮式留置针　　　图 3-12 密闭式头皮式留置针
（直型：只有一个输液通路）　　　　（Y 型：有两个输液通路）

留置针。如头皮式安全型留置针（直型）（图 3-13）、头皮式安全型留置针（Y 型）（图 3-14）和普通型安全型留置针（图 3-15）等。

12. 什么是防逆流外周静脉留置针？

能在临床使用过程中，防止血液逆流，降低血液污染，达到正压封管效果，减轻护士工作量的先进的留置针（图 3-16）。

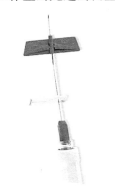 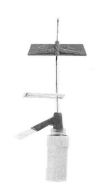

图 3-13 头皮式安全型留置针（直型）　　图 3-14 头皮式安全型留置针（Y 型）

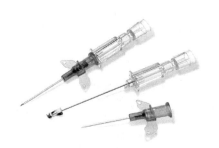 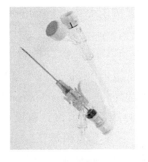

图 3-15 普通型安全型留置针　　　图 3-16 防逆流外周静脉留置针

13. 临床上如何选择不同型号的外周静脉留置针呢？

见表 3-1。

表 3-1　外周静脉留置针型号及用途

国际型号	国内型号	流速	用途
24G(黄色)	5#	19~23.5ml/min	常规小儿输液,血管脆、细小
22G(蓝色)	7#	30~37.5ml/min	常规小儿输液,成人细小、脆血管输液
20G(粉色)	9#	48~55ml/min	常规手术、输血,成人输液
18G(绿色)	12#	85~97ml/min	快速、大剂量输液、输血,常规手术
16G(灰色)	14#	>97ml/min	快速、大容量输注,常规用于高危外科手术,复合创伤

14. 幼儿输液使用外周静脉留置针好还是一次性静脉输液钢针好?

外周静脉留置针好。一方面外周静脉留置针可以减轻婴幼儿因一次性静脉输液钢针反复穿刺所带来的痛苦,另一方面也减轻了临床护士的工作量。

15. 外周静脉留置针的适用范围?

(1) 输液时间长、输液量多的患者。

(2) 老人、儿童、躁动不安的患者。

(3) 输全血或血液制品的患者。

(4) 需做糖耐量试验以及连续多次采集血标本的患者。

16. 能用外周静脉留置针行糖耐量试验或连续多次血标本采集吗?

(1) 静脉留置针一般情况下不用作常规采血。

(2) 静脉留置针在预计保留不超过 48 小时时可作为临时采血用。

(3) 应用静脉留置针进行糖耐量试验或连续多次血标本采集时可为采血单独用静脉留置针建立静脉通路,但采血期间不能用于输注液体和药物。

17. 使用外周静脉留置针有什么好处?

(1) 操作简单,减少反复穿刺而造成的痛苦。

(2) 保护血管,减少液体外渗,保证用药时间,为输血和输液提供方便。

(3) 保留了一条开放的静脉通路,便于抢救。

(4) 适合于老年患者及无自主意识的患者,特别是危重患者,可随时打开静脉通道及早用药,提高抢救成功率。

(5) 价格低廉、护士易于掌握操作技术。

(6) 提高工作效率,提高护理质量,减轻护士的工作量。

18. 外周静脉留置针有没有缺点?

有。一般不能超过 72~96 小时,且堵塞率、脱出率较高;反复输注可刺激外周血管,发生静脉炎的几率也较高。

19. 应用外周静脉留置针时应如何合理选择穿刺部位?

(1) 成人患者:可用于考虑放置外周导管的血管主要分布在上肢的背侧和

内侧面,包括掌静脉、头静脉、贵要静脉和正中静脉。由于神经损伤的潜在危险,要避开距离手部大约 10.2~12.7cm 的侧表面。

(2) 儿童患者:类似考虑的血管位于手部、前臂、肘前,腋以下的上臂,以及幼儿和学步期小儿的头皮、足部和手指的血管,但小儿头皮静脉不作首选。

(3) 对于成人和儿童患者,穿刺应避开手腕的内侧面,避免产生疼痛和对桡神经的损害。

(4) 穿刺部位的选择应通常从上肢远端的血管开始,随后的穿刺点位于先前穿刺部位的近心端。

(5) 穿刺部位的选择应通常从非惯用的手臂开始。应该避开肢体关节,触诊时疼痛的区域,受损的血管,瓣膜的位置,以及计划进行手术的区域。对于婴儿避开手部或者手指,或者被用来吮吸的拇指。

(6) 由于可能会发生组织损害、血栓性静脉炎和溃疡的风险,在成年人中,下肢静脉不应作为选择穿刺血管的常规部位。

(7) 选择穿刺部位应避开接受乳腺手术清扫腋窝淋巴结的、接受放射治疗的,或淋巴水肿的上肢末端,或脑血管意外后的患肢。对于有慢性肾脏疾病 4 级或 5 级的患者,避免前臂和上臂血管。

(8) 在治疗先天心脏缺陷缺损的手术程序完成之后,由于可能会降低锁骨下动脉的血流,应避免使用患儿的右臂血管。

20. 什么是外周静脉中等长度导管?

外周静脉中等长度导管是指经穿刺进入外周静脉管腔,可给予较长时间药液输入治疗并可留置在血管内的导管,通常经由前臂肘窝置管到达近侧的贵要静脉、头静脉或臂丛静脉,尖端位于腋窝水平或肩下部,但不到达中心静脉,属于外周导管,长度在 7.5~20cm,发生静脉炎的可能性比外周静脉留置针低。

21. 外周静脉中等长度导管的适用范围?

(1) 7 天 < 治疗时间 <49 天的静脉输液治疗患者。

(2) 输注刺激性低、等渗或接近等渗药物的患者。

(3) 外周静脉条件较差的患者。

22. 外周静脉中等长度导管的禁用范围?

(1) 输注刺激性药物。

(2) 缺乏外周静脉通道(无合适穿刺血管)。

(3) 穿刺部位有感染或损伤。

(4) 插管途径有放疗史、血栓形成史、外伤史、血管外科手术史。

(5) 接受乳腺癌根治术和腋下淋巴结清扫的术后患者。

23. 应用外周静脉中长导管置管时注意事项?

(1) 穿刺前应对血管进行评估,了解静脉走向。避免在关节部位,已变硬或曲张静脉部位,曾有渗漏、静脉炎、感染及血肿发生部位以及手术同侧肢体和患侧肢体等部位穿刺。

（2）做好解释工作，以取得患者配合。

（3）密闭式留置针可在穿刺前先连接输液器排气。

（4）穿刺时针尖与皮肤成角 15°~30° 直刺血管，穿刺速度稍慢，注意观察回血。

（5）见回血后再进入少许，以保证套管在静脉内。

（6）松开止血带，以左手环指或小指按压导管尖端处静脉防止溢血，撤出针芯，连接肝素帽（开放式）；右手持针座及白色针翼，将导管与针芯一起全部送入血管；左手固定针座，右手撤出针芯，一旦针芯撤出，不得再次插入（密闭式）。

（7）以穿刺点为中心用无菌透明敷料固定留置针座，肝素帽要留在无菌透明敷料外；密闭式留置针的延长管 U 形固定，有利于减少回血，防止导管堵塞。

（8）在无菌透明敷料上注明置管时间及操作者姓名。

第二节　经外周静脉置入中心静脉导管

器材使用篇

1. 什么是 PICC？

PICC（图 3-17）是经外周静脉置入中心静脉导管（peripherally inserted central catheter）的缩略语，是一种经上肢贵要静脉、肘正中静脉、头静脉、肱静脉，颈外静脉（新生儿还可通过下肢大隐静脉、头部颞静脉、耳后静脉等）穿刺置管，尖端位于上腔静脉或下腔静脉的导管。

2. PICC 导管留置的最佳尖端位置？

PICC 导管留置的最佳位置为上腔静脉的下1/3 或上腔静脉与右心房交界区以上或膈肌以上的下腔的静脉开口心房腔静脉交界区以下（新生儿 / 儿童）。

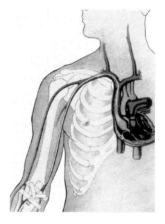

图 3-17　PICC 导管插入体内的示意图

3. PICC 置管有几种方法？

传统穿刺技术（盲穿）、改良的塞丁格（modified Seldinger technique，MST）穿刺技术、超声引导下的 MST 穿刺技术、心电定位法 PICC 穿刺。

4. 传统穿刺置管（肘下部位 PICC 置管）的弊端？

肘下部位 PICC 置管，导管可随患者肢体的活动而出入血管，造成局部穿刺点感染，损伤血管内膜，引起静脉炎及血栓几率增加；患者活动不方便；还易导致 PICC 导管外移、脱出、打折、破损等。

5. PICC 导管材质的分类及其特点？

（1）医用硅胶导管（图 3-18）：导管柔软、组织生物相容性好、置管时不易损

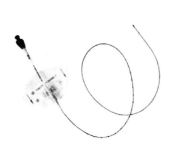

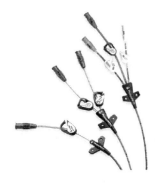

图 3-18　增强型三向瓣膜 PICC　　　图 3-19　耐高压 POWER PICC

伤血管内膜。

（2）聚氨酯导管（图 3-19）:管腔内径大、流速大、耐压能力强。使用聚氨酯耐高压导管,常规维护冲管对针管的管径大小没有限制。聚氨酯导管体内亲水性好,正常体温下在血管内导管软化75%。第二代、第三代聚氨酯导管即耐高压 PICC 导管,可用于高压注射泵,适用于需做加强 CT 或 MRI 注射造影剂的患者、肿瘤患者、需监测 CVP 的患者、免疫抑制患者、透析患者及移植患者。

6. PICC 导管的规格和型号特点是什么?

（1）前端裁剪普通 PICC 导管

见表 3-2。

表 3-2　前端裁剪普通 PICC 导管型号

型号	类型	管腔内径	重力流速	预冲容积
1.9F	单腔	23G	0ml/h	0.23ml
2F	单腔	23G	27ml/h	0.15ml
3F	单腔	20G	113ml/h	0.26ml
4F	单腔	20G	193ml/h	0.32ml
5F	单腔	18G	398ml/h	0.42ml
4F	双腔	24/21G	18/67ml/h	0.17/0.17ml
5F	双腔	20/20G	131/131ml/h	0.29/0.29ml

（2）前端裁剪耐高压 PICC 导管

见表 3-3。

表 3-3　前端裁剪耐高压 PICC 导管型号

型号	类型	管腔内径	重力流速	预冲容积
5F	单腔	18G	1185ml/h	0.66ml
5F	双腔	18G	578ml/h	0.57ml
6F	双腔	18G	753ml/h	0.62ml

器材使用篇

（3）后端裁剪 PICC 导管

见表 3-4。

表 3-4 后端裁剪 PICC 导管型号

型号	类型	管腔内径	重力流速	预冲容积
3F	单腔	20G	246ml/h	0.22ml
4F	单腔	18G	540ml/h	0.45ml
5F	单腔	18G	753ml/h	0.62ml

7. PICC 根据导管的用途怎么分类？

（1）单腔导管：可用于一般患者静脉治疗的需要。

（2）双腔及三腔导管：可同时输注两种及以上的不同药物，适用于危重症患者。

（3）耐高压 PICC 导管：可用于高压注射泵，适用于需做加强 CT 或 MRI 注射造影剂的患者。

8. PICC 可以留置多长时间？

PICC 留置时间不宜超过 1 年或遵照产品使用说明书。美国 INS 标准建议当 PICC 导管不需使用时应尽早拔除。

9. PICC 的适应证是什么？

（1）缺乏血管通道的患者。

（2）高渗药液：如浓度 >10% 的葡萄糖、TPN（1500mOs/L）等。

（3）刺激性或毒性药物治疗。

（4）中长期静脉输液。

（5）23~30 周的早产儿（极低体重儿 <1.5kg）。

（6）家庭静脉治疗。

10. PICC 的禁忌证是什么？

（1）肘部血管条件太差，缺乏合适穿刺血管。

（2）穿刺部位损伤或感染。

（3）接受乳癌根治术和腋下淋巴结清扫的术后患侧手臂。

（4）插管途径有放射史、血栓形成史、外伤史、血管外科手术史。

（5）上腔静脉阻塞综合征。

（6）安装起搏器同侧。

11. PICC 置管的原则是什么？

（1）PICC 置管应由经专门培训，具有资质的护理人员进行。

（2）必须严格按无菌操作规范进行，实施最大限度的无菌屏障。

（3）置管后应常规行影像学检查，确定导管尖端部位，并排除气胸。PICC 导管尖端必须位于腔静脉内。

（4）放置 PICC 前需患者或家属同意签字并获得医嘱后才能进行。

器材使用篇

12. PICC 的优点是什么？

（1）保护患者外周血管，减轻其痛苦。

（2）插管方便、简单、安全，由护士进行操作。

（3）并发症较少。

（4）不限制臂部的活动和使用。

（5）可用于多种静脉治疗。

（6）可减轻护理工作量。

（7）可中长期留置。

13. PICC 穿刺时穿刺点通常在哪里？

PICC 盲穿时，PICC 穿刺点常选择肘下两横指处；超声引导下 PICC 穿刺点常选择上臂静脉。

14. PICC 置管送管过程中有哪些注意事项？

（1）缓慢匀速送入导管，每次送入 0.5~1cm。

（2）送至肩部处嘱患者头转向穿刺侧，下颌紧贴穿刺侧肩部，直至送到测量长度。

（3）送管如有阻力不能强行送入。

（4）送管切忌来回抽拉导管。

15. PICC 在置管退出针芯前怎样减少出血？

务必先松开止血带，轻压套管尖端后再撤出针芯，以减少出血。

16. 怎样通过 X 线片判断 PICC 导管尖端的最佳位置？

（1）数胸椎法（图 3-20）：胸片上的投影是第 5~7 胸椎水平。

（2）观察心影法（图 3-21）：不超过心影最膨出水平。

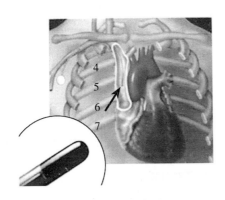

图 3-20　数胸椎法

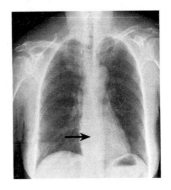

图 3-21　观察心影法

（3）看气管分叉法（图 3-22）：气管分叉下两横指。

（4）看肺门法（图 3-23）：平肺门水平右上肺静脉和右下肺动脉右肺门角。

（5）肋骨间隙定位法：胸片上投影是第 7~8 后肋水平。

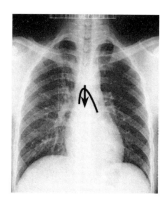
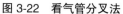
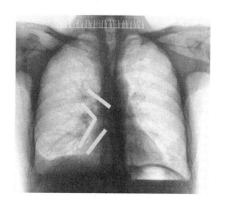

图 3-22　看气管分叉法　　　　图 3-23　看肺门法

17. 如何正确使用透明敷料?

(1) 无菌透明敷料去除:①去除透明敷料外胶。②透明敷料的去除:PICC 导管穿刺部位的透明敷料更换手法以 180°撕除(图 3-24)为主,以免导管移位。也可采用 0°移除,水平位牵拉四周松动敷料。③评估穿刺点有无红肿、渗血、渗液,体外导管长度有无变化。

(2) 无菌透明敷料固定:①成人必须使用 10cm×12cm 的无菌透明敷料,儿童根据患儿情况使用。②粘贴透明敷料时的三个要点:无张力垂放(单手持膜),敷料中央对准穿刺点,敷料区域无菌干燥。③粘贴透明敷料时的三个步骤:捏导管突起,抚平整块敷料,边撕边框边按压。④导管尾端固定使用高举平台法(图 3-25)。

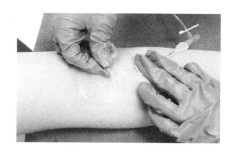
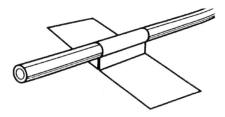

图 3-24　透明贴膜的去除:180°撕除法　　　图 3-25　导管尾端固定:高举平台法

18. PICC 导管维护中 A-C-L 分别代表什么?

A(assess):导管功能评估。

C(clear):冲管。

L(lock):封管。

19. PICC 导管堵塞的处理方法?

(1) 回抽法:血细胞凝集块堵塞可先用 10ml 注射器轻轻地回抽,尽可能将凝块从管中抽出。使用小规格的导管出现液体微粒堵塞时,可用 5ml 注射器适当回抽,或稍加压推肝素盐水,在此过程中使其脱离导管,使导管复通。

（2）肝素液再通法:导管堵塞后可试用肝素稀释液再通。将浓度为 125 单位 /ml 肝素生理盐水 5ml 抽于 5ml 注射器中(新生儿 5~10 单位 /ml 肝素液抽于 2ml 注射器中),用另一副 10ml 的注射器通过三通接头进行回抽,经过三通接头的调节,回抽后导管中的负压会将肝素液吸入,反复多次使血细胞凝集块溶解。

（3）尿激酶溶栓法:肝素生理盐水通管失败后,应马上采用尿激酶溶栓,以 5ml 注射器抽吸含 5000~10 000 单位尿激酶生理盐水 2ml,接三通管,用轻柔手法反复回抽注入,使导管内充满尿激酶,停留 30 分钟至 1 小时后抽出,若一次未能复通,可重复使用,直至复通。一般导管堵塞后 6 小时内溶栓,对溶栓药物反应较敏感,复通机会较大。

（4）负压方式使完全堵塞的导管再通法:①导管尾端接三通直臂;②另一直臂接配好的尿激酶;③侧臂接盐水;④先令导管与侧臂通;⑤回抽注射器的活塞;⑥迅速使两直臂通;⑦尿激酶会由于导管内的负压而被吸入少量;⑧等待 20 分钟;⑨重复步骤⑤ ~ ⑧。

20. PICC 置管后的护理?

（1）每日评估导管功能。

（2）观察:①观察穿刺口有无红肿、液体渗出、有无疼痛或硬结。②观察置管肢体有无红肿、疼痛及肢体皮肤状况。③观察患者体温有无变化。④观察患者液体输入情况。⑤观察导管有无滑入体内及脱出。⑥观察敷料情况。

（3）置管后 24 小时内,常规局部加压止血,密切观察穿刺点出血情况。

（4）及时更换敷料。

（5）导管脱出后不能再把导管送至原来的长度,当导管缩进时应把导管拔出至原来的位置。

（6）每次维护时宜测量双侧臂围并记录,周长增加 2cm 以上(患者自身水肿除外)提示发生血栓的可能。

（7）做好患者的宣教工作。

21. PICC 导管的拔管方法?

（1）拔管前评估患者肢体情况,必要时做血管 B 超及签拔管知情同意书。

（2）拔管时放置止血带,防止导管断裂并进入心脏。

（3）导管拔除时,患者宜平卧,应从穿刺点部位缓慢地拔出导管,切勿过快过猛。

（4）导管拔除后立即压迫止血,无菌敷料固定。

（5）检查导管完整性:测量导管长度,观察导管有无损伤或断裂。

（6）应保持穿刺点至少 24 小时密闭,视情况延长密闭时间。

（7）记录。

（8）注意事项：当拔管遇到阻力时，应立即停止，不可强行拔管。

22. PICC 拔管困难时应该怎么办？

（1）血管痉挛导致的拔管困难可先稍等再拔，等血管痉挛缓解后再进行拔管。

（2）在拔管有阻力时或患者感到拔管时有尖锐的疼痛时，应用 X 线探知导管目前位置。

（3）对导管走向部位进行 20~30 分钟的热敷或给予热饮料等帮助扩张血管后再尝试拔管。

（4）如果第二次拔管还有阻力，则应先将导管固定好 12~24 小时后再次尝试拔管。

第三节　中心静脉导管

1. 什么是 CVC？

CVC（图 3-26）是中心静脉导管（central venous catheter）的缩略语，是一种经锁骨下静脉、颈内静脉、股静脉置管，尖端位于上腔静脉或下腔静脉的导管。

2. 中心静脉导管的种类？

（1）中心静脉导管（图 3-27）从结构上中心静脉导管分为单腔、双腔、三腔。

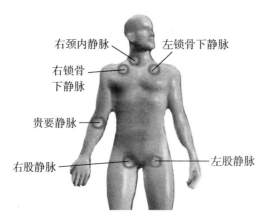
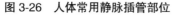

图 3-26　人体常用静脉插管部位

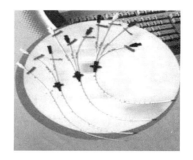

图 3-27　CVC 导管

（2）中心静脉导管从功能上中心静脉导管分为抗感染、非抗感染导管。

3. 中心静脉导管可以使用多长时间？

美国 CDC 2011 版血管内导管相关性感染预防指南及美国 INS 输液治疗护理实践标准均明确指出：①护士应该意识到，常规置换使用正常且无局部或

器材使用篇

全身并发症的中心静脉导管是没有必要的。②如果不能完全保证置管当时的无菌措施(如某些急救时的导管置入),则应尽可能在 48 小时内更换导管。

4. 中心静脉导管的适应证是什么?

(1) 急性复苏的患者。

(2) 由于外伤意外和疾病造成呼吸、心跳停止的抢救。

(3) 由于失血、过敏等造成血容量低、严重休克需快速补液的患者。

(4) 危重及大手术患者。

(5) 外周静脉穿刺困难,但需长期使用刺激性药物、输注高渗、发疱剂及刺激性药物的患者。

(6) 需要进行中心静脉压监测的患者。

(7) 进行心导管检查、安装心脏起搏器、需要插入漂浮导管进行血流动力学监测的患者。

(8) 需要血液透析、血液滤过和血浆置换的患者。

5. 中心静脉导管的禁忌证是什么?

(1) 穿刺部位皮肤有破损或感染。

(2) 凝血功能障碍,有出血倾向者。

(3) 各种原因造成的上腔静脉阻塞综合征患者不能从上腔静脉置管。

(4) 不合作、躁动不安的患者。

6. 如何选择中心静脉导管?

(1) 根据患者的治疗需要选用最少管腔或通路的中心静脉导管。

(2) 预期置管 >5 天的患者,如果采取了综合措施来降低 CRBSI 的发生率,但其发生率还较高,则可使用浸有抗生素或抗菌剂量的中心静脉导管。综合措施包括:对置管和维护导管的人员进行培训,使用最大的无菌预防屏障,置管前用 2% 的葡萄糖氯己定乙醇溶液进行皮肤消毒。

(3) 对于透析患者,如果短期的通路预期可能延长(如 >3 周),应选用带鞘的中心静脉导管。

(4) 可使用瘘管或移植管作为长期透析的通路,取代中心静脉导管。

7. 中心静脉置管常用穿刺途径有哪些?

(1) 锁骨下静脉:成人首选锁骨下静脉,锁骨下静脉穿刺进路有锁骨下路和锁骨上路两种。因右锁骨下静脉与上腔静脉间行径短且直,不易发生导管异位,故锁骨下静脉、颈内静脉置入中心静脉导管一般选择在患者的右侧进行。

(2) 颈内静脉:置管根据颈内静脉与胸锁乳突肌的关系,可分为前路、中路、后路三种。

(3) 股静脉:由于距下腔静脉较远,故置管的位置不易达到中心静脉,所测得的压力受腹腔内压力的影响,往往高于实际中心静脉压。导管在血管内的行程长,留置时间久时,易引起血栓性静脉炎,而且处于会阴部,易被污染,且易发生局部水肿。置管后管理困难,导管相关感染发生率高,因此一般很少采用。

第四节 植入式静脉输液港

1. 什么是 PORT?

PORT(图 3-28)是输液港(implantable venous access port)的缩略语,是一种完全植入人体内的闭合输液装置。包括尖端位于上腔静脉的导管部分及埋植于皮下的注射座。

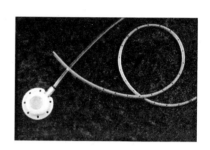

2. 植入式静脉输液港的种类有哪些?

(1) 从导管尖端分有三向瓣膜式和末端开口式。

(2) 从管腔数目分有单腔和双腔导管。

(3) 从类型分有标准型和小型。

(4) 从材质分有钛合金和塑料。

图 3-28 输液港

3. 植入式静脉输液港适用于哪些患者?

需长期或重复静脉输注药物的患者,可进行输血、采集血标本、输注胃肠外营养液、化疗药物等。

4. 植入式静脉输液港不适用于哪些患者?

(1) 任何确诊或疑似感染、菌血症或败血症的患者。

(2) 患者因体质、体型不适宜植入输液港。

(3) 确定或怀疑对输液港的材料过敏的患者。

(4) 经皮穿刺导管植入法禁忌证:①严重的肺阻塞性疾病;②预穿刺部位曾经放射治疗;③预插管部位有血栓形成迹象或经受过血管外科手术。

5. 植入式静脉输液港有哪些优点?

(1) 为需要长期输液治疗的患者提供可靠的静脉通道,可用于输注各种药物,补充液体,营养支持,输血或成分血,同时也可用于血标本采集。

(2) 通过使用专用无损伤针穿刺输液港底座即可建立静脉输液通道,减少反复静脉穿刺的痛苦和难度。

(3) 输液港可将各种药物通过导管直接送到中心静脉处,依靠局部大流量高流速的血液迅速扩散和稀释药物,防止刺激性药物对静脉的损伤。

(4) 自尊与生活方便。

6. 植入式静脉输液港有哪些缺点?

(1) 需要经过培训的医师进行手术植入。

(2) 拆除需要再进行一次手术。

（3）输液港功能发生异常时纠正手段更复杂、困难。

（4）价格比传统的 CVC 或 PICC 更昂贵。

（5）每次穿刺时患者有轻微痛感。

7. 植入式静脉输液港的置入方式和置入部位？

可切开置入或经皮穿刺置入。置入部位有颈内静脉、锁骨下静脉（图 3-29），成人首选颈内静脉。

8. 为什么植入式静脉输液港要使用专用无损伤针？

因为静脉输液港的穿刺座隔膜是液态胶，用普通注射针头穿刺时针头斜面会有成芯作用，每次穿刺会"切削"下穿刺座隔膜很小一部分液态胶，穿刺次数一多就会使液态胶隔膜千疮百孔，输注的液体就会从液态胶隔膜孔中渗漏到皮下组织。而专用无损伤针的针头斜面的设计和普通注射针的针头斜面完全不同（图 3-30）。

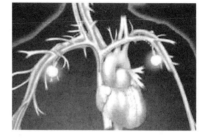

图 3-29　输液港置入示意图

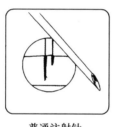

普通注射针　　　　　　　无损伤针

图 3-30　普通注射针和专用无损伤针的针头斜面示意图

专用无损伤针的针头有一个折返点，穿刺时避免了成芯作用，不会"切削"液态胶，起到了保护穿刺座隔膜的作用。

输液港的使用寿命，主要取决于输液港穿刺座的隔膜，输液港穿刺座的隔膜能让 22G 的专用无损伤针穿刺 2000 针，19G 的专用无损伤针穿刺 1000 针，穿刺座隔膜不会发生渗漏。

专用无损伤针的种类和型号较多，适用于不同场合（图 3-31）。在静脉输液时，一般使用蝶型专用无损伤针，7 天更换一次，蝶型专用无损伤针非常利于固定。

9. 怎样使用专用无损伤针？

（1）用非主力手触诊，找到注射座。

（2）确认注射座边缘，定位穿刺隔。

（3）用非主力手的拇指、食指和中指固定注射座，做成三角形，将输液港拱

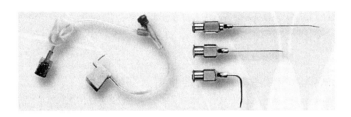

图 3-31　专用无损伤针类型

起,确定三指的中心。

（4）专用无损伤针自三指中心处垂直刺入穿刺,直达储液槽底部。

（5）抽回血确认针头位置无误。

10. 使用专用无损伤针穿刺应注意哪些问题?

（1）针头必须垂直刺入,以免针尖刺入输液港侧壁。

（2）穿刺动作轻柔,感觉有阻力不可强行进针,以免针尖与注射座底部推磨,形成倒钩。

（3）注射、给药前应抽回血确认位置。若抽不到回血,可注入 5ml 生理盐水后再回抽,使导管在血管中漂浮起来,防止贴于血管壁。

（4）穿刺成功后,应妥善固定穿刺针,不可任意摆动,防止穿刺针从穿刺隔中脱出。

11. 专用无损伤针穿刺如何固定?

在专用无损伤针下方垫开叉小纱布（图 3-32）,可根据实际情况确定纱布垫厚度,再用 10cm×12cm 透明敷料外固定针头（图 3-33 和图 3-34）。

12. 使用和维护植入式静脉输液港有哪些注意事项?

（1）薄膜潮湿、卷边、松脱需及时更换。

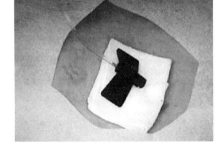

图 3-32　专用无损伤针下方垫小方巾

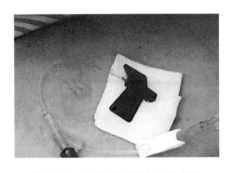

图 3-33　专用无损伤针 U 型盘绕

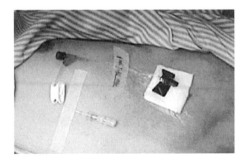

图 3-34　透明敷料粘贴固定

（2）必须使用专用无损伤针穿刺输液港，否则容易损伤注射座隔膜，导致漏液。每 7 天更换一次专用无损伤针一次。

（3）冲洗导管、静脉注射给药时必须使用 10ml 以上注射器，防止小注射器的压强过大，损伤导管、瓣膜或导管与注射座连接处。

（4）当回抽血液确认针头位置时，若抽不到回血，可先推注 5ml 生理盐水再回抽，使导管在血管中飘浮起来，防止导管三向瓣膜贴于血管壁。

（5）当回抽不到血液及输注不畅时，应密切观察穿刺部位有否渗漏、肿胀，并仔细检查是否存在其他问题。

（6）治疗间歇期应每 4 周对静脉输液港进行冲管、封管等维护一次，建议回医院维护。

（7）做 CT、MRI、造影检查时，严禁使用非耐高压的静脉输液港作高压注射造影剂，防止导管破裂。

（8）输液时，避免侧卧压迫输液港植入侧，局部出现疼痛或输液缓慢等应告知医护人员。

（9）告知患儿勿玩弄穿刺安装好的专用无损伤针。

13. 植入式静脉输液港有哪些并发症？

（1）输液不畅或回抽困难。

（2）药液外渗。

（3）导管和注射座阻塞。

（4）导管断裂。

（5）导管相关性感染。

（6）导管夹闭综合征。

14. 植入式静脉输液港发生输液不畅或回抽困难如何预防和处理？

按规定及时、准确进行冲封管，避免血液或药物反应沉积造成导管堵塞；检查输液管路、装置。拍胸 X 线片确定静脉输液港注射系统的完整性及相关位置。疑发生导管血栓或蛋白鞘形成者可进行造影检查确诊并进行溶栓治疗。出现导管夹闭综合征病人，应根据夹闭的程度，决定保留或拔出导管。

15. 植入式静脉输液港发生药液外渗如何预防和处理？

须使用专用无损伤针穿刺输液港。使用合适长度的穿刺针，针头必须垂直刺入，以免针尖刺入输液港侧壁。穿刺成功后，妥善固定穿刺针和输液装置，防止穿刺针从穿刺隔中脱出。根据具体情况，必要时通知医生处理。

16. 植入式静脉输液港发生导管和注射座阻塞如何预防和处理？

（1）预防：每次加药、抽血、输血后充分冲管。保持输液管道通畅。退针时正确实施维持静脉输液港注射系统正压技术。定期进行标准脉冲正压封管。

（2）处理：①确认静脉输液港位置无误后，遵医嘱给予肝素稀释冲洗。②遵医嘱以 10ml 注射器抽取 5000~10 000U/ml 尿激酶或其他溶栓药物溶栓。③如感觉阻力强,应考虑使用负压方式进行溶栓。④导管通畅后,使用 20ml 以上生理盐水以脉冲方式冲洗导管并正压封管。

17. 植入式静脉输液港发生导管断裂如何预防和处理?

(1) 预防:应使用 10ml 以上注射器进行各项推注操作;应正确实施冲、封管技术。

(2) 处理:发生导管断裂及时通知医生处理并安抚患者,并根据患者的具体情况采取不同方法,修复或将断裂的导管拔除。

18. 植入式静脉输液港发生导管夹闭综合征的临床表现?

(1) 临床表现:抽血困难,输液时有阻力,输液时或采血标本时需要患者改变体位。

(2) 放射诊断:X 线显示第 1 级或第 2 级压迫。导管夹闭综合征应严格评估,患者有第 1 肋或锁骨区域内的导管压迫症状时,应做进一步检查。导管夹闭综合征的程度可依据相应的胸部 X 线诊断。

19. 植入式静脉输液港发生导管夹闭综合征的分级及处理方法?

见表 3-5。

表 3-5　植入式静脉输液港发生导管夹闭综合征的分级及处理方法

分级	导管受压状况	处理方法
0 级	无压迫	无须处理
1 级	受压表现不伴有管腔狭窄	每隔 1~3 个月复查胸部 X 线片,以监测有无发展到 2 级夹闭综合征。应注意 X 线片检查时肩部的位置,因为肩部位置可能影响导管夹闭综合征的表现程度
2 级	受压表现同时伴有管腔狭窄	应考虑拔管
3 级	导管横断或破裂	立即撤出导管

20. 不同穿刺工具的比较?

见表 3-6。

表 3-6　不同穿刺工具的比较

导管种类	血管部位	留置长度	优缺点
外周静脉短导管	前臂手静脉分支	7.6cm	血流感染罕见致静脉炎、堵塞率高、脱出率高、失去可穿刺的血管、舒适度较差
中等长度导管	前臂肘窝到达近侧的贵要或头静脉	7.5~20cm	可出现过敏静脉炎比短的低
PICC	贵要、头静脉至上腔静脉	>20cm	比非隧道式 CRBSI 低
非隧道式中心静脉导管	锁骨下、颈内静脉、股静脉	>8cm	占 CRBSI 多数,提供急救、中心静脉压监测
植入式静脉输液港	皮下隧道置入锁骨下或颈内	>8cm	发生 CRBSI 最低、舒适度较高

第五节 输 液 泵

1. 什么是输液泵？

输液泵（图 3-35 和图 3-36）是一种能够准确控制输液滴数或输液流速，保证药物能够速度均匀，药量准确、安全地进入病人体内发挥作用的一种仪器。常用于需要严格控制输液量和药量的情况，如应用升压药，抗心律失常药及婴幼儿静脉输液或静脉麻醉时。

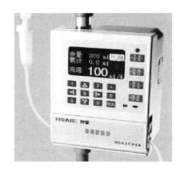 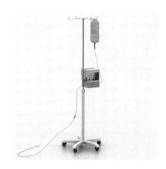

图 3-35 输液泵面板图   图 3-36 输液泵专用输液架

器材使用篇

2. 输液泵的特点？

（1）体积小、操作简便、节省人力。

剂量准确，持续、定时控制用量，装有控制器，每小时滴入量可控制在 2000ml 之内。

（2）避免药物因浓度大小起伏波动产生副作用。

（3）泵内有蓄电池，交流电中断时保证持续用药。

（4）对抢救危重病例，减轻护理工作劳动强度具有明显优越性。

3. 输液泵的种类有哪些？

输液泵的种类型号多样，性能各异。按其工作特点可分为：①蠕动控制式输液泵；②定容控制式输液泵；③针筒微量注射式输液泵三类。

4. 输液泵的结构由哪几部分组成？

输液泵由 5 个主要部分组成：微机系统、泵装置、检测装置、报警装置和输入及显示装置。

5. 输液泵的操作要点及注意事项？

（1）操作要点：①备好静脉输液通路；②输液管路排气后备用；③固定输液泵，接通电源；④打开输液管路，固定输液管路，关闭输液泵门；⑤设置输液速度、预输液量；⑥启动输液泵，运行正常后将输液管路与静脉通路连接。

（2）注意事项：①特殊用药需有特殊标记,避光药物需用避光泵管；②正确设定输液速度及其他必需参数,防止设定错误延误治疗；③使用中,护士随时查看输液泵的工作状态,及时排除报警、故障,防止液体输入失控。如需更改输液速度,则先按停止键,重新设置后再按启动键。如需打开输液泵门,应先夹闭输液管路；④注意观察穿刺部位皮肤情况,防止发生液体渗出或外渗,出现渗出或外渗及时给予相应处理；⑤输液泵用毕应关闭自动键将输液针拔出,打开泵门取出输液管路,停止电源,擦拭输液泵,放置备用；⑥根据产品说明使用相应的输液管路,持续使用时,每 24 小时更换输液管路；⑦依据产品使用说明书制订输液泵维护周期。

6. 输液泵报警时如何处理?

（1）空气报警：先关闭输液通道,打开泵门,排尽气泡,再妥善安装输液管路,关闭泵门,开放静脉通道启动输液。

（2）阻塞报警：检查有无管路折叠、针头或导管有无阻塞、输液调节夹是否关闭。

（3）泵门未关：关闭泵门。

（4）电池殆尽：输液泵电池电量低时,立刻接上交流电或更换新电池。

（5）EMPTY 报警：表示液体走空,需要更换液体或停止输液。

（6）滴速报警：检查传感器安装是否正确? 输液器或注射器设定与实际是否一致? 输液器有无泄漏?

7. 输液泵的日常维护与清洁?

（1）输液泵表面用清水擦拭,必要时可用75% 乙醇或湿纸巾擦拭。

（2）充电时,先将电源开关关闭,然后才能充电。若在首次使用或长时间不用后重新使用时,先将电池充满后再开始使用。

（3）输液泵禁止存放在被风扇、空调、电炉、暖气、加湿器等冷湿（热）气流直接吹拂的地方。

第六节　微　量　泵

1. 什么是微量泵?

微量注射泵（简称微量泵）是一种能将少量药液精确、微量、均匀、持续地泵入体内,维持体内一定血药浓度,调节迅速、便捷、定时、定量的新型医疗泵力仪器。作用是准确控制输液速度,使药物速度均匀、用量准确并安全地进入患者体内发生作用。

2. 微量泵的种类有哪些?

微量泵分为单通道微量泵（图 3-37）、双通道微量泵、四通道微量泵（图 3-38）

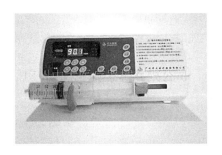

图 3-37　单通道微量泵

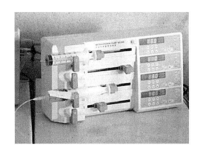

图 3-38　四通道微量泵

和多通道微量泵,常用的就是单通道和双通道微量泵。

3. 使用微量泵有哪些优点?

微量泵具有精确、均匀、持续泵注,每小时最小量可达 0.1ml,操作简单,易于调节,小巧便携等优点。

4. 微量泵的适用范围?

微量泵适用于给药非常精确,总量很小且给药速度缓慢或长时间流速均匀的情况,主要用于胰腺炎、糖尿病、高血压、休克、肝移植、肿瘤化疗等患者。

5. 使用微量泵,其延长管为什么要用专用延长管?

专用延长管具有硬度大、弹性小、接头规范的特点,一旦发生液体渗出、外渗或针头堵塞等,其阻力能及时传递到微量泵,发出报警信号。

6. 微量泵的操作要点及注意事项?

(1) 操作要点:①备好静脉输液通路;②核对医嘱和患者,准备药液,注明药名、浓度、剂量、速度;③连接微量泵的注射泵管,排气后安装到微量泵上;④固定微量泵;⑤遵医嘱设置输注速度、输入量;⑥连接静脉通路,启动微量泵,记录;⑦更换药液时,应先夹闭静脉通路,暂停微量泵输注,取出注射器,更换完毕后,放回微量泵,复查注射程序无误后,再启动微量泵开始注射。

(2) 注意事项:①需避光的药液,应用避光注射器抽取药液,并使用避光输液(注射)泵管。②正确设定输液速度及其他必需参数,防止设定错误延误治疗。③使用中,护士随时查看微量泵的工作状态,及时排除报警、故障,防止液体输入失控。如需更改输液速度,则先按停止键,重新设置后再按启动键;更换药液时,应先暂停输注,更换完毕复查无误后,再按启动键。④微量泵使用过程中需要临时快速推注药物可按快进键至所需量。⑤注意观察穿刺部位皮肤情况,防止发生液体渗出或外渗,一旦出现及时给予相应处理。⑥持续使用时,每 24 小时更换微量泵泵管及注射器。⑦微量泵用毕应关闭自动键将输液针拔出,打开泵门取出输液(注射)泵管,停止电源,擦拭微量泵,放置备用。⑧依据产品使用说明书制订微量泵预防性维护周期。

7. 微量泵使用中可能会出现哪些问题,该如何应对?

(1) 药物渗出或外渗:在推注过程中如发生药物渗出或外渗,微量泵的报警系统不会反映,如果不及时采取积极正确的措施,将会发生严重的后果。在推注过程中应加强巡视,一旦出现立即更换注射部位,局部及时给予相应处理。

(2) 静脉炎和静脉硬化:微量泵给药时一般均进行留置针穿刺,并且药物浓度相对较高,发生静脉炎和静脉硬化的危险性也较高。可采取重新注射、硫酸镁湿敷、喜疗妥药膏外涂等方法应对。

(3) 静脉回血与速度过慢:与延伸管过长或折叠扭曲、双通道同时注射等因素有关。可采取调整速度、检查管路等方法应对。静脉回血时应根据药物性质和回血量采取不同的措施。对给药速度要求不严的药物,可直接按快进键。给药速度严格要求的药物如多巴胺,将抽有生理盐水的注射器接在穿刺针头上。如回血量大,回血至延长管内,除上述处理外,还需更换延长管。

(4) 针头堵塞:由于延长管有一定弹性,容量大,针头堵塞后,微量泵仍继续输送药液,但药液并未进入血管,而积聚在延长管内,当延长管压力增加到一定限度时,微量泵才报警,这对危重患者是不利的,可采取更换注射等方法应对。

(5) 微量泵速率调节错误:由于操作者不熟悉速度设置键,或更换药物后未及时更改速度,或在个别情况下速度设置被他人无意中误触而改变了速度,使药物进入体内过多或不足,导致不良后果。可采取重新调整、观察不良反应的方法应对。

(6) 微量泵故障:常为速度不准确,蓄电池耗光,另外保养不当,不注意微量泵的清洁,特别是高黏度药液黏附在推进器和导轨摩擦处,都会影响速度的准确性。应定期维护并检测微量泵,一旦出现及时更换微量泵。

第七节　生物安全柜

1. 什么是生物安全柜?

生物安全柜(biological safety cabinet,BSC)是指防止操作过程中含有危害性或未知性生物气溶胶散溢的空气净化安全装置,主要功能是在创造一个局部百级层流环境的同时,保护操作者和环境免于受到生物的危害。

2. 生物安全柜分为几级?

生物安全柜分为三级。

Ⅰ级生物安全柜用于对人员及环境进行保护,对受试样本无保护要求且能满足生物危害度等级为 1、2、3 级的病原体操作的生物安全柜。Ⅰ级生物安全柜的前窗开口区向内吸入的负压气流用以保护人员的安全;排出气流经高效过滤器过滤是为了保护环境不受污染。

Ⅱ级生物安全柜是用于人员、产品安全与环境保护的通风安全柜。其位于前部开放区域的内部气流是为了保护人员安全;垂直层流经高效过滤器过滤是为了保护产品安全;为了保护环境,排出的气体须经高效过滤器过滤。适用于生物危险度等级为1、2、3级的媒质的操作。当有毒的化学物质或放射性物质被用作微生物研究或制药的添加物时,应使用专为此设计制造的安全柜。有以下几种型号:Ⅱ级 A 型、Ⅱ级 B_1 型、Ⅱ级 B_2 型、Ⅱ级 B_3 型。

Ⅲ级生物安全柜是具有完全密闭不漏气结构的,能满足生物危险度等级为1、2、3、4级的媒质操作的生物安全柜。人员通过与生物安全柜连接的密闭手套实施操作。生物安全柜内对实验室的负压应≥120Pa。送入气流应经高效过滤器过滤后进入生物安全柜内。排出气流应经两道高效过滤器过滤,或通过高效过滤器过滤,再经焚烧或化学灭活处理。

3. 生物安全柜的主要结构?

生物安全柜(图 3-39 和图 3-40)由柜体、前窗操作口、支撑脚及脚轮、电机、集液槽、报警和连锁系统组成。柜体部分包括前玻璃门、风机、门电机、进风预过滤罩、净化空气过滤器、外排空气预过滤器、照明源和紫外光源等设备。

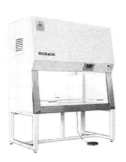 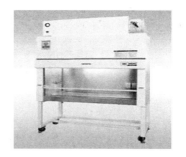

图 3-39　生物安全柜　　　图 3-40　生物安全柜

4. 生物安全柜的适用范围?

用于配制细胞毒性药物、致敏性抗生素、免疫抑制药等药物。

5. 配制有潜在危害的药物时选择生物安全柜的标准?

(1) 鉴于我国医院内药物使用的实际情况,建议在Ⅱ级生物安全柜内进行有潜在危害的药物配制,至少是细胞毒性药物、致敏性抗生素、免疫抑制药等药物的配制。

(2) 考虑经济、使用方便、使用空间等因素,所选用的生物安全柜最低标准必须是Ⅱ级 A 型生物安全柜,且该安全柜必须符合 NSF49 标准。

6. 生物安全柜各项检测指标的标准?

(1) 空气微粒计数：0.5μm 以上微粒≤3500/m³。

(2) 沉降菌计数：≤1/(90mm·0.5h)。

(3) 送风风速：0.35m/s±20%。

(4) 吸入口风口风速≥0.5m/s。

(5) DOP 法高效过滤器检漏测试符合要求。标准：在任何点上,气溶胶的穿透率不能超过 0.01%。对于对数型粒子计数器来说,在使用校准曲线时,气溶胶的穿透率不能超过 0.01%。

(6) 照度测试≥300lx。

(7) 噪音测试≤60dB(A)。

(8) 烟雾流型测试符合要求。方法：采用烟雾发生器测试气流的走向。标准：垂直气流为烟雾应垂直从上到下传送,没有失效点或回流及外泄等现象。①前窗气流保持力标准：位于工作台前窗向后 25cm 且开口面顶部向上 15cm 的高度喷烟雾,烟雾应展示出没有失效点或回流及外泄等现象。②前窗区域外部气流保持力标准：沿工作台开口面的整个周边向安全柜外延伸 4cm 喷雾。烟雾应不能从安全柜向外倒流,在工作台面上不出现翻腾或贯穿现象。③滑槽气流标准：烟雾应于窗内边槽的密封垫处立即沿着安全柜内部向下流动,安全柜内不存在烟雾的泄漏及向上气流的倒流。

第八节　洁净层流工作台

1. 什么是洁净层流工作台?

洁净层流工作台(图 3-41)是静脉药物配制中心内使用的最重要的净化设备。洁净层流工作台的工作原理是通过加压风机将室内空气经高效过滤器过滤后送到净化工作台内区域,最终达到局部百级的操作环境。

2. 洁净层流工作台的基本作用?

洁净层流工作台主要有三个基本作用：

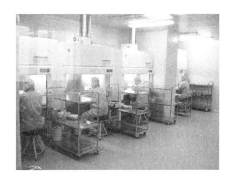

图 3-41　洁净层流工作台

(1) 为工作区域提供净化的空气。

(2) 通过提供稳定、净化的气流防止层流台外空气进入工作区域。

(3) 将人和物料(输液袋、注射器、药品等)带入的微粒清除出工作区域。

3. 洁净层流工作台有哪些种类？

洁净层流工作台根据气流方向的不同可分为水平层流工作台（图3-42）和垂直层流工作台（图3-43）两种。应根据所配置的药品特性的不同而选择不同的层流工作台。

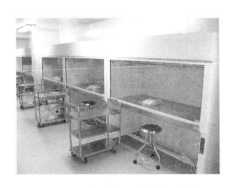 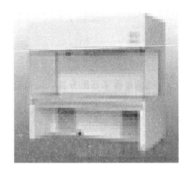

图3-42 水平直层流洁净工作台　　图3-43 垂直层流洁净工作台

4. 水平层流工作台结构？

工作台由机箱、高效过滤器、可变风量送风机组、工作台面、操作面板等几大部件组成。通过调节风机的工况，能使洁净工作区内的平均风速保持在额定的范围内，而且有效地延长工作台的主要部件，高效过滤器的使用寿命。

5. 水平层流工作台适用范围？

水平层流工作台主要用于配制对配制人员没有危害的药物，如电解质、肠外营养液等。

6. 水平层流工作台的维护方法？

（1）水平层流工作台的初效过滤器应根据生产厂商的说明书定期进行清洗或更换。

（2）高效过滤器只可以进行更换，不可清洗。

（3）维护结果应有文字记录。

7. 水平层流工作台如何测试？

水平层流工作台应定期进行检测，确保工作状况完好，一般建议由专业测试机构每年定期检测1次，检测结果应有文字记录。

8. 水平层流工作台各项检测指标的标准？

（1）空气微粒计数：$0.5\mu m$ 以上微粒$\leq 3500/m^3$。

（2）沉降菌计数：$\leq 1/(90mm \cdot 0.5h)$。

（3）送风风速：$0.45m/s \pm 20\%$。

（4）DOP法高效过滤器检漏测试符合标准。标准：在任何点上，气溶胶的穿透率不能超过 0.01%。对于对数型粒子计数器来说，在使用校准曲线时，气溶胶的穿透率不能超过 0.01%。

(5) 照度测试≥300lx。

(6) 噪音测试≤60dB(A)。

第九节　输液的附加装置

1. 输液附加装置包括哪些?

输液附加装置包括三通、延长管、肝素帽、无针接头、过滤器等,应尽可能减少输液附加装置的使用。

2. 何为输液接头? 适用范围、分类及其特点?

输液接头是用于输液的附加装置,包括肝素帽、无针接头等。

按照连接方式分为:①有针连接的输液接头:如肝素帽等需要钢针连接输液,存在针刺伤和断开风险。②无针连接的输液接头:可以减少针刺伤的发生,推荐医务人员使用。

用于封闭导管末端,经肝素帽或无针输液接头等给药。

3. 肝素帽的使用与更换?

(1) 建议更换频率与外周静脉留置导管同步。

(2) PICC 等长期留置导管不建议使用肝素帽。

(3) 肝素帽每次使用前应用 75% 乙醇、2% 葡萄糖氯己定乙醇溶液多方位擦拭横切面及外围。

(4) 肝素帽至少每 7 天更换 1 次;肝素帽内有血液残留、或完整性受损或取下后,应立即更换。

(5) 三通接口在不使用时应保持密闭状态。

4. 需要多通路静脉给药时建议使用三通吗? 如使用需注意什么?

由于增加感染的风险,不建议使用三通。

当三通被当作附加装置连接时,护士应该将无菌肝素帽连接到三通的端口上,以保证不用时输液系统密闭,且在接入之前保持连接接口清洁。

5. 您了解无针输液接头的设计原理和功能吗?

无针输液接头按照设计(简单和复杂)和功能来区分。

(1) 简单的无针接头组包括内部无机械装置的分隔膜设计,一个通畅的液体通路,也可以和钝针连接或者有一个螺口连接。分隔膜设计的无针输液接头可以有效控制导管相关性血流感染的发生,建议医务人员使用。

(2) 复杂无针连接器组包括:有多种内在机械装置设计和液体通路的各种螺口连接机械阀的无针接头。

器材使用篇

6. 在何种情况下护士应该更换无针输液接头？

（1）如果无针输液接头由于任何原因被移除。

（2）从导管里抽取血液培养样本之前，发现无针输液接头中有血液或者残留物。

（3）无针输液接头存在污染的时候。

（4）无针输液接头至少每 7 天更换 1 次。

（5）按照生产厂商使用说明书规定。

7. 应用输液接头的护理要点？

（1）用恰当的消毒剂擦拭各种接口的横切面及外面，保证无菌输液接头与导管相连接。

（2）对输液接头进行消毒时强调要有一定的擦拭力量，即摩擦力，这样才能将附着在输液接头粗糙表面的微生物去除。

（3）确保输液接头与输液装置系统各部分吻合，且连接紧密，减少渗液及破损。

（4）如果输液接头内有血液残留、完整性受损或取下输液接头后，均应更换新的输液接头。

（5）无针输液接头的最佳间隔时间还不确定，建议至少每 7 天更换 1 次。

（6）如果使用的输液接头的末端是螺口设计，与它配套的组件最好也是螺口设计。

8. 更换输液接头的操作步骤？

（1）物品准备。输液接头、生理盐水预冲液、75% 乙醇棉球或 2% 葡萄糖氯己定乙醇溶液棉球。

（2）核对患者，向患者解释操作过程。

（3）打开接头外包装，用生理盐水预冲输液接头。

（4）取下原有输液接头。

（5）用 2% 葡萄糖氯己定乙醇溶液棉球或 75% 乙醇棉球消毒输液接头的横切面及外面。

（6）连接新的输液接头，确保连接紧密。

（7）连接注射器，以脉冲方式用适量生理盐水冲洗导管。

（8）记录输液接头更换时间，并签名。

9. 何为流速控制设备？

流速控制设备是指专门用以控制输液速度的设备，包括容积控制输液泵、微量输液泵、患者自控镇痛泵（patient controlled analgesia，PCA）、麻醉泵、便携式输注泵、滴速控制输液泵、联网的输注工作站以及广泛应用于放射科的高压注射器。

器材使用篇

10. 流速控制设备有哪些优势?

(1) 流速控制设备是一种能精确控制输送药液的流速和流量,并能对输液过程中出现的异常情况进行报警,同时还能及时自动切断输液通路的设备。

(2) 其应用有助于减轻医护工作强度,提高安全性、准确性和工作效率,并提高护理水平。

(3) 可广泛应用于内科、外科、儿科、心血管病科、急诊科和手术室,尤其适用于 ICU 和 CCU 病房的输液治疗。

(4) 由于其剂量准确,注入均匀,容易控制,已成为抢救危重患者及特殊用药不可缺少的重要手段之一。

11. 流速控制设备的适用范围?

(1) 须严格控制输注速度的药物治疗,应使用流速控制设备。

(2) 中心静脉输液通道应尽可能使用流速控制设备。

(3) 婴幼儿及儿童病人输液若需压力监测和阻塞快速报警时,必须使用流速控制设备。

(4) 当应用流速控制设备输入发泡剂及刺激性药物时,应选择低压输液设备。

(5) 当在动脉通路上应用流速控制设备时,应选择高压输液设备。

12. 如何合理选择流速控制设备?

应根据患者年龄和身体状况、医嘱治疗方案、血管穿刺类型以及护理环境选择合适的流速控制设备。

13. 流速控制设备的护理要点?

(1) 输液前须评估患者情况,准确配制输液用药,遵医嘱使用流速控制设备。

(2) 使用前对设备状况进行检查,包括报警装置、电源情况等,保证输液管路连接紧密。

(3) 使用中应观察设备运转情况,药物输注量是否准确。

(4) 使用后做好设备清洁工作,按设备说明书进行充电。

(5) 护士应具备对流速控制设备相关知识的了解及应用的能力,包括:使用指征、操作方法、安全锁装置的使用、故障排除、输液监测以及安全使用方法等。

(6) 加强患者教育:向患者讲解使用流速控制设备的注意事项,取得其理解配合。

14. 何为血液和液体加温设备?

血液和液体加温设备是指专门用以输液、输血加温的设备,主要是通过对输液器管路的加温来实现。

15. 血液和液体加温设备的适用范围?

(1) 特殊需要的输血治疗。

器材使用篇

（2）有明显冷凝反应的患者输液治疗时。

（3）休克患者需短时快速进行扩容治疗时。

16. 血液和液体加温设备的护理要点？

（1）根据输液治疗的需要和患者的情况以及药物的特点使用加温设备。

（2）使用前对设备状况进行检查，包括报警装置、电源情况等，保证输液管路连接紧密。

（3）输液加温过程中注意观察温度指示，并定时巡视患者，观察有无不良反应。同时注意观察药物在加温后的变化，如出现混浊、颜色改变等应立即停止输液。

（4）对血液和液体加温设备进行常规的质量控制检测并配置报警系统，包括声音报警和可视温度表。温度以 25~35℃为宜。

（5）护士必须具备正确使用和操作血液和液体加温设备的相关知识。

（6）微波炉、热水冲淋或非为血液和溶液加温而特别设计的设备不得用于血液或溶液的加温，因为其温度不能控制和存在感染的风险。

（7）加强患者教育，向患者说明使用输液加温器的目的，取得其理解和配合，嘱患者如感不适，应及时向护士说明。

17. 应用血液和液体加温设备的注意事项？

（1）应根据治疗的需要选择加温设备。

（2）使用前对设备状况进行检查。

（3）使用中加强巡视，观察有无不良反应。

（4）使用血液和液体加温设备时严格按照制造商的说明书执行。

（5）定期对血液和液体加温设备进行检查和维护，仪器的保养有文字记录。

（6）向患者进行相关健康宣教。

（7）护理记录详细完整。

18. 输液过滤设备的定义？

输液过滤设备是指输液器近患者端的过滤装置，由带微孔滤膜构成，根据需要可过滤掉直径不等的微粒。

19. 输液过滤设备的适用范围？

所有静脉输液都应该使用，特别是：①输入脂类或胃肠外营养液；②输入全血及成分血；③输入中药制剂。

注：在我国，根据临床的现有状况，一次性精密过滤输液器能滤过的最小微粒直径为2~5μm。输血用去白细胞过滤器能过滤的最小微粒直径为0.2μm。

20. 输液过滤设备的护理要点？

（1）输液前根据药物性质选择合适规格的过滤器。

（2）输液过程中及时观察过滤器内药物蓄积情况及输液速度有无减慢，如有问题需妥善处理。

（3）对具有过滤细菌、微粒和气泡作用过滤器的更换，应与更换输液器一同进行；用于输全血及成分血的过滤器推荐每 4 小时更换 1 次和（或）与输血器一同更换。

（4）加强患者教育：向患者解释使用输液过滤器的益处及其可能对输液速度产生的影响，取得患者的理解与配合。

21. 输液过滤设备使用中常见问题的预防及处理？

由于药物在过滤器内的蓄积，输液速度可能会减慢，在输液过程中要加强巡视，必要时及时更换输液器。

22. 何为输液固定装置？

是由不同材质做成的用以固定输液导管和输液肢体，从而保护输液导管的完整性，预防导管移位和脱出，便于液体输入的装置，如思乐扣、臂板等。

23. 何为思乐扣？

思乐扣（图 3-44）是一种不需要缝合的，经循证医学验证且遵循 INS 标准的导管定位装置。可降低因导管微小移动而引发的相关并发症，用于固定 CVC、留置针、输液港专用无损伤针、PICC、透析导管、鼻饲管、尿管等导管的全面固定，透气性良好的网状支部增加导管稳定固定的同时增加患者的舒适度。

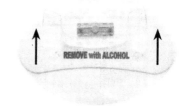

图 3-44　思乐扣

24. 思乐扣的安装步骤？

（1）准备 1（图 3-45）：用 2% 葡萄糖氯己定乙醇溶液、75% 乙醇或按医院规定清洁穿刺及固定部位，等待完全干燥。

（2）准备 2（图 3-46）：再用皮肤保护剂擦拭固定部位，等待完全干燥。

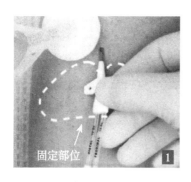

图 3-45　清洁穿刺点周围皮肤

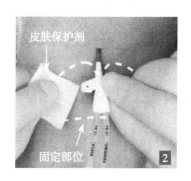

图 3-46　皮肤保护剂擦拭固定部位

（3）贴敷 1：按箭头所示放置固定垫。

（4）贴敷 2：将导管固定翼上的缝合孔安装在支柱上（图 3-47）。

（5）贴敷 3：按住固定垫的下表面和导管，锁死固定器（图 3-48）。

器材使用篇

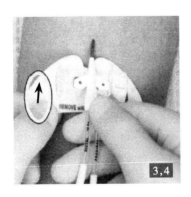

图 3-47 箭头朝向穿刺点

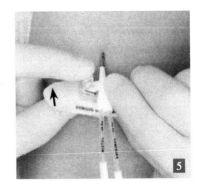

图 3-48 锁死固定器

（6）剥离与固定1：依次撕下固定垫背面的纸（图 3-49），并将固定垫贴在皮肤上。

（7）剥离与固定2：按规定贴上透明敷料；

（8）剥离与固定3：填写好维护信息的标签，贴在思乐扣下边（图 3-50）。

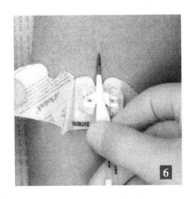

图 3-49 撕除背胶纸

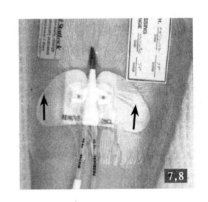

图 3-50 透明敷料固定并标注维护信息

25. 思乐扣的分离步骤？

（1）如图用拉伸的方法去除透明贴膜（图 3-51）。

（2）先用 3~4 个 75% 乙醇棉片浸润、溶解思乐扣下表面，直至将固定垫从皮肤移除，切忌强行撕除（图 3-52）。

（3）向下将黏性的固定垫折叠起来。

（4）戴无菌手套，拿起思乐扣的同时用手指稳住导管，再用另一只手的拇指轻轻打开锁扣。重复上一步骤打开另一侧锁扣（图 3-53）。

（5）小心从锁扣上移除导管，更换新的思乐扣或者拔管（图 3-54）。

26. 什么情况下使用关节固定装置？

当导管被放置在关节部位或者邻近关节的部位时，肢体活动有可能限制

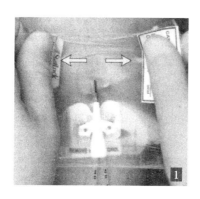

图 3-51　去除透明敷料

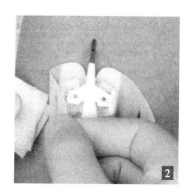

图 3-52　75% 乙醇棉片浸润思乐扣

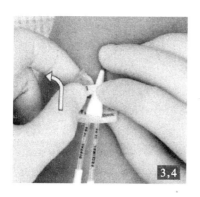

图 3-53　打开锁扣

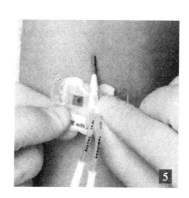

图 3-54　从锁扣上移除导管

输液的速度,甚至引起液体的外渗,应该用臂板、肢体或手指的夹板等装置来实施关节的固定,可以避免类似情况的发生。

27. 什么情况下使用穿刺部位保护装置?

对于特定的患者群体,如儿科患者、老年患者、有认知局限性的患者或者存在发生意外脱管的患者,建议使用穿刺部位保护的方法,如连指手套;对于儿童患者,使用专门为此目的而设计的透明的塑料部位保护装置,以防止意外脱管和静脉受损。

28. 何为臂板?

臂板又称输液固定板,是由不同材质做成的用以固定输液肢体(主要是上肢)弯曲部位,便于液体输入的装置。

29. 应用臂板的适用范围?

当穿刺部位在关节处或其周围时,容易因活动出现导管移位。因此,婴幼儿或躁动患者输液时可以放置臂板以便液体的输入。

30. 应用臂板的护理要点?

(1) 根据穿刺部位(如肘关节或腕关节),选择不同型号的臂板。

（2）固定臂板的松紧度要适中,以患者无不适感觉为宜。

（3）使用臂板期间注意观察输液情况,并对肢端末梢循环状态进行评估,根据需要及时调整臂板位置防止皮肤压伤。

（4）臂板被取下后,对患者的肢端末梢循环状态要进行评估。

（5）重复使用的臂板在患者用后应进行消毒处理,可用75%乙醇擦拭后晾干备用。

（6）加强患者教育:向患者说明放置臂板的目的,取得患者的配合,对于神志清醒的患者,向其说明放置臂板的肢体如感不适,应及时告诉护士。

（7）及时记录:记录臂板应用的部位、时间、输液速度、肢端的血液循环状态和置臂板处皮肤情况及发生并发症的表现、处理方法和结果等。

31. 臂板并发症的预防和处理?

臂板并发症主要是应用臂板的部位发生皮肤压伤。

（1）根据患者静脉治疗的实际需要选择使用臂板,固定臂板的松紧度应适中,以防造成皮肤压伤。

（2）患者使用臂板期间,定时观察输液情况、肢端血液循环状态,评估皮肤有无压伤。

（3）如有压伤,应停止在压伤部位使用臂板。

32. 应用输液固定装置的注意事项?

（1）护士应该掌握正确的输液固定方法,具备正确使用输液固定装置的能力。

（2）应该根据生产商的使用说明,在规定的时间内进行移除和更换输液固定装置,和(或)与导管一起进行更换,或与常规部位护理和更换敷料一起进行,并对患者的穿刺部位、末梢循环等进行评估。

（3）输液固定装置的应用应该不影响对穿刺部位的评估和监测,不影响血液循环和药物治疗。

（4）应用关节固定装置时,应安装衬垫,能够对关节的区域(如手指、手、手臂、脚)起到支撑的作用;同时应根据穿刺部位来选择不同型号的臂板、肢体或手指的夹板,以使肢体处于功能位。

33. 应用止血带的目的?

在进行外周静脉穿刺时,为了增加静脉的充盈度而使用止血带。

34. 应用止血带的护理要点?

（1）结扎止血带的位置应在消毒范围以外尽可能靠近穿刺部位(宜在穿刺点上方5~6cm)。

（2）结扎止血带时,要求仅影响静脉血流而对动脉血流无影响,因此结扎止血带后,在肢体远端应很容易地触摸到脉搏的跳动。

（3）结扎止血带的时间不宜过长,以防止出现局部血液循环障碍。扎止血带 40~120 秒进行静脉穿刺为最佳的穿刺时间。

（4）止血带可由不同材质制成,最常见的是乳胶,当护士考虑使用何种止血带材质时应评估患者是否对乳胶过敏。

（5）为防止患者间的微生物交叉感染,止血带应一人一带。

（6）标准止血带应以很容易用一只手松开为宜。

（7）重复使用的止血带在使用过后用含有效氯 0.5% 的消毒液浸泡 30 分钟,洗净后晾干备用。

器材使用篇

第四章
静脉输液——安全操作篇

4

第一节 安全输液操作规程

1. 护士要树立什么样的静脉治疗理念?

护士要树立主动静脉治疗理念。

主动静脉治疗是指护士应遵守静脉治疗护理评估流程,在患者接受输液治疗前即主动进行患者病情、血管状况、药物性质等相关因素的评估,根据评估结果选择并建立合适的静脉通路,并对患者进行静脉治疗相关的健康教育,使输液治疗能够安全、顺利实施,达到治疗的目的。

2. 安全输液操作包括哪些环节?

(1)核对医嘱:核查确认医嘱,如遇疑问应及时与医生沟通,做到正确执行医嘱。

(2)患者情况评估:患者年龄、身心状况、自理能力、合作程度、穿刺部位、出凝血指标及血管情况等。特别注意患者的年龄、出凝血情况、自理能力、合作程度及心理反应等。

(3)物品准备:确认所用的输液工具、药品有效期,检查外包装有无破损。

(4)操作过程:在配药、穿刺、维护等安全输液操作过程中,操作人员应落实手卫生,严格遵守无菌操作原则;认真落实查对制度,确保患者身份识别、治疗方案执行正确。

(5)输液过程:加强巡视,重视患者主诉,评估患者用药后反应。

3. 密闭式静脉输液的安全操作程序是什么?

见表4-1。

安全操作篇

表4-1 密闭式静脉输液的安全操作程序

操作流程	操作方法
准备 ↓	(1)环境:清洁、宽敞,湿式清洁操作台面 (2)护士:着装整洁,洗手,戴口罩 (3)评估:评估患者病情、血管情况、过敏史、药物对血管的影响,病房环境宽敞明亮,无人打扫,适合操作 (4)用物:治疗车上层:治疗盘、输液器、液体(按医嘱准备)、安尔碘、75%酒精、棉签、开瓶器、污物罐、止血带、垫巾、输液贴、网套、输液卡、手消液、医嘱本、清洁剪刀;治疗车下层:污物回收盘、锐器回收盒、止血带浸泡桶 (5)检查用物:检查棉签(开包时需注明开包日期及时间)、消毒液(开瓶后需注明开瓶日期及时间)、输液器、输液贴有效期 (6)查对:根据医嘱查对床号、姓名、药名、浓度、剂量、时间、方法,如为抗生素需查对皮试结果、批号;检查液体有效期,轻拧瓶盖检查有无松动,查看瓶体、瓶底有无裂痕,将瓶轻轻倒置检查溶液内有无沉淀、混浊、絮状物、变色等不能使用的情况

续表

操作流程	操作方法
↓	(7) 贴瓶签:在瓶签上注明床号、姓名、药名、浓度、剂量
解释 (病房) ↓	(8) 备齐用物至患者处,查对床头牌、床号、姓名
	(9) 问候患者,告知输液,解释治疗目的,取得患者配合
	(10) 询问是否需要上厕所等特殊需要
	(11) 协助患者取舒适卧位
	(12) 调节好输液架高度,一般为60~80cm
选静脉 ↓	(13) 一看:初步选择静脉,在穿刺部位肢体下放以垫巾、止血带
	(14) 二扎:扎止血带于穿刺部位上方8~10cm处,末端向上,嘱患者握拳
	(15) 三摸:以手指探明所选静脉的走向和深浅,松开止血带,嘱患者松拳
	(16) 需要长期输液的患者需制订更换计划
挂瓶排气 ↓	(17) 再次查对液体,常规消毒瓶口,检查、打开输液器,挂上输液瓶(网套的使用可根据液体的不同灵活掌握)
	(18) 打开调节夹排气:右手拿输液软管末端,左手抬起墨菲滴管下端,使液体流入滴管内,当滴管内液面至1/2处时,拇指折屈压紧滴管下端软管,将滴管放下,拇指慢慢放开,使液体缓缓流向输液软管接头处,关闭调节夹,血管钳夹闭针头倒悬挂于输液架上
消毒 ↓	(19) 常规消毒皮肤(直径为≥5cm),待干
	(20) 撕开胶贴包并取出输液贴,置于垫巾上
	(21) 于消毒范围外上方适宜部位扎止血带,嘱患者握拳使局部血管充盈
	(22) 再次核对患者,告知第一组输液药品名称及作用
	(23) 排出头皮针内空气,检查无气泡后,关闭调节夹
穿刺 ↓	(24) 左手绷紧穿刺部位下端皮肤,右手持头皮针针翼,针头斜面朝上与皮肤成20°角穿刺
	(25) 见回血后将针头放平再行少许
三松一看 ↓	(26) 一手固定输液针头,一手松止血带,松调节夹,嘱患者松拳
	(27) 观察液体滴入是否通畅
	(28) 滴入顺畅后用输液贴膜固定针头:一条贴膜固定针翼,一条带棉片的输
固定 ↓	液贴固定穿刺处,一条贴膜将头皮针胶管S形固定,必要时用胶带加固,做到牢固、美观
调滴速↓	(29) 根据患者病情、年龄、输注药物等调节适当的滴速
记输液卡 ↓	(30) 取出垫巾及止血带,放入消毒液中浸泡
	(31) 再次核对
	(32) 在输液巡视卡上签名、签时间
观察 ↓	(33) 观察液体滴入是否顺畅、穿刺点局部情况、有无输液反应
	(34) 询问患者感受及需求,指导呼叫器的使用
整理	(35) 为患者整理衣服,盖好被子,交代注意事项
	(36) 清理用物,医疗废物分类放置
	(37) 洗手,必要时做好记录

4. 在执行静脉输液相关医嘱时,护士应注意什么?

(1) 医嘱下达:输液治疗开始、改变或终止时均应由医生下达医嘱,非急救情况下,护士不执行口头医嘱。在实施紧急抢救的情况下,医生下达的口头医嘱,护士需复述确认,双人核查确认后方可执行并保留药瓶,抢救结束应由医生即刻据实补记医嘱。

(2) 医嘱核实:护士应执行查对制度,核实医嘱的完整性,包括患者身份的确认;液体类型和液量;药物名称、浓度、剂量、途径和给药的时间与频率;输液速率等,发现疑问必须及时反馈,清楚后方可执行。

(3) 医嘱执行:在执行静脉治疗前,需征得患者同意,如患者没有能力表达同意,需征得患者家属同意,询问过敏史,同时向患者及家属解释静脉治疗的目的、方式、使用的药物及用药注意事项等。

5. 静脉输液操作前对患者的评估和指导要点是什么?

(1) 评估要点

1) 评估病情、年龄、意识、心肺功能、自理能力、合作程度、过敏史等。

2) 评估穿刺点皮肤、血管状况(能见度、弹性、直径和长短、穿刺难易程度等)。

(2) 指导要点

1) 操作目的、方法及配合要点,输液预计完成时间。

2) 告知患者或家属不可随意调节滴速。

3) 告知患者穿刺部位的肢体避免用力过度或剧烈活动。

4) 出现异常及时告知医护人员。

6. 输液治疗流程中哪些环节存在药物安全隐患?

输液治疗流程中,在领药、摆药、配药、输注、更换液体等步骤存在安全隐患,应严格核对。

7. 输液时应该如何检查液体?

塑软包装溶液检查方法:一挤二照三倒转四复照。

一挤:双手挤压软包装,检查有无渗液,如发现渗液,说明软包装已有裂缝,溶液已污染,不能使用。

二照:对光照看溶液的质量;认真观察溶液有无沉淀、絮状物、霉点等。

三倒转:将溶液上下倒转后再检查有无漂浮物或絮状物。

四复照:再一次对光照看溶液,检查其质量。如检查溶液时发现有异常马上更换并上报护理部处理。

玻璃瓶装溶液检查方法:一拧二摇三照四倒转。

一拧:用拇指、食指、中指三个手指轻轻地拧铝盖,检查其松紧情况,如不能拧动或轻微动视为正常,如轻轻一拧其活动度很大,则提示该溶液不能使用。

二摇:轻轻地摇动瓶身。

三照:对光照看溶液的质量;认真观察溶液有无沉淀、絮状物、霉点等。

四倒转:将溶液上下倒转后再检查有无漂浮物或絮状物。

8. 配制静脉输液药液时应检查哪些项目?

(1)配液前注意检查瓶(袋)有无裂痕,瓶口有无松动,将瓶(袋)倒置,检查药液是否混浊、沉淀或絮状物。

(2)加药前须对输液用药进行评估,判断药液间是否有配伍禁忌存在。凡新药使用前应先阅读说明书。

(3)加药时要严格执行无菌技术操作原则和"三查七对"制度(三查:操作前、操作中、操作后;七对:对床号、姓名、药名、浓度、剂量、时间、方法),避免使用不合格药液。

9. 为什么在一种液体中不宜加入多种药物?

在静脉输液液体配制时,原则上一瓶液体中只能加入一种药物,应尽量避免多种药物加入到同一液体中输注,主要是因为加入多种药物容易造成不溶性微粒叠加而出现不良反应;此外,加入多种药物,药物间容易出现配伍禁忌。

10. 如何避免静脉输液中的理化配伍禁忌?

(1)在新药使用前,应认真阅读《使用说明书》,全面了解新药的特性,避免盲目配伍。

(2)在不了解其他药液对某药的影响时,必须将该药单独使用。尽量避免多种药物加入到同一液体中输注。

(3)严格执行注射器单用制度,以避免注射器内残留药液与所配制药物之间产生配伍反应。

(4)根据药物的药理性质合理安排输液顺序,对存在配伍禁忌的 2 组药液在使用时应间隔给药,如需序贯给药,则在 2 组药液之间应以葡萄糖注射液或生理盐水冲洗输液管。

(5)根据药物性质及说明书上注明的情况选择合适的溶媒,避免发生理化反应。

(6)中药注射液宜单独使用。在西药注射滴完后,用溶媒冲洗再滴中药注射剂。

11. 配制药液时使用注射器为何不能"大把攥"?

使用"大把攥"注射器操作,违反无菌技术操作原则。有研究表明:手握活塞进行抽吸药液的污染率随抽动活塞的次数增加而增加,而手持注射器活塞抽吸药液的污染与活塞的抽动次数无密切关系。

12. 配制好的药液放置时间不超过多少小时?

药液应现配现用,放置时间不超过 2 小时。以防止可能发生的细菌污染和药物效价改变。

安全操作篇

13. 输注液体时何时需要用排气管？何时不需要用排气管？为什么？

输注用玻璃或半硬性输液瓶盛装的液体时，应使用带排气管的输液器；输注用软袋装的液体和可立袋液体时，则不需使用带排气管的输液器。

玻璃或半硬性输液瓶，因其不能扁瘪，输液过程中空气需要不断经通气管路引入溶液内而产生压力，使输液溶液顺利流向患者血管内。

塑料袋装和可立袋液体输液时，利用大气压直接对塑料袋和可立袋的作用，随着药液排空包装袋体积逐步变小而压力增加，使输液溶液顺利流向患者血管内。因此这两种包装的液体在输液过程中不需要使用通气管路，保证了液体不与空气接触，杜绝了气载微粒污染输液的可能。

14. 输注特殊药品如何选择输液器？

输注某些特殊药品应根据药物的说明书及药物的性质，选择专用输液器。如特殊药物要使用药物自带输液器，输注避光药品应选用避光输液器等。

15. 输液操作过程中如何实施患者的双身份识别？

在实施护理操作时护士必须执行"三查七对"的查对制度，为保证医疗安全，在患者身份的确认时应至少同时使用两种以上方法进行身份识别，如核对姓名、床号、腕带等，不得仅以床号作为识别的依据。患者姓名核对时，要采用反向核对的确认方法。

16. 外周静脉输液穿刺包括哪些主要操作步骤？

（1）患者取舒适体位，选择血管。

（2）头皮针穿刺：消毒皮肤，头皮针与皮肤成 15°~30°角斜行进针，见回血后再进入少许，妥善固定。

（3）留置针穿刺：消毒皮肤，留置针与皮肤成 15°~30°角刺入血管，见回血后压低 5°~10°角再将穿刺针针头沿血管方向潜行少许（约 0.2cm），将留置针外套管送入少许，保证外套管在静脉内，边撤针芯的同时，边将留置针外套管送入血管，松开止血带、松拳，连接无针输液装置，用透明敷料妥善固定，注明置管时间。

（4）根据药物及病情调节滴速，向患者交代注意事项等。

17. 外周静脉输液操作注意要点有哪些？

（1）选择粗直、弹性好、易于固定的静脉，避免关节和静脉瓣，下肢静脉不应作为成年人穿刺血管的常规部位。

（2）在满足治疗前提下选用最小型号、最短的留置针。

（3）输注两种以上药物时，注意药物间的配伍禁忌。

（4）不应在输液侧肢体上端使用血压袖带和止血带。

（5）定期更换敷贴，如果患者出汗多，或局部有出血或渗血，可选用纱布敷料。

（6）敷料、无针接头或肝素帽的更换及固定均应以不影响观察为基础。

（7）发生留置针相关并发症,应拔管重新穿刺,留置针保留时间依据产品使用说明书执行。

18. 护士可以采取哪些措施促进外周静脉的充盈以提高穿刺成功率?

（1）扎止血带法:让患者手臂下垂;止血带绑扎的位置距穿刺点 10~15cm,松紧合适。时间在 40~120 秒内。或在穿刺点上下关节处或与穿刺点上下相距15cm左右同时各扎1根止血带,可代替患者握拳,适用于儿童、血管不固定、不充盈、无力握拳的患者。也可以袖带替代止血带,充盈血管。

（2）外涂血管扩张剂法:对周围静脉显露不明显,血管痉挛穿刺困难患者,用棉签蘸 1% 硝酸甘油,阿托品,2% 山莨菪碱,擦拭局部皮肤。

（3）热敷法:局部热敷使局部组织温度升高,改善血液循环,血管扩张,静脉充盈暴露。对指 / 趾静脉穿刺、对小儿腹泻导致循环差,静脉塌陷,难以穿刺的患者,主张配合使用热敷法。

19. 如何提高水肿患者外周静脉穿刺成功率?

护士按照水肿患者肢体浅静脉走行位置,一手先戴上无菌手套或手消毒,用手指按压局部推开皮下组织间液,另外一手持针迅速穿刺。也可以用仪器显示穿刺,检查仪通过光束的透射,将皮下静脉的分布与走行清晰地显示出来,帮助穿刺。

20. 如何保证输液速度的安全和准确性?

（1）特殊药物根据医嘱或说明书准确调整输液滴数,无特别医嘱要求的根据患者的年龄、病情、治疗要求及药物性质等进行合理调节滴速。老人、婴幼儿宜慢;体弱,心、肺、肾功能不全宜慢;输刺激性较强的药物宜慢;严重脱水、血容量不足患者点滴速度应适当加快。通常情况下,成人 40~60 滴 / 分,儿童20~40 滴 / 分。特殊药物应根据药物的特性及药物说明书和患者病情调节滴速。

（2）静脉输液速度一般以手动流速控制装置调节,若患者年龄、病情和治疗对输液速度要求较高时,应当用电子输液设备如输液泵或微量调速器,选择电子输液设备时,应考虑设备的安全性能。

（3）加强输液巡视,做好床边交接班,及时发现异常输液速度,确保输液安全。

（4）做好患者的输液安全教育,告知有关注意事项,获得患者的配合。

21. 如何计算输液速度?

（1）已知输入液体总量与计划所用输液时间,计算每分钟滴数

　每分钟滴数(滴 / 分)= 输液总量(ml)× 点滴系数 / 输液时间(分钟)

（2）已知输液总量及计划输液时间(小时),计算每分钟输入量

　每分钟输入量(ml/min)= 输液总量(ml)÷［输液时间(小时)×60 分钟］

（3）已知输液总量及计划输液时间,计算每小时液体输入量:

　　每小时输入量(ml/h)= 输液总量(ml)÷ 计划输液时数(小时)

22. 如何计算输液时间?

(1) 已知每分钟滴数及输液总量,计算输液所需时间

输液时间(小时)= 液体总量(ml)× 点滴系数 / 每分钟滴数 ×60(分钟)

(2) 已知输液总量及每分钟输入滴数,求所需输入时间。

输液时间(小时)= 输液总量(ml)÷(每分钟滴数 / 点滴系数 ×60 分钟)

(3) 已知输液总量及每小时液体输入量,求输液时间:

输液时间(小时)= 输液总量(ml)÷ 每小时输入毫升数(ml/h)

23. 如何对患者的输液情况进行观察?

(1) 患者观察:有无不适主诉及药物的不良反应。如发热、荨麻疹、恶心、呕吐、胸闷、心率异常等。

(2) 注射部位观察:有无局部发热或发凉、红、肿胀、疼痛、液体外渗;末梢神经障碍、细菌感染、血栓性静脉炎和药物外渗引起的组织坏死等。

(3) 输液液体观察:药液的剩余量、加入其他药物后有无引起液体混浊、沉淀等现象;输液瓶与输液部位的高度是否适宜等。

(4) 输液通路观察:输注是否通畅,滴速是否符合要求,墨菲滴管内的液面是否适宜,输液管有无受压或扭曲,输液管中有无气泡混入,输液三通开关的方向是否正确,管道各接头有无松动或脱开等。

24. 更换液体时的注意事项有哪些?

(1) 严格执行“三查七对”制度。

(2) 根据药物性质及治疗需求合理安排输液顺序,更换液体时注意前后药物配伍禁忌。

(3) 检查管路通畅、滴数及墨菲滴管液面高度,按治疗要求调整输液速度,保证输液顺畅进行。

(4) 检查患者注射部位有无异常情况,了解患者用药反应,完善相关需交代注意事项。

25. 什么是静脉补钾的“四不宜”原则?

(1) 补钾不宜过早:见尿补钾,尿量一般在 30ml/h 以上,才能补钾。

(2) 补钾量不宜过浓:一般不大于 3‰,以每 500ml 液体中含氯化钾不超过 1.5g 为宜。

(3) 补钾量不宜过多:24 小时补钾总量成人一般为 6g。

(4) 补钾速度不宜过快:滴注过程中,要严格控制输液速度,每分钟 30~40 滴为宜,不可过快,滴注速度以每小时滴入氯化钾不超过 1g 为宜,最快也必须控制在 1.5g 以内,否则可能引起心脏停搏。如超过此速度,必须由专人守护,并进行心脏、血钾和尿量的全面监护。

26. PICC 置管(普通置管)安全操作规程是什么?

见表 4-2、表 4-3。

表 4-2　前端剪裁 PICC 导管

审核医嘱	查对置管医嘱及是否签署知情同意书
评估患者	评估患者的病情(出凝血情况)、年龄、意识状态、局部皮肤组织及血管情况、既往史、外伤史 评估患者对置管知识的了解程度,评估患者自理能力及合作程度、心理反应
操作者准备	戴口罩、帽子,手卫生 给患者做好解释,并告术中配合方法
用物准备	PICC 置管包、PICC 导管、消毒物品、皮尺、输液接头、无菌透明贴膜、生理盐水、肝素、利多卡因、弹力绷带、止血带等操作所用的物品,置管物品齐全合格
环境准备	尽量选择治疗室、置管室进行,并且控制其他人员入内
患者准备	按需要排便,取舒适体位,戴口罩
选静脉	首选右侧贵要静脉穿刺,次选肘正中静脉,末选头静脉
测量定位	确定穿刺点:肘下两横指 置管长度:患者平卧,手臂外展与躯干成 45°~90°角,用皮尺测量 自预穿刺点沿静脉走向至右胸锁关节再向下至第三肋间隙 测量臂围:在肘横纹上 10cm 处测量,新生儿及小儿可在上臂中点测量,并应测量双臂臂围
铺垫巾	助手协助将第一块治疗巾垫在患者手臂下,将止血带放好
穿刺点消毒	戴手套,按照无菌原则消毒穿刺点,以穿刺点为中心消毒皮肤,直径≥20cm,左右到臂缘。三遍酒精,三遍碘伏,让两种消毒剂自然干燥
建立无菌区	更换无菌手套,穿隔离衣,铺巾,实施最大无菌屏障,用无菌生理盐水帮助术者冲掉手套上的滑石粉
预冲导管	用注满生理盐水的注射器冲洗导管、肝素帽或无针正压输液接头
修剪导管	根据测量结果,再加上体外预留长度为导管预计长度,将 PICC 导管插入相应型号的切割孔中,切割器右侧外缘对应的刻度与预计长度为0.5cm 的间距进行切割
扎止血带	请助手站在术者对侧,协助在穿刺点上方扎止血带
穿刺	以左手固定皮肤,右手持针穿刺,进针角度 15°~30° 见回血后立即降低穿刺角度,再进入少许,进一步推进导入鞘,确保导入鞘进入静脉
退出穿刺针	松开止血带。左手食指固定导入鞘避免移位 中指轻压导入鞘尖端所处上端的血管上,减少血液流出 按住针尖保护按钮,确认穿刺针回缩至针尖保护套中 将针尖保护套放入指定的锐器收集盒

置入导管	固定导入鞘,用镊子轻轻夹住 PICC 导管(或用手轻捏导管保护套)送至"漏斗形"导入鞘末端,然后将 PICC 导管延导入鞘逐渐送入;送管时轻轻抬左手食指,停顿时左手食指压紧导入鞘前段静脉;置入导管至肩关节处,嘱患者头转向穿刺侧,下颌紧贴穿刺侧肩部,直至导管送入测量长度后,头恢复原位
撤出导入鞘	将 PICC 导管送入静脉至少 10-15cm 之后,即可退出导入鞘 指压导入鞘上端静脉固定导管 从静脉内退出导入鞘,并撕裂,撕裂导入鞘时注意需固定好 PICC 导管
继续置入导管	均匀缓慢的地将剩余导管置入静脉至所需长度,抽回血,再次确认穿刺成功(详见《输液治疗护理实践指南与实施细则》2012 版)
移去导引钢丝	一手固定导管圆盘,一手移去导丝,移去导丝时要轻柔、缓慢,若导丝呈串珠样皱褶改变,表明有阻力,禁止暴力抽去导丝
抽吸和封管	用注射器抽吸至有回血,并注入生理盐水,确定是否通畅 连接肝素帽或无针正压接头,正压封管
清理穿刺点	撕开孔巾上方充分暴露肘部,用酒精棉棒清理穿刺点周围皮肤
固定	将体外导管放置呈"S"状弯曲,在圆盘上贴胶布,在穿刺点上方放置一小块纱布吸收渗血,用无菌透明贴膜覆盖,贴膜下缘与圆盘下缘平齐,用第二条胶带在圆盘远侧交叉固定导管,第三条胶带再固定圆盘
确定位置:	拍 X 线片确定导管的位置
记录	穿刺静脉、穿刺日期、导管名称、批号、穿刺过程是否顺利、置入长度、外露长度、置入侧臂围、导管尖端位置、操作者记录并签名
患者教育	向患者交代注意事项,观察穿刺点有无红肿、渗血等情况
整理用物	一次性用物置于医疗垃圾袋中,针头置于利器盒

表 4-3　后端剪裁 PICC 导管

审核医嘱	查对置管医嘱及是否签署知情同意书
评估患者	评估患者的病情(出凝血情况)、年龄、意识状态、局部皮肤组织及血管情况、既往史、外伤史评估患者对置管知识的了解程度,评估患者自理能力及合作程度、心理反应
操作者准备	戴口罩、帽子,手卫生 给患者做好解释,并告知术中配合方法
用物准备	PICC 置管包、PICC 导管、消毒物品、皮尺、输液接头、无菌透明贴膜、生理盐水、肝素、利多卡因、弹力绷带、止血带等操作所用的物品,置管物品齐全合格
环境准备	尽量选择治疗室、置管室进行,并且控制其他人员入内

续表

患者准备	按需要排便,取舒适体位,戴口罩
选静脉	首选右侧贵要静脉穿刺,次选肘正中静脉,末选头静脉
测量定位	确定穿刺点:肘下两横指 置管长度:患者平卧,术侧手臂外展90°,从穿刺点沿静脉走向至右胸锁关节再向下至第3肋间隙的距离 测量臂围:在肘横纹上10cm处测量,新生儿及小儿可在上臂中点测量
铺垫巾	助手协助将第一块治疗巾垫在患者手臂下,将止血带放好
穿刺点消毒	戴手套,按照无菌原则消毒穿刺点,以穿刺点为中心消毒皮肤,直径≥20cm,左右到臂缘。三遍酒精,三遍碘伏,让两种消毒剂自然干燥
建立无菌区	更换无菌手套,穿隔离衣,铺巾,实施最大无菌屏障,用无菌生理盐水帮助术者冲掉手套上的滑石粉
预冲导管	用注满生理盐水的注射器冲洗导管及所有配件
扎止血带	请助手站在术者对侧,协助在穿刺点上方扎止血带
穿刺	以左手固定皮肤,右手持针穿刺,进针角度15°~30° 见回血后立即降低穿刺角度,再进入少许,进一步推进导入鞘,确保导入鞘进入静脉
退出穿刺针	松开止血带,左手食指固定导入鞘避免移位 中指轻压导入鞘尖端所处上端的血管上,减少血液流出 按住针尖保护按钮,确认穿刺针回缩至针尖保护套中 将针尖保护套放入指定的锐器收集盒
置入导管	固定导入鞘,用镊子轻轻夹住PICC导管(或用手轻捏导管保护套)送至"漏斗型"导入鞘末端,然后将PICC导管延导入鞘逐渐送入;送管时轻轻抬左手食指,停顿时左手食指压紧导入鞘前段静脉;置入导管至肩关节处,嘱患者头转向穿刺侧,下颌紧贴穿刺侧肩部,直至导管送入测量长度后,头恢复原位
撤出导入鞘	插管至预定长度,可退出插管鞘,按压插管鞘上端静脉,退出插管鞘使其远离穿刺部位
撤出支撑导丝	将导管与导丝的金属柄分离,左手轻压穿刺点固定导管,右手撤出导丝,移去导丝时要轻柔缓慢,将导丝妥善放置
修剪导管长度	保留体外5cm导管以便安装连接器,以无菌剪刀剪断导管,注意不要剪出斜面或毛碴
安装连接器	先将减压套筒套到导管上,再将导管连接到连接器翼形部分的金属柄上(注意一定要推进到底,导管不能起褶),将翼形部分的倒钩和减压套筒上的沟槽对齐,锁定两部分

安全操作篇

续表

抽吸和封管	用注射器抽吸至有回血,连接肝素帽或无针正压接头,用 20ml 生理盐水脉冲式冲管,封管安装白色固定翼将白色固定翼卡槽固定于导管上(距针眼 1cm 处)用一条无菌胶布粘贴固定
清理穿刺点	撕开孔巾上方充分暴露肘部,用酒精棉棒清理穿刺点周围皮肤。
固定	导管放置呈"S"状弯曲,在穿刺点放置小块纱布,无张力放置 10cm×12cm 无菌透明贴膜,透明贴膜下缘对齐灰色连接器下缘,放置后先"塑形",然后按压整片透明贴膜,边压边去除纸质边框;在记录胶带上记录穿刺信息贴在无菌透明贴膜下缘;用弹力绷带加压包扎穿刺处
整理用物	一次性用物置于医疗垃圾袋中,针头、导丝等利器置于利器盒
记录	穿刺静脉、穿刺日期、导管名称、批号、穿刺过程是否顺利、置入长度、外露长度、置入侧臂围、导管尖端位置、操作者记录并签名
确定位置	拍 X 线片确定导管的位置
患者教育	向患者交代注意事项,观察穿刺点有无红肿、渗血等情况

27. 如何安全地固定刚置入的 PICC 导管?

(1) 将体外导管放置呈"S"形弯曲,在圆盘上贴胶布(肘上穿刺者"C"或"U"形固定)。

(2) 在穿刺点上方放置一小块纱布吸收渗血,并注意不要盖住穿刺点。

(3) 覆盖 10cm×12cm 无菌透明贴膜在导管及穿刺部位,无菌透明贴膜下缘与圆盘下缘平齐。

(4) 用第二条胶带在圆盘远侧交叉固定导管。

(5) 第三条胶带再固定圆盘。

(6) 固定外露的延长管使患者感觉舒适,无死折。

(7) 标注置管时间、置管护士、置管长度、臂围,敷料更换时间、更换护士。

28. 什么时候应该对 PICC 和中心静脉导管进行冲洗?

(1) 导管置入时。

(2) 治疗间歇期每 7 天 1 次。

(3) 每次输液、给药前后。

(4) 输注血液制品及 TPN 后。

(5) 输注两种不相容的药液之间。

(6) 通过静脉导管采血后。

29. PICC 如何正确冲、封管?

(1) 用力摩擦消毒接头 15 秒以上。

(2) 冲管:抽回血,用生理盐水脉冲式冲管,成人:10~20ml;儿童:6ml。不可依赖重力静滴方式冲管。冲管时如果遇到阻力或者抽吸无回血,应进一步确定导管的通畅性,不应强行冲洗导管。

(3) 封管:必须使用正压封管技术,在注射器内留最后 0.5~1ml 封管液时,以边推注药液边退针的方法(推速度大于拔针速度),拔出注射器的针头。

(4) 封管液浓度:肝素盐水 0~10U/ml。成人 10~100U/ml,儿童 1~10U/ml(三向瓣膜式用生理盐水封管即可)。

(5) 封管液量:最小液量 =(导管容积 + 附加装置容积)×2。

(6) 注射器的选择:不应使用小于 10ml 的注射器,更不应使用高压注射器(耐高压 PICC 导管除外)。

(7) 冲封管方式:SAS 或 SASH。S:生理盐水;A:药物;S:生理盐水;H:肝素溶液(图 4-1)。

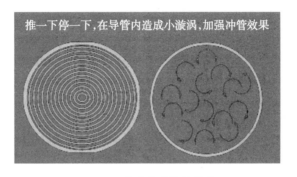

图 4-1　脉冲式冲管效果图

30. 各种无针输液接头的冲管和夹闭导管顺序有何不同?

护士应该了解无针输液接头和生产厂商对每一种无针输液接头的使用说明,以减少在分离时血液回流到导管尖端的风险。当前,有 3 种无针输液接头,分别为负压、正压和无压力输液接头。

冲管和夹闭导管顺序:

(1) 负压输液接头(负性液体移位):冲管,夹闭导管,然后断开注射器。

(2) 正压输液接头(正性液体移位):冲管,断开注射器,然后夹闭导管。

(3) 无压力输液接头(中性液体移位):冲管和夹闭导管的先后顺序均可。

31. PICC 和中心静脉导管敷料更换的操作步骤是什么?

(1) 操作者洗手,戴口罩、帽子。

(2) 准备用品:75% 的乙醇棉球、含碘消毒剂棉球、换药盘、无菌透明贴膜、手套。

(3) 询问过敏史。向患者解释操作过程。

(4) 从导管的远心端向近心端除去无菌透明贴膜,防止导管拉出。

(5) 观察穿刺部位有无红肿、渗液及导管外露长度。

(6) 戴无菌手套。

（7）消毒：穿刺及维护时应该选择合格的皮肤消毒剂,宜选用 2% 的葡萄糖酸氯己定乙醇溶液(年龄 <2 个月的婴儿慎用),有效碘浓度不低于 0.5% 的碘伏或 2% 的碘酊溶液和 75% 的酒精。消毒时从里向外环形消毒 3 次。如选用 75% 酒精消毒时,先用 75% 酒精棉球消毒距穿刺点 1cm 以外的周围皮肤,再用含碘消毒剂棉球消毒穿刺点及周围皮肤。

（8）待消毒液自然干燥后,贴上新的无菌透明贴膜。

（9）在无菌透明贴膜的小标签上注明更换日期、时间,并签字。

（10）记录穿刺部位情况及无菌透明贴膜更换日期、时间。

PICC 操作步骤见图 4-2。

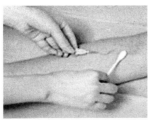
①洗手后,酒精棉棒清洁皮肤

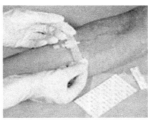
②碘伏棉棒消毒皮肤

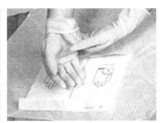
③再次洗手佩戴无菌手套

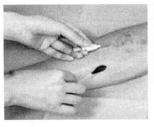
④第一根无菌免缝胶带固定连接器或固定翼

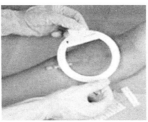
⑤以穿刺点为中心,透明敷料固定外露导管

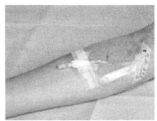
⑥取第二根免缝胶带交叉固定

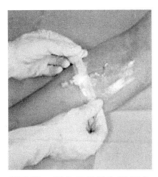
⑦取第三根免缝胶带加强固定

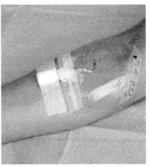
⑧记录胶带上记录操作者姓名和操作时间

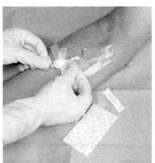
⑨无菌软纱布包裹肝素帽并固定

图 4-2 PICC 维护操作步骤

32. 外周静脉导管(短、中长导管)何时拔除?

(1) 每日评估患者是否需要外周静脉留置针(短导管)和外周静脉导管(中等长度导管),当患者不需要留置时,应立即拔出。

(2) 当任何一个患者主诉有与外周静脉短导管相关的不适或疼痛时,应该拔除该导管。

(3) 如果怀疑存在导管相关性血流感染,应在拔除导管之后考虑对导管进行培养。

(4) 如果发泡剂药物已渗出,应该考虑拔除导管。在导管拔除之前,应明确治疗措施,同时护士应该从导管中抽出残存的药物。

(5) 如置入的外周静脉留置针(短导管)已经超过 96 小时,应立即拔管(或按导管使用说明书执行);中长导管的保留时间建议不超过 4 周;不应该常规更换儿童患者的外周静脉短导管。

(6) 外周静脉留置针(短导管)和外周静脉导管(中等长度导管)脱出后不得再次被送入血管。

33. 何时应该拔除无隧道式中央血管通路(包括 PICC、中心静脉导管)?

(1) 应该根据患者的状况、治疗的完成情况、是否存在感染或炎症的过程、导管位置不正确或导管的异常情况来确定是否拔管。

(2) 每日对中心静脉导管进行评估,当不再需要时立即拔除。

(3) 如果怀疑存在与导管相关的并发症,应再对患者进行评估,必要时进行护理会诊,在护理团队协作处理不成功时,应拔除中心静脉导管。

(4) 当任何一个患者主诉有与导管相关的不适或疼痛时,应该对患者和导管进行评估,并实施恰当的护理干预,如果干预措施不成功,应该拔除导管。

(5) 当移位的导管末端位置不能重新回到中心静脉内时,应该拔除。

34. 拔除 PICC 和中心静脉导管时的安全操作程序是什么?

(1) 认真评估患者,检查有无血栓并发症的发生,必要时做血管超声进行排除,对拔管可能引起的血栓脱落、空气栓塞、导管断裂体内等严重并发症一定要给患者解释清楚,让患者和家属签署知情同意书。

(2) 患者仰卧,使插入点的位置位于或低于心脏的水平,以降低发生空气栓塞的危险。

(3) 臂下应放置止血带,严格消毒,从穿刺点部位轻轻地缓慢拔出导管,切勿过快过猛(如果发生导管断裂体内,立即扎止血带)。

(4) 导管拔除后立即用指压法压迫穿刺点直至不出血为止,按压力度要适中,切忌在按压处来回揉动。应保持穿刺点 24 小时密闭。

(5) 测量拔除的导管长度,观察导管有无损伤和断裂。

(6) 做好记录及患者宣教。

安全操作篇

第二节 化疗药物及刺激性药物规范输注

1. 什么是化疗?

化疗是指化学药物治疗疾病的方法。人们通常把抗肿瘤药物治疗称为化疗。

2. 化疗药物的给药途径有哪些?

化疗的给药途径有:静脉给药、肌内或皮下注射、口服、腔内化疗、鞘内化疗、动脉灌注、膀胱灌注和局部用药等。其中静脉给药是化疗的主要途径。

3. 常见血管刺激性药物有哪些?

常见血管刺激性药物有:

(1)化疗药物:发泡剂和刺激性药物

1)发泡性药物:多柔比星、表柔比星、柔红霉素、丝裂霉素、放线菌素 D、氮芥、长春碱、长春花碱、长春地辛、长春瑞滨等。

2)刺激性药物:氟尿嘧啶、米托蒽醌、达卡巴嗪、替尼泊苷、紫杉醇类、多西他赛、榄香烯乳等。

(2)其他药物:①钙剂:10% 葡萄糖酸钙;②高渗性药物:50% 葡萄糖、10%NaCl、20% 甘露醇、脂肪乳等;③血管活性药物:多巴胺、去甲肾上腺素、垂体后叶素等;④抗生素:多西环素、万古霉素等;⑤强碱类药物:苯妥英钠、硫苯妥钠等。

4. 护士在处理抗肿瘤药物输注医嘱时要注意哪些问题?

护士在处理抗肿瘤药物医嘱时,应注意所用药物的名称、规格、剂量、用法、溶媒要求、滴注速度、注意事项、是否需要避光等,以正确执行抗肿瘤药物医嘱。

5. 对接受化疗的患者评估有哪些特殊要求?

(1)患者必须是细胞学或组织学确认为癌症,这是进行化疗的前提条件。

(2)患者或监护人必须签署化学治疗知情同意书,方可进行化疗。

(3)注意评估患者的血象和肝功等化验结果及有无其他严重并发症,是否适合化疗。

6. 化疗过程中要观察哪些检查指标的变化?

(1)肝、肾功能。

(2)心肺功能。

(3)血常规:白细胞、红细胞、血小板的变化。

7. 进行化疗时哪些穿刺部位是不可选择的?

(1)手术区域侧肢体,如乳房切除术区域、截肢肢体等。

（2）24小时内有穿刺史的静脉及穿刺点下的静脉。

（3）肿瘤（新生物）侵犯的部位。

（4）肘窝、关节或其他潜在的肌腱或神经损伤可能的部位。

（5）炎症、硬化、瘢痕部位。

（6）有上腔静脉压迫症的患者，不选择上肢静脉。

8. 静脉化疗时能使用钢针吗？

静脉化疗指南不宜使用钢针。在静脉化疗时使用钢针静脉穿刺，稍有活动很容易引起钢针刺破静脉，造成药物外渗。

9. 在没有条件使用中心静脉导管时，静脉化疗该如何执行？

（1）外周静脉化疗推荐使用留置针。

（2）尽量选择前臂粗大、较直的血管进行穿刺。

（3）用生理盐水引导穿刺，勿用带有化疗药物的针头直接穿刺。

（4）不要使用同一根血管反复穿刺，连续两次化疗之间要更换血管。

（5）输注完毕后及时拔除留置针，以免增加静脉炎风险。

（6）输注化疗药过程中应严密观察留置针，如有红、肿、痛时应及时拔针。

（7）宜在穿刺点上方皮肤处，预防性使用血管保护剂。

10. 输注化疗药物前为什么要评估静脉通路通畅性？

化疗药物多为血管刺激性药物，如发生药物外渗对组织会造成损伤甚至坏死，故在每一次静脉输注化疗药物前，必须要用生理盐水做静脉测试，确定在血管内，确定静脉通道有效通畅，方可输注化疗药物，以确保药液正常输注，不外渗。

11. 为什么静滴抗肿瘤药之前先滴引导液？

引导液是由载体加入维生素 B_6、西咪替丁等药物组成。静滴抗肿瘤药之前先滴引导液，一方面是防止静脉穿刺时，一旦针头未在血管内，直接静滴抗肿瘤药，药液会腐蚀皮肤及皮下组织，造成局部组织坏死等严重后果；另一方面是减轻胃肠道不良反应，大部分患者滴注抗肿瘤药多有恶心、呕吐等不良反应，提前静滴此类药物，以减轻不良反应的发生。

12. 滴注铂类抗肿瘤药之前为什么先静滴激素类药物？

静滴铂类抗肿瘤药后数分钟，常出现过敏反应，表现为面部水肿、喘鸣、心动过速等症状，静滴前给予激素类药物可防止和减少此类症状的发生。

13. 为什么静滴抗肿瘤药之前要充分水化和碱化？

抗肿瘤药物主要经尿排出，有些抗肿瘤药物的代谢产物溶解度甚低，尤其在酸性环境中易形成结晶；化疗时还易产生大量尿酸，尿酸大部分由肾脏经尿液排出，尿酸在碱性溶液中易溶解，在酸性溶液中易沉淀，尿酸堵塞肾小管产生尿酸性肾病、酸中毒和急性肾衰竭，所以在静滴抗肿瘤药之前要充分水化和碱化尿液。

14. 联合化疗用药时应如何安排各种药物的输注顺序？

（1）顺铂：

1）与 5- 氟尿嘧啶（5-Fu）合用：先顺铂静滴，再 5-Fu 维持。

2）与紫杉醇合用：先用紫杉醇。

3）与甲氨蝶呤（MTX）合用，先用 MTX。

（2）亚叶酸钙（CF）与 5- 氟尿嘧啶（5-Fu）：先用 CF，再用 5-Fu。

（3）放疗与紫杉醇：先用紫杉醇，48 小时后行放疗。

（4）环磷酰胺（CTX 与长春碱合用）：先用长春碱（VCR）6~8 小时之后再用 CTX。

（5）5-Fu：

1）与甲氨蝶呤（MTX）合用：在 MTX 6 小时后再用。

2）与顺铂（DDP）合用：先用 DDP。

（6）甲氨蝶呤（MTX）：

1）与阿糖胞苷合用：用 MTX 24 小时前或 10 分钟后使用阿糖胞苷。

2）与门冬酰胺酶合用：用门冬酰胺酶后 10 天再用 MTX，或者用 MTX 后 24 小时用门冬酰胺酶。

3）与 5-Fu 合用：先用 MTX 4~6 小时可增效，反之出现拮抗作用。

4）与长春新碱（VCR）：先用 VCR 后 30 分钟或 6~24 小时后再用 MTX。

（7）长春新碱门冬酰胺酶合用：先用长春新碱，12~24 小时后再用门冬酰胺酶。

（8）奥沙利铂与 5-Fu 合用：须在前使用。

（9）表柔比星奥沙利铂与紫杉醇合用：应先用表柔比星，反之加重两药毒性。

（10）吡柔比星（THP）与 DDP 联用时，10 小时后使用 DDP，可减轻药物不良反应。

15. 输注化疗药物时为什么每一种药物的前后要以生理盐水冲洗静脉？

如果同时给予数种药物，则在每一种药物的前后都要以生理盐水冲洗静脉，以免产生药物相互反应。

16. 造成药物外渗的患者机体自身因素有哪些？

（1）机体全身状况：慢性老年性心血管疾病引起血管硬化、老年人血管脆性增加。

（2）局部血液循环发生改变：疾病导致微循环障碍、血管通透性改变，如休克患者、血小板减少患者、全身 DIC 患者，机体代谢功能发生异常改变使血管通透性增加。

17. 出现化疗药物外渗时患者的临床表现有哪些？

（1）注射部位有刺痛或烧灼感，注射部位肿胀，静脉推注过程中感觉有阻力,滴注过程中溶液流速突然变慢。

(2) 注射部位聚集形成硬结,严重者出现疱疹及大水疱,随后出现溃疡,溃疡下方可见广泛组织坏死。

(3) 严重者出现关节僵硬、活动受限、神经病变及受累部位灼痛。

18. 什么是化疗后"放射追忆反应"?

放射追忆反应是指过去曾放射治疗并发生放射性皮炎的患者,在应用某些抗癌药物后,原照射部位可再现类似放射性皮炎的改变,主要表现为皮肤红斑,小疱形成的湿性脱皮,抗癌可激惹放疗追忆现象,加重局部区域的损害。

19. 什么是化疗后"延迟的局部反应"?

"延迟的局部反应"见于应用丝裂霉素(MMC)、多柔比星(ADM)的患者,在结束化疗后一段时间在外界条件的刺激下(如曝晒)后才出现皮肤毒性反应。

20. 什么是化疗后"回忆反应"?

回忆反应是指患者曾经在一侧手臂输注过多柔比星(ADM),当下次从对侧手臂再次给药时,可在上次注射给药的部位出现皮肤损伤。

21. 什么是化疗后"静脉怒张反应"的特征?

静脉怒张反应的特征是沿前臂静脉通路的绒状皮疹,注药的局部可以表现为红斑、水肿、硬结、瘙痒、触痛、浅表的疱疹和水疱。用药停止48小时内,这一反应消退,且无残留组织损伤。一般应用多柔比星(ADM)的患者中,有3%的会出现这种"静脉怒张反应"。

第三节　肠外营养的规范输注

1. 什么叫肠外营养?

肠外营养(parenteral nutrition,PN)是对暂时或永久性不能进食或进水后不能吸收的患者通过胃肠外通路(即静脉途径)输注营养物质,提供能量,纠正或预防营养不良,改善营养状态,并使肠道得到充分的休息的营养治疗方法。

当患者所有营养物质均经静脉途径提供时,称为全肠外营养(Total parenteral nutrition,TPN)。

2. 肠外营养液有哪些成分?

肠外营养液主要组成为:糖类、脂肪乳剂、必需和非必需氨基酸、维生素、电解质及微量元素。

3. 肠外营养有哪些适应证?

(1) 蛋白质热能营养不良。

(2) 胃肠道功能障碍。

(3) 急性胰腺炎。

（4）肠梗阻、肠瘘、短肠综合征、炎性肠道疾病。

（5）高分解代谢状态。

（6）围术期。

（7）抗肿瘤治疗期间、低出生体重儿。

（8） 7 天以上不能进食者。

4. 肠外营养的禁忌证有哪些？

（1）肝肾功能不良，转氨酶显著增高或血尿素氮（BUN）明显增高超过正常值 2 倍以上。

（2）严重代谢性酸中毒未纠正前。

（3）循环衰竭未扩容纠正前。

（4）患儿有重度缺氧，严重感染败血症，高胆红素血症（血总胆红素 >204μmol/L）以及血小板明显减少（<50×10⁹/L）时静脉营养中禁用脂肪乳，只用葡萄糖和氨基酸供能。

5. 单瓶、多瓶串输和全营养混合液，哪种输注方式正确？

见图 4-3~ 图 4-6 及表 4-4。

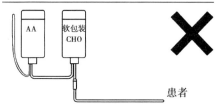

图 4-3　先输葡萄糖后输氨基酸的分瓶串输方法

注:AA,氨基酸

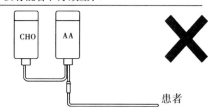

图 4-4　先输氨基酸后输葡萄糖的分瓶串输方法

注:AA,氨基酸

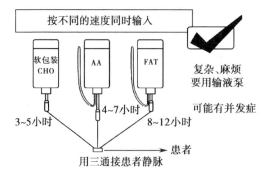

图 4-5　葡萄糖、氨基酸和脂肪同时输注方法

注:CHO,葡萄糖,AA,氨基酸,FAT,脂肪

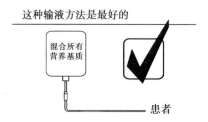

图 4-6　营养混合液（TNA）输注方法

表 4-4 单滴或串输与全营养混合液的比较

	单滴或串输	全营养混合液(TNA)
血管刺激	药物浓度不均匀,对血管刺激大,增加静脉炎的发生	充分稀释混匀的营养液,对血管刺激性小,可经周围静脉滴注
机体利用	滴入药物不均匀,机体利用率低,"脂肪超载综合征"、氨基酸单滴后一过性转氨酶升高,皮肤黄染,血清尿素氮升高	营养液充分混匀,滴入均匀,利于机体合成代谢,利用率高
输液污染	频繁换输液瓶,增加了输液污染的几率	减少了频繁更换输液瓶可能导致的污染
护士工作量	护士换输液瓶工作量大,减少了护理患者的时间	护士不用频繁更换液体,可有更多时间护理患者,提高护理质量

6. 肠外营养液使用什么方法输注?

肠外营养液输注使用持续输注法,即将 1 日预定输入的营养液在 24 小时内均匀输注,宜用输液泵,也可用精密输液微调器调节速度。

7. 肠外营养输注有哪些途径?

(1) 经外周中心静脉置管(PICC)。

(2) 中心静脉置管(CVC)。

(3) 经中心静脉置管皮下埋置导管(Catheter-Port)。

(4) 原则上不经外周静脉输入。

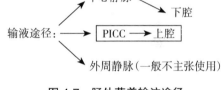

图 4-7 肠外营养输注途径

8. 使用外周静脉输注肠外营养时如何选择血管?

(1) 宜选择管径较粗的静脉,减少静脉炎等并发症。

(2) 不宜选择紧靠动脉的静脉,以免形成动静脉瘘。

(3) 置管不要选择关节部位,防止导管弯曲及移位。

(4) 尽量避免选用下肢静脉,以防活动减少而诱发血栓形成。

9. 使用中的持续肠外营养输注装置何时更换?

输入乳剂的输液管路应在开始输液后 24 小时内更换一次,疑有污染或输液系统有破损时,应立即更换。

10. 输注肠外营养液的注意事项有哪些?

(1) 根据计划选用输入方法,将一天的营养液于 12~24 小时内匀速输入,防止过快和过慢。过快可出现高糖高渗性酮性昏迷,高渗性利尿,过慢则不能按时将全天的液量输入,达不到患者每日热量的要求,包括对电解质方面的要求。时快时慢可使能量利用受到影响。

（2）严格按照步骤、标准进行营养液配制，并充分混匀。

（3）配制好的营养液宜及时输注，如不能及时输注，应保存于 4℃ 的冰箱内，但不宜长时间保存，复温后使用，严禁加热。

（4）应单独使用输液器匀速输注，营养液输注通道严禁输入其他药物，以免影响营养液的稳定性。

（5）严格无菌操作，避免感染。

（6）输注前应检查有无悬浮物或沉淀，并注明开始输注的日期及时间。

（7）单独输注脂肪乳时，输注时间应严格遵照药物说明书。

11. 输注肠外营养液时容易发生哪些代谢并发症？

（1）高血糖；

（2）高渗性非酮性昏迷；

（3）低血糖；

（4）代谢性酸中毒；

（5）低磷血症；

（6）电解质紊乱；

（7）必需脂肪酸缺乏；

（8）肝损害。

12. 肠外营养发生糖代谢紊乱的原因、临床表现是什么？如何预防及处理？

（1）糖代谢紊乱的发生原因：

1）葡萄糖或高渗溶液输注过多，导致高渗性非酮性高血糖性昏迷。

2）由于胰岛素的作用可持续数小时，静脉营养液静滴速度过慢、静脉输注管路堵塞或突然停用含糖的静脉营养液，改用无糖的液体导致低血糖反应。

（2）糖代谢紊乱的临床表现：

1）高血糖症：出现大量尿糖、恶心、呕吐、腹泻、精神迟钝、意识障碍、头痛、嗜睡等。

2）高渗性非酮性高血糖性昏迷：神志改变，如烦躁、嗜睡、定向力障碍，甚至昏迷时易发生高血糖（>33.3mmol/L）。

3）低血糖：肌肉无力、焦虑、心悸、饥饿、出汗、心动过速时易发生血糖<2.8mmol/L。

（3）糖代谢紊乱的预防及处理：

1）所有静滴的高渗液体应均匀分配在 24 小时内输完。

2）可使用输液泵控制速度。

3）在输液过程中，严密观察输注管路、导管是否通畅。

4）在肠外营养的实施中，切忌突然换用无糖溶液。

5）在 TPN 实施过程中，密切观察血糖的变化。

6）若葡萄糖总量较大，超越能自然耐受的限度，则需加用外源胰岛素协助调节。

7）对糖尿病患者应及时给予足量的外源胰岛素。

8）严格掌握葡萄糖的使用标准，密切注意出入量，防止脱水。

9）对已经发生高渗性非酮性高血糖性昏迷患者，治疗以纠正脱水为主。

10）发生低血糖者，仔细查找原因，及时治疗，以防止中枢神经系统发生不可逆的改变。

13. 肠外营养发生代谢性酸中毒的原因、临床表现是什么？如何预防及处理？

（1）代谢性酸中毒发生原因：

1）酸中毒时脑组织中谷氨酸脱羧酶活性增强，故 γ- 氨基丁酸生成增多。

2）酸中毒时生物氧化酶类的活性减弱，氧化磷酸过程也因此而减弱，三磷酸腺苷（ATP）生成也就减少，因而脑组织能量供应不足。

（2）代谢性酸中毒的临床表现：患者口唇呈樱桃红、呼吸加深加快、心率较快、心音较弱、血压偏低、头痛、头晕、嗜睡等症状。

（3）代谢性酸中毒的预防及处理：

1）根据患者的病情，合理配置 TPN 营养液。

2）积极防治引起代谢性酸中毒的原发病，纠正水、电解质紊乱。

3）严重酸中毒危及生命，应及时补充碱性溶液治疗。

4）酸中毒常伴有高钾血症，酸中毒纠正后可恢复正常。

14. 肠外营养发生电解质紊乱的原因、临床表现是什么？如何预防及处理？

（1）电解质紊乱的发生原因：多数由于需要增加而供应量不足或过量导致，以低钾血症最常见。肠外营养制剂一般不含磷酸盐和钙，长期进行肠外营养支持治疗易发生低磷、低钙的情况。

（2）电解质紊乱的临床表现：肌肉软弱无力、肠道功能减弱、心动过速、心悸、血压下降等。

（3）电解质紊乱的预防及处理：①定期检测电解质、血糖、血微量元素的变化；②电解质需要量应根据机体丢失及摄取不足量补充；③肠外营养制剂一般不含磷酸盐和钙，因此需要补充更多磷酸盐，同时给予维生素 A、维生素 D。

15. 必需脂肪酸缺乏的发生原因、临床表现是什么？如何预防及处理？

必需脂肪酸缺乏的发生原因：全营养混合液配制不当；持续输注大量葡萄糖而引起高胰岛素血症。

必需脂肪酸缺乏临床表现：血液生化方面的改变，如血中出现甘油三烯酸等。

预防及处理必需脂肪酸缺乏措施：医务人员配制全营养混合液时，注意处方中各成分配比。因阳离子（如钙、镁、钾、钠等）可中和脂肪颗粒上磷脂的负电荷,导致水油分层,影响吸收。持续输注葡萄糖时,可给予小剂量胰岛素,以促进糖的利用。在静脉营养中注意给予补充脂肪乳,至少每周给予脂肪乳剂500~1000ml。

16. 肠外营养的感染途径是什么?

(1) 穿刺点局部细菌繁殖并随导管反复移动被带入体内及导管头端。

(2) 营养液在配制过程中被病原菌污染的或输液管道系统的连接处密封不严,使病原菌进入。

(3) 全身其他部位的感染灶将病原菌释放入血,病原菌则可附着于导管头端,并在此繁殖。

第四节　中药注射剂的规范输注

1. 中药注射剂的概念?

中药注射剂是指以中医药理论为指导,采用现代科学技术和方法,从中药或天然药物的单方或复方中提取的有效物质制成的无菌溶液、混悬液或临用前配成溶体的灭菌粉末,供注入体内的制剂。

2. 中药注射剂如何保存?

中药注射剂保存同其他注射剂的保存要求,一般常温下保存,有特别限定要求的按药品说明书执行,如避光(参麦注射液、红花注射液、参附注射液、醒脑静注射液等)、冷藏等。鉴于中药注射剂含有一些不易除尽的杂质(如树脂、鞣质等),或所含成分(如醛、酚、苷类)性质不稳定,在贮存过程中可因条件的变化或发生了氧化、水解、聚合等反应,逐渐出现混浊和沉淀等,因而中药注射剂保存应严格执行有效期管理。

3. 输注中药注射剂时如何选择血管与输液工具?

(1) 输注中药注射剂时宜选择弹性好、粗直的血管,如输液时间大于1周和(或)大于每天2小时,应选择静脉留置针。

(2) 中药制剂输注应选用具有药物过滤装置的精密输液器,精密输液器过滤器、滤膜的选择以过滤孔径为 2.2~5μm,药物吸附性 <2.86% 为好。精密输液器对防止不溶性微粒进入血管中造成的局部微细血管堵塞或供血不足等危害有积极作用。精密过滤输液器能对微小物质进行精确分离,不产生药液吸附,具有良好的化学和生物稳定性,膜上无异物脱落,有效截留输液微粒并将其滤出,能减少因中药微粒造成的临床输液反应,保证患者输液安全。

4. 中药注射剂输注的注意事项有哪些?

(1) 用药前询问过敏史,用药后观察半小时看有无过敏反应,并备好抗过敏反应药物。

（2）严格查对，在患者进行中药注射剂使用前，认真核对医嘱，查对溶媒、剂量、浓度、用药时间和方法等，应对所用药物制剂进行检查，发现药液混浊、变色、沉淀、漏气等异常现象，立即停止使用，并按规定报告。

（3）中药注射剂应单独使用，不宜与其他药物配伍。应按照药品说明书中规定选择溶媒和剂量，注意药物浓度，不应随意加大用量。中药注射剂应单组输注，如需输注多组液体的患者，按医嘱执行多组输注顺序。静脉输注中药注射液前后，应用少量生理盐水或中性液体间隔后续滴。

（4）药物应现配现用，一次用完。中药注射剂配制时应将药液缓慢抽入注射器内，再沿瓶壁缓慢注入液体瓶内，以免过速注入而产生大量气泡。配制后观察液体有无变色、沉淀、结晶或不溶物，如果有异常应立即停止使用。

（5）护士应熟悉药剂成分和用法，熟悉药物的药理作用、物理性状、功能和主治适应证及不良反应，用法、用量、禁忌证及注意事项，严格遵医嘱及药物说明书执行。

（6）一般中药注射剂滴速宜控制在 40~60 滴 / 分，不宜随意加快输液速度。

（7）中药注射剂一般常温输注，有特殊输注要求的，遵照医嘱和说明书执行。

（8）加强巡视，密切关注老人、儿童、肝肾功能异常患者等特殊人群和初次使用中药注射剂的患者，一旦发生不良反应，按"药物不良反应应急预案"进行处理。

5. 中药注射剂的不良反应特点是什么？

（1）多发性和普遍性：临床症状表现不一，不同生产批次间存在差异性。

（2）多样性：常涉及神经、循环、泌尿、消化、呼吸、血液、皮肤等各大组织系统，以过敏反应和发热反应多见。

（3）不可预知性：成分复杂。

（4）配伍禁忌性：与一些药物配伍或联合应用可引起明显的不良反应。

第五节　抗菌药物规范化输注

1. 什么是抗菌药物？

抗菌药物（antibiotics）以前被称为抗菌素，事实上它不仅能杀灭细菌而且对真菌、支原体、衣原体等其他致病微生物也有良好的抑制和杀灭作用。近年来，通常将抗菌素改称为抗生素。抗生素可以是某些微生物生长繁殖过程中产生的一种物质，用于治病的抗生素除由此直接提取外；还有完全用人工合成或部分人工合成的。通俗地讲，抗生素就是用于治疗各种细菌感染或抑制致病微生物感染的药物。

2. 为什么输注抗菌药物时需严格控制给药频次和滴注速度?

(1) 时间依赖性的抗菌药物,如β-内酰胺类药物,按其性质要求需快速进入体内,在短时间内形成较高的血药浓度,同时又可减少药物的分解产生致敏物质。一般每6~8小时分次给药。

(2) 浓度依赖性的抗菌药物,如氨基糖苷类、喹诺酮类药物,有较强的药物后效应,可每天给药1次,若给药方法不当,可使药物浓度长期维持于亚致死量,这样既不能杀死细菌,反而使其对菌株产生选择性,导致耐药克隆菌株的传播。同时其毒性与血药浓度密切相关,如果滴注速度过快,在短时间内血中药物浓度过高,则有增强毒性作用的可能。

(3) 剂量依赖性的抗菌药物,如大环内酯类中的阿奇霉素,严格控制其静脉滴注速度,可以显著减少其所致的不良反应。

(4) 某些药物对组织有高度的刺激性,如四环素、红霉素、磷霉素、多肽类及喹诺酮类药物,滴注速度过快易刺激血管引起静脉炎;而万古霉素滴速过快甚至可以引起血栓性静脉炎,产生"红人综合征"。

(5) 对于一些治疗指数低,安全范围窄的抗菌药物,滴速过快会使血药浓度超过治疗范围,造成患者产生毒性反应;滴速过慢又达不到有效的血药浓度,如林可霉素、去甲万古霉素、氨基糖苷类等药物,这些药物治疗安全范围窄,药动学的个体差异很大,引起的毒性反应对人体有很大伤害,甚至引起死亡。因此,应格外注意滴注速度。

3. 为什么输注抗菌药物前后宜冲管?

输注抗菌药物前后冲管,可以避免药物混合产生的配伍禁忌。近年来,大量新药在临床上得到广泛应用,而原有的配伍禁忌表并未及时更新。例如输注完含有钙离子的输液后,未予冲管,立即输注头孢哌酮,遇钙离子可产生头孢烯4-羧酸钙析出沉淀;四环素类药物和磷霉素与含钙的输液相配伍时,与钙离子形成不溶性络合物;左氧氟沙星、氟罗沙星等氟喹诺酮类药物与含钙的输液相配伍时,可形成螯合物等。因此,输注抗菌药物前后宜冲管。

4. 为什么有些抗菌药物要现用现配?

有些抗菌药物性质不稳定(如青霉素),受溶媒、浓度、放置时间、环境温度等因素的影响。如果抗菌药物配制后放置时间过长,易导致药效的降低或不良反应的增加。

5. 术前预防应用抗菌药物的最佳给药时间是什么?

接受清洁手术者,在术前0.5~2小时内给药,或麻醉开始时给药,使手术切口暴露时局部组织中已达到足以杀灭手术过程中入侵切口细菌的药物浓度。如果手术时间超过3小时,或失血量大(>1500ml),可手术中给予第2剂。抗菌药物的有效覆盖时间应包括整个手术过程和手术结束后4小时,总的预防用药时间不超过24小时,个别情况可延长至48小时。手术时间较短(<2

小时)的清洁手术,术前用药一次即可。接受清洁—污染手术者的手术时预防用药时间亦为 24 小时,必要时延长至 48 小时。污染手术可依据患者情况酌量延长。对手术前已形成感染者,抗菌药物使用时间应按治疗性应用而定。

6. 什么是双硫仑样反应?如何预防?

双硫仑样反应又称戒酒硫样反应或双硫醒样反应,是由于应用某些药物(如头孢类药物)后饮酒或饮用含有酒精的饮品(或接触酒精)所引起的一种药物不良反应。出现面部潮红、头痛、眩晕、腹痛、恶心、呕吐、气急、心率加快、血压降低、嗜睡、幻觉,甚至休克等症状。因此,在使用可引起双硫仑样反应的药物(如头孢类药物)后,应嘱咐患者在用药期间及停药后 7 日内禁止酒及含酒精的饮品,同时,还需避免使用含乙醇的其他药物(如氢化可的松注射液)。

7. 什么是络合反应?如何避免其发生?

络合反应是指分子或者离子与金属离子结合,形成新的稳定的离子。常用抗菌药中磷霉素、四环素类和喹诺酮类药物应避免与抗酸药、钙盐、铁盐及其他含重金属离子的药物配伍,以免发生络合反应。

8. 抗菌药物对机体维生素有哪些不良影响?

(1)一些广谱抗菌药长期应用可导致肠道内菌群失调,使肠道内细菌合成维生素 K 减少或缺乏。

(2)氯霉素可引起缺铁性贫血,降低叶酸、维生素 B_{12} 水平,导致巨幼红细胞贫血。

(3)抗菌增效剂——甲氧苄啶(TMP)可导致叶酸缺乏,长期服用可导致巨幼红细胞贫血、血小板和白细胞下降,所以,用药期间应及时查血象。

9. 哪些抗菌药物血脑屏障的穿透性好?

正常情况下,大多抗菌药物不能通过血脑屏障,脑膜炎时药物的血脑屏障通透性增加。能透过血脑屏障的药物有氯霉素、磺胺嘧啶、甲硝唑。脑膜炎时能透过血脑屏障的药物有青霉素类(氨苄西林、阿莫西林、哌拉西林、替卡西林)、头孢菌素类(头孢曲松、头孢他啶、头孢吡肟)、氨曲南、美罗培南、庆大霉素、阿米卡星、万古霉素、环丙沙星、加替沙星等。

10. 哪些抗菌药物可穿透血胎盘屏障?

(1)一些抗菌药物可穿过血胎盘屏障通过母体进入胎儿体内,导致胎儿畸形或对胎儿具有明显的毒性反应,如四环素类、喹诺酮类等,妊娠期避免应用。

(2)有些抗菌药对母体和胎儿均有毒性作用,如氨基糖苷类、万古霉素、去甲万古霉素等,妊娠期避免应用;确有应用指征时,须在血药浓度监测下使用,以保证用药安全有效。

（3）有些抗菌药物对胎儿及母体均无明显影响，也无致畸作用，妊娠期感染时可选用。青霉素类、头孢菌素类等 β 内酰胺类和林霉素等均属此种情况。

11. 抗菌药物如何进行过敏试验？

（1）药品说明书上注明需进行过敏试验的药物，使用前应进行过敏试验。

（2）药典中有明确规定需进行过敏试验的药物，按药典规定的试验方法进行，如青霉素、破伤风抗毒素。药典无明确规定，而药品说明书要求进行过敏试验的药物，应遵照该药品说明书注明的方法、剂量进行过敏试验，对药品说明书要求进行过敏试验，而又未注明试验方法、剂量的按医嘱执行。

（3）过敏试验结果判定按药典 / 药品说明书 / 医嘱的规定判定。

12. 新生儿应用抗菌药物后可能发生的不良反应有哪些？

见表 4-5。

表 4-5　新生儿应用抗菌药物后可能发生的不良反应及其机制

抗菌药物	不良反应	发生机制
氯霉素	灰婴综合征	肝酶不足，氯霉素与其结合减少，肾排泄功能差，使血游离氯霉素浓度升高
磺胺药	脑性核黄疸	磺胺药替代胆红素与蛋白的结合位置
喹诺酮类	软骨损害（动物）	不明
四环素类	齿及骨骼发育不良，牙齿黄染	药物与钙络合沉积在牙齿和骨骼中
氨基糖苷类	肾、耳毒性	肾清除能力差，药物浓度个体差异大，致血药浓度升高
万古霉素	肾、耳毒性	同氨基糖苷类
磺胺药及呋喃类	溶血性贫血	新生儿红细胞中缺乏葡萄糖 -6- 磷酸脱氢酶

13. 小儿患者应用抗菌药物应注意什么？

（1）慎用氨基糖苷类抗生素，该类药物有明显耳、肾毒性，小儿患者应尽量避免应用。临床有明确应用指征且又无其他毒性低的抗菌药物可供选用时，方可选用该类药物，并在治疗过程中严密观察不良反应。有条件者应进行血药浓度监测，根据其结果个体化给药。

（2）慎用万古霉素和去甲万古霉素，该类药也有一定肾、耳毒性，小儿患者仅在有明确指征时方可选用。在治疗过程中应严密观察不良反应，并应进行血药浓度监测，个体化给药。

（3）禁用四环素类抗生素：可导致牙齿黄染及牙釉质发育不良。不可用于 8 岁以下小儿。

（4）禁用喹诺酮类抗菌药，由于对骨骼发育可能产生的不良影响，该类药物避免用于 18 岁以下未成年人。

第六节　血液制品的规范输注

1. 血液制品种类有哪些？

血液制品种类有血细胞成分、血浆成分和其他血液制品 3 类。其中红细胞成分包括：浓缩红细胞、悬浮红细胞、洗涤红细胞、少白细胞的红细胞，其他：冰冻红细胞、年轻红细胞、照射红细胞等；浓缩白细胞；血小板包括：单采血小板、浓缩血小板。

血浆成分包括：新鲜冰冻血浆、普通冰冻血浆及冷沉淀。

其他血液制品如：人血白蛋白、纤维蛋白原、凝血酶原复合物、丙种球蛋白在临床应用也很广泛。

2. 为了保障输血安全，护士应掌握哪些与输血相关的知识？

(1) 国家相关部门制定的有关输血的法律法规。

(2) 红细胞 ABO、RH(D)血型知识、全血及血液成分的适应证、禁忌证。

(3) 不同血液制品的保存条件、保存温度、输注方法、输注过程中的注意事项。

(4) 血液传播疾病的风险，学会如何保护自己免受感染。

(5) 常见输血不良反应及主要应急处理措施。

3. 护士从输血科取血应遵循哪些操作程序？

(1) 临床医护人员凭取血单到输血科取血，非医护人员不得取血。

(2) 护士取血必须用专用取血箱，不同血液品种应分开放置。

(3) 收发双方必须认真检查核对领取的全血或血制品，核查内容包括：

1) 受血者姓名、住院号、科别、床号、血型、配血结果及本次输血要求。

2) 献血者血型、血液编号、血液成分、血量。

3) 血液种类、血量、采集日期时间、有效期。

4) 血液外观检查：标签完整性、条形码、血袋完整性、有无明显凝块、血液颜色有无异常、有无溶血等。

(4) 以上核对完成无误后，取血护士与输血科人员双方签字。

(5) 如因患者病情变化，不能按时取血，应及时通知输血科。

4. 输血前的注意事项有哪些？

(1) 输血前，经治医师应向患者或其家属说明输血可能出现不良反应和经血传播疾病的可能性，征得患者或家属的同意，并在《输血知情同意书》上签字。

(2) 输血前由医师填写输血申请单，护士核对患者姓名、床号、病案号、输血同意书、血型、血液制品种类、输血量等，根据输入血液制品要求正确采集交叉配血林标本。

(3) 护士了解患者有无感染标志物检验报告。

（4）输血前应由两名医护人员共同核对输血医嘱、发血单及血袋标签各项内容,检查血袋有无破损渗漏,血液颜色是否正常,准确无误方可输入。

5. 护士应如何掌握输血速度?

（1）输血时应遵循先慢后快的原则,输血开始,前 15 分钟要慢,并严密观察病情变化,若无不良反应,再根据需要调整速度。

（2）一般情况下输血速度为 5ml/min。

（3）急性大量失血需快速输血时,遵医嘱输血速度可达 50~100ml/min。

（4）年老体弱、婴幼儿及心肺功能障碍者,输血速度宜慢,1~2ml/min。

6. 连续输入不同供血者的血液时如何操作?

连续输入不同供血者的血液时,前一袋血输毕,用生理盐水冲洗输血器或更换输血器后,再接下一袋血继续输注。

7. 对输血装置的使用、更换有何要求?

（1）输全血或成分血时,无论先输注哪一个,都应在每一个单位全血或成分血输入后或每 4 小时更换一次输血装置和附加过滤器。

（2）输全血或成分血时,如疑有污染或者系统完整性受到破坏时,应立即更换输血装置和附加过滤器。

8. 为什么输血时只能用生理盐水冲管,且血制品不能与其他药物同时输注?

输血前、后用生理盐水冲洗输血管路,血液内不可加入其他药物,输血过程中直接加入其他药物,会改变血液的 pH、离子浓度或渗透压,使血液中成分发生变化,甚至发生溶血。同时,某些药物会与血液发生凝集反应(如葡萄糖酸钙),而导致整袋血凝集、报废,甚至危及患者的生命。

9. 慢性贫血患者应如何输血?

（1）慢性贫血患者无须紧急处理,应积极寻找原因,针对病因治疗,不轻易输血。

（2）慢性贫血患者的贫血是缓缓发生的,多数患者已通过代偿能够耐受血红蛋白(Hb)降低。因此,Hb 及血细胞比容(Hct)的高低不是决定输血的最好指标,而要以症状为主,无明显贫血症状者可暂不输血。

（3）慢性贫血患者不存在血容量不足的问题,有输血指征者只能输红细胞,无须输全血。选择何种红细胞制品要根据病情决定。

（4）慢性贫血患者的输血指征:

1）Hb 小于 60g/L 或 Hct 小于 0.18,伴有明显贫血症状者(遗传性血液病患儿在其生长发育期,输血指征可放宽)。

2）贫血严重,而又因其他疾病需要手术者或待产孕妇。

10. 冷库存血(2~6℃)在室温下放置多长时间内要输注? 不能立即输入怎么办?

（1）《临床输血技术规范》中要求取回的血应尽快输用;卫生部 2011 版《临

床护理实践指南》中要求全血、成分血和其他血液制品应从输血科取出后 30 分钟内输注。

（2）护士取血前应充分评估患者能否及时输血，如因各种原因患者不能及时输血，护士应与输血科联系，暂缓取血，以免导致血液浪费。

（3）如血液取回因病情或其他原因不能立即输入，根据《临床输血技术规范中》血液发出后不得退回，亦不得自行贮血的规定。以及卫生部 2011 版《临床护理实践指南》中 1 个单位的全血或成分血应在 4 小时输完的要求，血液一旦取回则不能退回输血科，在室温下放置超过 4 小时则必须丢弃。

11. 大量快速输注冷库存血（2~6℃）会怎么样？

将冷库存血（2~6℃）大量、快速输入患者体内，可导致患者体温下降、凝血功能障碍；同时，低温可抑制心肌收缩，导致血压下降及外周循环障碍，严重时可引起心搏骤停。低温还可引起清醒或浅麻醉患者出现寒战，增加组织氧耗量。

12. 冷凝集素综合征患者如何输血？

冷凝集素综合征是自动冷凝抗体（IgM）引起的自身免疫性疾病，又叫"冷血凝集素病"或"冷凝集素病"。其特点是在较低的温度下，这种抗体能作用于患者自己的红细胞，在体内发生凝集，阻塞末梢微循环，发生手足发绀症或溶血。

此类患者应尽量避免输血，因输血会带来人体内新鲜补体，进而加重溶血。必需输血时应做到：输注不同温度（包括 4℃）的洗涤红细胞前，红细胞需预温 37℃，在输血科用专门的加温器加温后，保持温暖予以输注，速度应慢。并且，应严密观察，出现不良反应及时处理。

13. 什么是自体输血？有几种方式？

（1）自体输血是指术前所采集患者自身的血液或将术中手术野或胸、腹腔内丢失的血液收集并再次输回患者体内的一种输血方法。

（2）自体输血有 3 种方式：①保存式自身输血；②稀释式自身输血；③回收式自身输血。

14. 自体输血有什么好处？

（1）避免输血相关疾病的传播。

（2）避免红细胞、白细胞、血小板以及蛋白质抗原产生的同种免疫反应。

（3）避免由于免疫作用而致敏的溶血、发热、过敏或移植物抗宿主反应。

（4）避免发生输同种异体血的差错事故。

（5）没有用完的自身血，可以输给其他需要输血的患者，增加了血液供应，扩大了血液来源。

（6）自体输血患者由于反复放血，可以刺激红细胞再生，使患者手术后造血速度比手术前快。

（7）自身血的采集和长期保存，可为稀有血型患者需输血时提供贮血。

（8）自身血采集可为无供血条件的边远地区外科手术提供血源。

（9）自体输血可降低因异体输血引起的免疫抑制所致的手术后肿瘤早期复发率增长的可能性。

15. 洗涤红细胞输注时需注意哪些事项？

洗涤红细胞输注方法同全血输注方法。由于洗涤红细胞的红细胞回收率比悬浮红细胞低，估计成年人输注 3 个单位的红细胞可提高 Hb 10g/L 或 Hct 0.03。目前国内大多数血站采用两种方法制备洗涤红细胞，即开放式洗涤法和封闭式三联盐水袋洗涤法。洗涤后的红细胞应保存在 2~6℃并在 24 小时之内输注，如果采用开放式洗涤法最好在 6 小时内输注。

16. 悬浮红细胞输注时需注意哪些事项？

输注悬浮红细胞前必须做输血前检查、血型检查和交叉配血试验。

输血的速度应根据输血适应证、年龄、贫血程度、输血者的状况及心肺功能来决定。以体重为 60kg 的人为例，输注 1 单位的悬浮红细胞可提高血红蛋白 5g/L 或比容 0.015 左右。

输注前应将血袋反复颠倒数次充分混匀。若已出现滴速不畅，则可用少量生理盐水通过 Y 型管（双头输血器）移入血袋内以稀释并混匀；不应与其他药物混合输用。

17. 血小板输注时需注意哪些事项？

从输血科取来的血小板应立即输用，用常规过滤器或血小板过滤器（170μm）进行输注。输注速度要快，以患者可以耐受为准，根据用量一般每分钟 80~100 滴。如同时输几种成分血，应先输血小板。任何时候都不要剧烈振荡浓缩血小板，以免引起血小板不可逆的聚集。血小板制备后的保存温度是（22±2）℃，因此，不可存放在 4℃的冰箱内，也不可加温。

18. 新鲜冰冻血浆输注时需注意哪些事项？

因冰冻血浆于加温解冻时，部分纤维蛋白原已转变为纤维蛋白而出现不能融化的沉淀物，故在输用时应使用带滤网的输血器，防止沉淀物进入人体，引起栓塞。融化后的血浆应尽快输完，并一次输完；在 10℃的环境中放置不应超过 2 小时；如在 4℃环境中暂时存放，不能超过 24 小时，融化后的血浆为半透明淡黄色液体、不应再冷冻。如出现凝块，则不应输注。

19. 冷沉淀输注时需注意什么？

冷沉淀是指血浆冷沉淀中含有Ⅷ因子及纤维蛋白原，可治疗缺乏Ⅷ因子及纤维蛋白原而出血不止的患者或血友病患者。

冷沉淀需用带滤网的输血器输注；融化后立即由静脉输注，不得放置过久；发现有大量或大块不溶物出现，不应输用；输注速度要快，以便取得最大的疗效；观察止血效果及不良反应。

第五章
静脉输液——健康指导篇

5

第一节 静脉输液患者健康教育

1. 何为健康教育?

健康教育是一项有计划、有组织、有系统和有评价的教育活动。是指健康信息在教育者和受教育者间传递和交流的过程,通过向患者提供疾病进程、治疗方法和改善健康行为等相关知识,使受教育者具有自我健康保健意识。

2. 静脉输液患者健康教育的意义主要有哪些?

(1) 能够使患者放松心情、避免恐慌,更好地配合治疗和护理。

(2) 能够提高患者依从性,增强治疗效果。

(3) 能够改善医患关系、增强患者对医护人员的信任、提升医院的信誉。

3. 静脉输液患者的健康教育需求主要有哪些?

(1) 患者希望了解输液前准备。

(2) 患者希望了解输液工具相关知识。

(3) 患者希望了解输液通道相关知识。

(4) 患者希望了解输注药物的名称、作用及主要副作用等。

(5) 患者希望了解输液时间。

(6) 患者希望了解输液速度及输液总量。

(7) 患者希望了解输液注意事项。

(8) 患者希望了解输液不良反应。

(9) 患者希望了解液体输注完毕的处理方法。

(10) 患者希望了解拔针后的处理方法与注意事项。

(11) 患者希望了解留置静脉导管的自我维护与注意事项。

4. 静脉输液患者的心理问题主要有哪些?

(1) 担心输错液体,导致不良后果。

(2) 担心护士操作失败。

(3) 担心液体走空。

(4) 担心输注的药物对身体有副作用。

(5) 担心液体渗漏造成局部组织损伤和疼痛。

(6) 担心输注过程导致感染。

5. 静脉输液前如何对患者进行心理疏导?

(1) 与患者沟通时采用礼貌性、安慰性语言,如首先进行自我介绍,并解释操作过程。

(2) 及时解答患者关于静脉输液的疑问,减轻患者的顾虑。

(3) 取得患者信任,消除患者的紧张和恐惧心理。

（4）组织患者进行相互交流,彼此借鉴应对不良反应的经验,减轻心理压力。

6. 静脉输液的健康教育形式主要有哪些?

（1）语言教育:借助护士实施治疗操作的时机,针对不同患者进行口头健康教育。

（2）文字教育:向患者及家属发放健康教育处方、健康教育手册等。

（3）示范教育:示范一些简单的操作,如输液前如何做好血管准备;输液中如何保护好输液通路;拔针后如何按压穿刺点等。

（4）电化教育:在输液室播放健康教育节目。

（5）多媒体教育:举行多媒体课件讲座。

7. 护士进行静脉输液健康教育时的注意事项主要有哪些?

（1）注意根据患者文化背景、文化程度与接受能力等选择通俗易懂的教育方式。

（2）注意选择患者状态较好时对其进行相关的健康教育。

（3）注意选择患者易于掌握的健康教育内容。

（4）注意了解患者对健康教育内容的理解与掌握情况,并及时回答患者的疑问。

（5）改变不注重患者心理需求及感受的单一护理模式,护士应承担疾病宣传、指导、咨询、管理和研究等多种角色。

8. 静脉输液前的健康教育内容主要有哪些?

（1）强调输液环境的重要性,以及如何保持输液环境的安全及适宜。

（2）讲解输液目的,输注药物的名称、剂量、作用及副作用,输液速度、输液时间、不良反应及处理方法等。

（3）指导患者做好输液前的准备工作,如排空大小便、取舒适卧位等。

（4）若患者静脉较细,可给予局部热敷使血管充盈,注意水温切勿过高,以免烫伤。

（5）衣袖不可过紧,穿衣时应先穿穿刺侧,脱衣时应后脱穿刺侧。

（6）进行相应的静脉输液期间进餐指导。

（7）嘱患者输液期间切勿离开病房,有任何需要及时告知护士。

9. 静脉输液过程中的健康教育内容主要有哪些?

（1）穿刺时,指导患者如何配合治疗,如嘱患者握拳,穿刺侧肢体制动等。

（2）告知患者输液滴速,对年老体弱、心血管疾病等特殊疾病患者或甘露醇、利多卡因等特殊药物护士会根据医嘱对滴速进行调节。嘱患者勿擅自调节输液滴速。

（3）指导患者进行病情观察:出现如心慌、气促、寒战等输液反应,或穿刺部位出现肿胀、疼痛等异常不适时,应立即关闭调节器,及时告知医护人员。

（4）如发现液体中有絮状物、结晶等异物,请立即关闭调节器并呼叫护士。

健康指导篇

（5）指导患者活动肢体、改变卧位、解大小便时,应避免输液装置内返血、穿刺针头移位、脱落,造成输液管路堵塞、药物渗出或外渗,导致局部组织肿胀或坏死。

10. 静脉输液后的健康教育内容主要有哪些?

（1）讲解拔针后的处理:指导和协助患者从穿刺点沿血管方向向上 2~3 横指处稍用力按压,头皮穿刺针按压时间为 3~5 分钟,静脉留置套管针需持续按压 8~10 分钟。如有凝血机制障碍者则需延长按压时间,至穿刺点局部无渗血为止。若局部肿胀,及时告知医务人员,妥善处理,切勿拔针后立即热敷,以免加重局部渗液或渗血。按压时切忌反复揉搓穿刺局部,以免引起皮下淤血。CVC 或 PICC 拔管后,应注意保持穿刺点密闭状态至少 24 小时以上,防止空气栓塞。

（2）输液完毕,告知患者不要突然起身或变换体位,以防出现体位性低血压。

（3）向患者强调注意事项:留置导管的位置不要浸水,敷料松脱或潮湿时及时更换,穿刺侧上肢不要提取重物或用力活动。

（4）指导患者观察是否出现输液反应,如出现静脉炎、发热等,应立即告知护士。

第二节　儿科患者静脉输液健康教育

1. 小儿静脉输液的特点主要有哪些?

（1）穿刺不合作:患儿年龄小、恐惧心理较强。

（2）自我保护意识差:因患儿活动量较大,导致输液针、输液管脱落。

（3）静脉穿刺与固定困难:患儿年龄小,静脉细,皮下组织疏松,肌肉不发达导致静脉固定性差。

（4）主诉不清:患儿年龄小,语言表达能力差,需医护人员及家长仔细观察、询问才能发现病情变化。

（5）对护理人员素质要求较高:由于患儿静脉穿刺困难及家长的期望值较高,对儿科护士穿刺技术、心理素质的要求均较高。

（6）易引起组织损伤:患儿血管细、血管通透性高,易引起药液渗出或外渗。

2. 特殊患儿血管穿刺的特点主要有哪些?

（1）肥胖患儿皮下脂肪较厚,静脉不明显,穿刺时较难掌握血管的深浅度。

（2）严重脱水及循环衰竭的患儿由于血管灌流量不足,血流缓慢,血管腔不充盈,不宜穿刺,且穿刺后不易回血。

（3）高热患儿由于寒战,导致血管收缩,易刺破血管。

（4）长期输液的患儿因反复穿刺造成大量的毛细血管破裂、出血,形成皮下瘀斑,造成穿刺困难。

3. 小儿不同静脉通道选择的优缺点有哪些?

表 5-1　小儿静脉通道优缺点比较

	头皮针	留置针	锁骨下静脉置管	PICC	植入式静脉输液港
留置途径	外周静脉	外周静脉	经锁骨下静脉置入中心静脉	经外周静脉置入中心静脉	经颈外静脉或锁骨下静脉置入上腔静脉与右心房的交界处
留置时间	1 天	无须常规置换,仅在临床需要时更换	(1) 无须常规置换(2) 如果不能完全保证置管当时的无菌措施,应尽可能在 48 小时内更换	根据产品说明书	5 年
维护周期	随时	24 小时	24 小时	1 周	4 周
优点	针头细小,穿刺成功率较高	维护方便,费用低	可输注刺激性或腐蚀性药物,避免药物对血管壁的损伤,保护周围静脉;避免反复穿刺,减轻患儿痛苦	安全可靠,可输注刺激性或腐蚀性药物,避免药物对血管壁的损伤,保护周围静脉;可中长期留置,避免反复穿刺,减轻患儿痛苦	可输注刺激性或腐蚀性药物,避免药物对血管壁的损伤,保护周围静脉;可长期留置,避免反复穿刺,减轻患儿痛苦。输液港是一个闭合的静脉输液装置,无体外暴露,是感染率最低的中心静脉导管
缺点	固定不牢易发生药液渗出,需反复穿刺增加患儿痛苦;不能用于输注腐蚀性药物	易发生静脉炎、不宜用于输注腐蚀性药物、需反复穿刺	穿刺时易造成气胸、血胸,后期维护较 PICC 复杂,不能带管出院	对外周静脉条件要求较高,每周需要专业护士进行维护,维护费用偏高。虽然并发症较 CVC 少,但较输液港多	必须使用专用的无损伤针,费用高;需经过培训的医生在手术室、局麻下通过手术置入或取出输液港,技术复杂,护士不能操作;输液港是完全植入人体内的闭合输液装置,不易观察到输液港的情况

4. 导致小儿静脉穿刺失败的因素主要有哪些?

(1) 患儿因素:由于患儿体质、胖瘦不同,血管的粗细、深浅等各有特点;患儿小,血管细,对穿刺恐惧,不能主动配合。

(2) 家属因素:家属期望值高,护士压力大。

(3) 护士心理因素:患儿家长对护士施压,患儿哭闹对护士的影响极大,甚至会影响穿刺技术水平的发挥。

5. 如何做好静脉输液患儿的心理护理？

（1）多与患儿交流沟通，注意语气、态度，可通过做游戏、绘画等方式拉近与患儿的距离，使患儿减轻对护理人员的陌生感和恐惧感。

（2）创造轻松愉快的环境氛围。病房装饰注意符合儿童心理特征，穿刺时播放轻松愉快的音乐，减轻患儿的恐惧心理。

（3）将有关静脉输液的健康教育内容制作成图文并茂的画册、卡通图片或幻灯片，向患儿及家属进行讲解，使患儿易于接受。

（4）通过评比、奖励方式鼓励患儿争做勇敢儿童，帮助其他患儿克服恐惧心理。

（5）内向或胆小型患儿，先与其交谈，动作轻柔，可给患儿做一些简单的解释和安慰工作，对患儿多鼓励，勿训斥，增加患儿的自信心和勇气，并维护患儿自尊心。

（6）对于不合作型的患儿，护士要注意因势利导，真诚地为患儿着想，不能急于求成，应主动同他们做朋友。对于个别蛮不讲理、劝导无效的患儿，可嘱其家长协助固定好穿刺部位。

6. 小儿静脉输液前的健康教育内容主要有哪些？

（1）向患儿家长说明输液的原因、目的、输注药物的名称、剂量、作用、副作用及注意事项等。

（2）护士态度要亲切和蔼，使用安慰性语言。向家长询问患儿病情、过敏史和特殊的要求，告知家长穿刺前不要喂奶、喂水或口含食物，以免在穿刺过程中因患儿哭闹引起恶心、呕吐或误吸，造成窒息。

（3）嘱家长给患儿穿宽松衣裤，操作前排空大小便。

（4）通过哄抱、握手或抚摸患儿等动作对其进行鼓励、表扬或安抚，一边交谈，一边选择静脉血管，分散其注意力，消除患儿恐惧心理。

（5）对操作不合作的患儿向家长示范如何协助约束患儿。

（6）强调擅自调节输液速度所造成的危害，取得患儿和家长的理解与配合。

（7）告知家长病区外空气悬浮物及强光易引起输液反应，应在指定区域输液，严禁家长私自带孩子外出，避免发生意外。

7. 小儿静脉输液过程中的健康教育内容主要有哪些？

（1）告知患儿及家长可能出现的输液反应，且切勿擅自离开护士的观察区域，以免发生输液反应时贻误抢救时机。

（2）根据输注药物的性质，向患儿及家长介绍可能出现的不良反应，如胃肠道反应，告知患儿及家长当出现不良反应时不必惊慌，应立即告知医护人员，酌情处理。

（3）嘱家长注意观察患儿有无面色、神志变化，皮肤有无瘙痒及皮疹，穿刺部位有无肿胀，各连接处有无松动漏液等情况，如出现上述情况应立即告知护士。

（4）告知患儿及家长输注液体总量及输液时间,勿擅自调节输液速度。因为输液速度是根据患儿的年龄、病情、药物性质调整的,擅自调节滴速可能会发生输液反应,甚至危及患儿生命。

（5）告知患儿及家长输液过程中勿倒置墨菲氏滴管,以防空气进入血管。如果液体输完,应立即告知护士。

（6）输液中嘱家长看护好患儿,防止患儿搔抓穿刺局部,以避免针头移位或脱落;对于不合作的患儿,嘱家长协助适当约束患儿肢体以免拔针;嘱家长留意输液管,以避免输液管打折、扭曲;指导患儿减少活动,更换舒适体位。

8. 小儿静脉输液后的健康教育内容主要有哪些?

（1）穿刺针拔除后,沿静脉走向按压穿刺点 5 分钟以上,至穿刺点局部无渗血为止。也可按压穿刺点并将输液侧肢体上举 2~3 分钟。切忌反复揉搓穿刺局部,以免引起皮下淤血。

（2）拔针后家长应注意观察患儿穿刺局部有无红肿热痛等感染征象,如发现异常情况,应及时告知医护人员。

（3）对于输入抗菌药物的患儿,拔针后必须在病室观察 10~20 分钟方可离开。

（4）穿刺针拔除后 24 小时内穿刺处不沾水,以防感染。

（5）部分药物可发生迟发型药物反应,输液后嘱家长应继续观察患儿有无皮疹等不适,如有应及时告知医护人员。

（6）嘱家长看护好携带留置针或 PICC 的患儿,穿刺侧肢体不宜用力活动,避免长时间下垂;穿刺部位应避免浸水,敷料松脱或潮湿应及时告知护士。

第三节　老年患者静脉输液健康教育

1. 老年患者的特点主要有哪些?

（1）安全感弱:易产生焦虑、孤独、恐惧、无助等负性情绪,会反复询问医护人员疾病和治疗情况。

（2）接受力差:视力、听力等功能衰退,对于疾病的相关知识接受较慢。

（3）自理能力差:老年患者并发症多,健康状态差,身体功能退化。

（4）记忆力差:多种神经递质功能均有所下降,导致健忘、智力减退等。

（5）感觉迟钝:皮肤的触痛、温觉减弱,表面的反应性减弱,对不良刺激的防御等功能降低,再生和愈合能力减弱。

（6）血管条件差:大、中血管壁中膜的胶原纤维增加,弹性纤维减少,加之管壁钙化等原因使血管变硬,弹性和舒张性降低。

（7）糖、脂肪、蛋白质代谢平衡失调:易患糖尿病、高脂血症、动脉粥样硬化、高血压及脑血管病。

2. 老年患者静脉的特点主要有哪些?

最突出特点是:细、短、脆、滑。具体表现为血管大多表浅、细小,缺乏弹性,硬而脆易破裂,静脉易滑动、难固定。皮肤的防御能力下降,损伤愈合能力低下。

3. 老年患者静脉输液的特点主要有哪些?

(1) 输液速度慢,耗时较长,容易引起疲劳。

(2) 心肺功能均有减退,滴速过快会使循环血容量在短时间急剧增加,极易加重心脏负担,从而导致心力衰竭和肺水肿。

(3) 感觉不敏感,液体渗出或外渗造成局部肿胀,患者疼痛不明显,如未及时发现,会造成组织不同程度的损伤或坏死等严重后果。

4. 老年患者对静脉输液的健康教育需求主要有哪些?

(1) 希望了解自身的心、肺、肾功能及糖尿病、冠心病等慢性病是否对输液速度有较严格的限制。

(2) 希望了解自身的血管因素是否易导致穿刺失败。

(3) 希望了解需如何配合静脉穿刺提高穿刺成功率。

(4) 希望了解所输注药物是否正确、有效。

(5) 希望了解药物作用和副作用。

5. 如何做好静脉输液老年患者的心理护理?

(1) 护士通过细致的观察,掌握输液患者的心理状态,主动和患者进行交流,针对其不良的心理状态,对患者或家属做好解释工作,鼓励患者树立战胜疾病的信心。

(2) 对于视力差、反应迟钝、无家属陪同的老年患者,护士要给予更多的关爱,15~30 分钟巡视一次,提供适时的帮助。

6. 护士对老年患者进行静脉输液健康教育时的注意事项主要有哪些?

(1) 健康教育时尽量采用多种教育形式相结合的方法。

(2) 选择合适的时机,尽量选择在老年患者整体状态较好时予以健康教育,以免影响健康教育的效果。

(3) 耐心讲解相关知识,对于听力下降或耳聋的老年患者,说话音量可稍增大或告知家属,应及时解答老年患者的提问,并尊重和关心患者。

7. 老年患者静脉输液前的健康教育内容主要有哪些?

(1) 老年患者由于尿道括约肌松弛、泌尿系统感染,常发生尿频尿急等,所以在输液前护士应向其介绍输液室的环境,如厕所的方位。

(2) 特别强调擅自调节输液速度所造成的危害,取得患者和家属的理解与配合。

(3) 讲解静脉输液所用药品的性质、作用、副作用,输液滴速及输液反应等,告知液体渗出或外渗可造成局部损伤。

健康指导篇

（4）增强护患沟通，取得理解和配合，让患者在接受治疗的同时，充分感受到被人尊重、关心和理解的人性化服务。

8. 老年患者静脉输液过程中的健康教育内容主要有哪些？

（1）再次嘱患者及家属勿擅自调节滴速，告知心肺疾患的老年人，输液速度宜 20~40 滴 / 分，特殊药物亦应严格控制滴速，如利多卡因、含钾药液等。须严格遵从医嘱。

（2）嘱老年患者及家属在输液中，如发生畏寒、发热、留置导管周围疼痛，应立即告知护士，暂停液体输入。

（3）协助老年患者取舒适体位进行输液治疗，由护士协助患者如厕，禁止患者自行举瓶如厕，以防发生意外。

（4）对于无陪伴的老年患者，告知不必担心液体走空，护士会及时巡视病房，以减轻老年患者的焦虑情绪。

（5）嘱老年患者注意输液肢体的保暖，保持病室温暖。

9. 老年患者静脉输液后的健康教育内容主要有哪些？

（1）告知老年患者，输液完毕拔针后，沿静脉走向按压穿刺点 5 分钟以上，至穿刺点无渗血为止。切忌边按边揉，以免引起皮下淤血。

（2）告知老年患者拔针后不要急于如厕，穿刺侧肢体切勿用力支撑起床，防止血液自穿刺处渗出。

（3）老年患者不宜迅速改变体位，以防出现直立性低血压，轻则头晕，站立不稳，重则可出现晕厥甚至跌倒等后果。特别是对那些曾有直立性低血压病史者输液时宜适当抬高床头，拔针后应继续卧床休息 30 分钟，然后协助其缓慢起床。

第四节　孕产妇静脉输液健康教育

1. 妊娠期母体循环系统的生理特点主要有哪些？

妊娠早、中期血压偏低，部分孕妇妊娠晚期可出现血压升高及宫体增大，影响下肢血液回流，可出现下肢水肿。因此，输液前应仔细评估、准确选择血管；输液过程中严密观察输液速度及控制输液总量，预防心脏负荷过重。

2. 孕妇常见的心理特点主要有哪些？

（1）妊娠早期孕妇心理反应强烈，感情丰富，诸如矛盾、恐惧、焦虑、将信将疑或内向等，孕妇常注意和关心所输注药物对体内胎儿的潜在影响。

（2）妊娠中期孕妇常凭借已接受妊娠的思想去指导自己的活动，并在精神上接受妊娠。此时静脉输液孕妇不仅常询问药物的作用及副作用，而且表现为更加积极配合治疗。

（3）妊娠晚期孕妇常担心各方面的危险会给胎儿带来伤害，害怕身体变化使自己保护胎儿的能力减弱，表现为小心翼翼,安全感降低,可在输液时要求家属陪同,询问更多有关药物的相关问题。

3. 孕产妇静脉输液的健康教育需求主要有哪些?

（1）孕产妇在输液前非常关心所用药物对胎儿或新生儿健康的影响,尤其很关注输液用药方面,常常询问输液速度、总量等相关问题。

（2）孕产妇在输液过程中希望了解产科常用药物的用法、用量及中毒反应,如镁中毒。

（3）孕产妇希望了解是否输入正确的药物,配药过程是否严格消毒,配药剂量是否正确等。

4. 孕妇静脉输液时,针对其心理顾虑进行的健康教育内容主要有哪些?

（1）孕期静脉输液时,孕妇的主要心理顾虑是药物对胎儿有影响,护士应根据药物说明书进行相应的健康宣教。

（2）告知孕妇合理用药不但对胎儿无害,还能防止胎儿受母体疾病的影响;当胎儿发育不良时,合理用药能及时治疗胎儿疾病。

5. 孕妇静脉输液时慎用、禁用的药物有哪些?

（1）激素类药物,特别是含有性激素的药物,可能会导致胎儿生殖器官发育障碍或畸形。

（2）抗肿瘤药物,如放线菌素 D、环磷酰胺、5- 氟尿嘧啶、噻替哌等,会引起胎儿畸形或流产。

（3）某些抗菌类药物,如四环素类、氯霉素、庆大霉素、卡那霉素等,都会导致胎儿发育不良或引起胎儿先天性耳聋、肾脏损害。

（4）磺胺类药物,在孕早期有致畸作用,孕晚期可引起高胆红素血症。

6. 孕妇患有感染性疾病时,静脉输注抗菌药物的健康教育内容主要有哪些?

孕妇患有感染性疾病时,需及时治疗,一旦孕妇出现体温过高将给胎儿带来不良影响。因此,孕妇患病后,更应该引起重视,积极治疗,只要药物使用恰当,一般不会给胎儿带来不良影响。有些抗菌药物如红霉素、青霉素、头孢菌素等,对孕妇和胎儿比较安全,副作用轻微,治疗效果好。

7. 孕妇静脉输注盐酸利托君注射液的健康教育内容主要有哪些?

（1）告知孕妇及家属这种药品是目前国内用于治疗先兆早产、前置胎盘等最普遍、最有效的药物,告知孕妇其不会导致 20 周后的胎儿致畸,消除孕妇及家属的顾虑。

（2）告知孕妇及家属这种药品的主要作用是抑制子宫平滑肌的收缩频率和强度,从而有效延长妊娠,减少早产的发生。

（3）告知孕妇及家属输液过程中可能出现孕妇及胎儿心率加快,孕妇会有面色潮红、出汗、恶心呕吐等不适反应,护士会加强巡视,不必惊慌。如出现胸闷、心悸、呼吸困难等应立即告知医护人员。

（4）指导孕妇及家属观察宫缩和阴道出血情况，如发生频繁宫缩、阴道出血等，要及时呼叫，切勿隐瞒病情；指导孕妇输液期间尽量采取左侧卧位，预防由腔静脉症候群引起的低血压；勿擅自调节输液速度，以免发生意外。

8. 妊娠高血压疾病孕妇静脉输注硫酸镁注射液的健康教育内容主要有哪些？

（1）告知孕妇疾病的相关知识，介绍病情变化和转归。

（2）告知孕妇不良情绪对疾病的影响，应积极配合治疗，从而有效控制病情。

（3）告知孕妇及家属 25% 硫酸镁是治疗妊高征的首选药。说明药物的作用是解痉、镇静、降压，其对胎儿影响小并可预防和控制子痫的发作，减少疾病对胎儿带来的危害。

（4）告知孕妇及家属硫酸镁过量会引起呼吸抑制、心跳停搏，甚至死亡。如出现头痛、眼花、上腹部疼痛、呼吸困难、复视、全身无力等应立即告知医护人员。

（5）指导孕妇及家属观察镁中毒的现象，正常时膝腱反射必须存在、呼吸每分钟不少于 16 次、尿量每小时不少于 25ml，如发生异常情况应立即通知医护人员；指导正确记录 24 小时出入量的方法；勿擅自调节输液速度，防止用药过量，发生镁中毒。

9. 产前使用催产素的健康教育内容主要有哪些？

（1）告知孕妇及家属催产素是一种人工合成的缩宫素，产前使用不会对胎儿产生影响。

（2）告知孕妇及家属滴注催产素会引起宫缩，产生阵痛，在待产期间助产士会在不同产程给予相应的缓解疼痛方法的指导，也可选择无痛分娩等方式来缓解疼痛。

（3）告知孕妇及家属在输液过程中勿擅自调节滴速，以免发生宫缩过强、过频、持续时间过长，疼痛加剧，甚至强直收缩、子宫破裂出血等严重后果。如出现宫缩疼痛剧烈、持续时间大于 1 分钟不能缓解、破水、便意等应立即告知医护人员。

（4）告知孕妇及家属孕妇的自身条件对顺产的有利性，医护人员会尽力协助孕妇分娩，减轻痛苦。

10. 产后出血时输液的注意事项主要有哪些？

产后出血指胎儿娩出后 24 小时内出血量超过 500ml。是产妇死亡的首位原因，占分娩总数的 2%~3%，80% 发生在产后 2 小时。

（1）临床表现：①阴道流血过多；②面色苍白、出冷汗；③心慌、口渴、头晕；④呼吸急促；⑤烦躁不安、表情淡漠、昏迷等神志渐进性改变。

（2）处理原则：①补充血容量：为治疗成功的关键；②平卧、保暖、给氧、安静休息;③注意阴道流血量。

(3) 注意事项:①严格执行输液计划;②严密观察输液速度;③密切观察输液后的反应。

11. 引起孕产妇静脉输液反应的常见药物及临床表现主要有哪些?

(1) 头孢唑林钠:寒战、胸闷、呼吸困难、皮肤瘙痒、休克。

(2) 克林霉素:寒战、皮肤瘙痒、皮疹。

(3) 呋布西林钠:皮肤瘙痒、皮疹。

(4) 乳酸钠林格液:高热、皮肤瘙痒、皮疹、寒战。

(5) 缩宫素:高热、寒战。

(6) 果糖:高热、寒战。

12. 孕产妇静脉输液出现不良反应的原因主要有哪些?

(1) 药物及操作因素:临床症状常为热原反应,而致热原主要来源于输液器消毒灭菌不合格或在操作过程中未严格执行无菌技术操作,或输入的药液被污染。

(2) 孕产妇身体因素:孕产妇因循环负荷增加,分娩时体能消耗及手术创伤等,导致免疫力低下,容易发生药物不良反应。

(3) 输液速度及总量因素:由于输液速度过快或输液总量过多,使循环血量急剧增加,易导致循环负荷过重反应。

13. 孕产妇输液中的健康教育内容主要有哪些?

(1) 穿刺肢体勿随意活动,以防针头滑脱。

(2) 勿自行调节滴速。

(3) 感到不适,如出现头痛、胸闷、呼吸困难等需立即告知医护人员。

(4) 因输液时间较长,体位频繁改变,易造成输液管扭曲、受压,注射部位液体渗出、疼痛等,如有异常立即告知医护人员,防止用药中断,影响疗效。

第五节　围术期患者静脉输液健康教育

1. 何为围术期?

围术期指从确定手术治疗时起,至与这次手术有关的治疗基本结束的一段时间。

2. 围术期患者生理特点主要有哪些?

(1) 具有基础疾病的临床症状。

(2) 新生儿和婴幼儿对手术的耐受力较差,危险性大,手术时易并发误吸。

(3) 老年人器官功能衰退、代谢调节和组织愈合能力差,常伴心血管疾病等,易发生代谢紊乱、休克和切口愈合不良。

（4）男性老年患者常因前列腺肥大而易致术后尿潴留和尿路感染等。

3. 围术期患者心理特点主要有哪些?

（1）害怕、焦虑、恐惧、抑郁或情绪激动等。

（2）睡眠形态紊乱,如失眠、入睡困难等。

（3）语言和行为改变,如沉默寡言、易激动、无耐心、易怒或哭泣等。

（4）尿频、食欲下降、疲劳和虚弱感等。

4. 手术过程中患者静脉输液的健康教育需求主要有哪些?

（1）希望了解护士是否会仔细核对药物。

（2）希望了解护士是否会及时添加液体。

（3）希望了解术中是否给予他（她）足够的麻醉药。

（4）希望了解输注药物（如晶体液、胶体液等）是否影响麻醉药物发挥疗效。

（5）希望了解手术体位是否会影响静脉输液。

5. 何为围术期处理?

围术期处理是为患者进行手术前的准备和手术后的康复指导。包括术前准备和术后处理。

6. 围术期处理的目的主要有哪些?

（1）手术前期做好术前准备,使患者具有充分的思想准备和良好的机体条件。

（2）术后采取综合治疗措施,防止并发症发生,尽快恢复生理功能,促使患者早日康复。

7. 术中输液患者的注意事项主要有哪些?

（1）全面评估,掌握手术患者的病情,包括患者现病史、既往史、用药史、过敏史等资料。

（2）对手术情况进行评估,通过咨询手术医生,结合自己的工作经验,评估手术的难易程度及出血量,选择合适的静脉留置针头。

（3）正确选择穿刺血管,以使药液有效进入血循环、保障患者安全为原则。

（4）加强术中输液管理,输液部位用无菌透明贴膜固定,保持术中静脉输液通路的有效性。

8. 指导术后患者自控镇痛的健康教育内容主要有哪些?

（1）鼓励患者积极参与疼痛管理。

（2）指导患者配合医护人员调整药物剂量以减轻疼痛。

（3）指导患者积极参与监督疼痛控制的全过程。

9. 术后患者输液过程中的健康教育内容主要有哪些?

（1）嘱患者及家属勿擅自调节输液滴速,如曲马朵、含钾药液等。

（2）协助患者取舒适体位进行输液治疗,告知患者变换体位时避免输液管扭曲、受压、移位、脱落等。如需如厕,及时呼叫护士。

（3）告知术后肢体制动的患者不必担心液体走空,护士会及时巡视病房,以减轻患者的焦虑情绪。

第六节　化疗患者静脉输液健康教育

1. 化疗患者的生理特点主要有哪些?

(1) 乏力:因化疗药物在杀伤肿瘤细胞的同时,也将正常细胞和免疫(抵抗)细胞一同杀灭。

(2) 毒性反应:因抗肿瘤药物大多经肝、肾代谢,从尿中和胆汁中排泄,未与白蛋白结合的药物均由肾小球过滤。

(3) 感染、出血、皮疹:因多数抗肿瘤药物对机体的免疫力都有不同程度的抑制作用。

(4) 胃肠道反应:因胃肠道黏膜上皮细胞增殖旺盛,故对化疗药物极为敏感,常引起严重的厌食、恶心、顽固性呕吐、腹痛、腹泻。

(5) 悲观情绪:因化疗药物引起脱发、色素沉着,因此会使患者自我形象紊乱、自我封闭。

2. 化疗患者输液的健康教育需求主要有哪些?

(1) 患者希望了解化疗药物的不良反应及减轻不良反应的方法,如脱发、抑制骨髓、胃肠道反应等。

(2) 患者希望了解化疗药物的种类、输注顺序、速度及剂量等。

(3) 患者希望了解输液通道相关知识,如深静脉置管的目的、方法、注意事项,及与传统的浅静脉穿刺相比较的优缺点。

(4) 患者希望了解化疗后保护血管的方法。

(5) 患者希望了解化疗药物渗出或外渗的预防及处理。

3. 如何保护化疗患者的血管?

(1) 长期输注化疗药物宜采用中心静脉导管(PICC 或植入式静脉输液港等)输注,不宜使用一次性静脉输液钢针。

(2) 外周静脉留置针宜用于短期静脉输液治疗,不宜用于持续性输注腐蚀性的化疗药物。

(3) 宜选择弹性好、较粗、较直、易固定的上肢静脉作为穿刺部位,避开静脉瓣、关节部位以及有瘢痕、炎症、硬结等处的静脉。

(4) 成人不宜选择下肢静脉、小儿不宜选择头皮静脉进行 PVC 置管;手术区域侧肢体、腋窝、活动障碍或末梢循环差的肢体、放疗部位,不宜进行同侧置管。

(5) 接受乳房根治手术和腋下淋巴结清扫术的术者应选择健侧肢体进行 PVC 置管。

(6) 接受乳房根治手术和腋下淋巴结清扫术的术侧肢体、锁骨下淋巴结肿大或有肿块侧,不宜同侧进行 PICC 置管;有血栓史、血管手术史的静脉不应进行 PICC 置管。

(7) 提高静脉穿刺技术,减轻患者痛苦并提高静脉的使用率。

(8) 教会患者及家属充盈穿刺部位血管的方法,包括活动肢体、热水浸泡或热敷,改善血液循环,促使血管扩张、充盈。

4. 化疗患者输液穿刺成功后护理的注意事项主要有哪些?

(1) 尽量减少输液侧肢体活动。

(2) 翻身、进食或如厕时将输液的肢体摆放好后方可活动,特别是在关节韧带处要格外小心,避免液体渗出或外渗。

(3) 向患者及家属交代输注药物要求的速度,告知勿擅自调节输液滴速,避免引起输液部位发麻、疼痛、肺水肿、胃肠道不适等。

(4) 若抗肿瘤药物不慎溅在皮肤上或眼睛内,应立即用清水反复冲洗。

5. 化疗患者输液前的护理要点主要有哪些?

(1) 创造温馨舒适、安静整洁、温湿度适宜的病房环境,使患者感觉舒适。

(2) 对诊断知情的患者,进行良好的沟通和交流,最大限度地减少恐惧、焦虑、怀疑、失望等消极心理状态。

(3) 化疗输液前需要完善各项检查,包括血常规、肝肾功能及心电图等。

(4) 化疗前晚要保证充足的睡眠,入睡困难者可给予促进睡眠措施,如用温水泡脚,饮热牛奶,也可根据医嘱适当应用镇静药。

6. 化疗患者输液过程中的健康教育内容主要有哪些?

(1) 告知患者保护血管的重要性,避免药物渗出或外渗,以免引起皮肤组织的损伤,甚至溃烂、坏死。若药液外渗,切忌热敷,需立即夹闭调节器,呼叫护士进行处理。

(2) 告知患者某些药物可影响生育,导致畸胎。在化疗期间,男性患者应节育,女性患者应中止妊娠,一般停药后 1 年可恢复生育。

(3) 告知患者输液过程中的注意事项。若需翻身、喝水、进食或大小便时,请先将输液的肢体摆放好再活动;勿擅自调节滴速,以免引起肺水肿、心力衰竭、肢体疼痛、荨麻疹等不良反应。

(4) 告知患者不良反应的防范措施,如恶心呕吐、腹痛、腹泻、便秘等。

(5) 若发生静脉炎(热、痛、红或触感静脉索),将患肢抬高、制动,避免受压,必要时,应停止在患肢静脉输液。

(6) 告知患者在化疗过程中如遇疼痛,异样感觉时应立即夹闭调节器,呼叫护士,切勿勉强忍受。

7. 化疗患者输液后的健康教育内容主要有哪些?

(1) 拔针后的处理:沿静脉走向按压穿刺点 5 分钟以上,至穿刺点无渗血为止。勿过早松开,以免造成穿刺处皮肤青紫,影响以后的静脉穿刺;切忌边按边揉，以免引起皮下淤血。

（2）输液完成后，勿突然起身或变换体位，以防发生直立性低血压。

（3）注意观察是否出现穿刺处隐性渗漏或药物迟缓性不良反应等。

（4）化疗后容易发生骨髓抑制、白细胞下降、抵抗力差，嘱患者减少外出，注意保暖，防止感冒，多休息。

（5）化疗后易发生胃肠道反应，指导患者合理饮食，以清淡易消化食物为主，少量多餐，多食含维生素及碳水化合物的食物，避免摄入煎、炸、油腻等刺激性食物。

（6）定期监测肝肾功能，指导患者多饮水，保证尿量 >3000ml，以利药物快速从体内排出，减轻肝肾功能的毒性反应。

（7）为预防化疗后白细胞下降和血小板减少，可进食含铁较多的食物，如鸡肉、菠菜、动物内脏、瘦肉等。

（8）出现皮肤损害和脱发时，指导患者加强皮肤、头发的清洁和保养，禁用有刺激性的肥皂、洗浴液和洗头膏等洗澡和洗头；脱发后应加强头皮的保护，防止暴晒。

（9）因口腔溃疡会影响进食，故可指导患者进食后用清水漱口，必要时根据口腔 pH 选择 2%~3% 硼酸或 2% 碳酸氢钠漱口，以稀释口腔内有害菌浓度。

（10）除病重卧床外，告知患者要适当散步，做健身操等，以增强机体的抵抗力。注意不要到人群密集的公共场所和患有传染性疾病者家中串门，以免引发感染。

（11）按时随访，定期监测白细胞的变化，检查肝、肾、心脏等重要器官有无进行性损害，如有不适，随时就诊。

（12）鼓励患者诉说心中的忧虑、痛苦，可通过写日记、听音乐、看电影及参加一些社交活动等方式放松自己，减少情绪波动。

第七节　特殊患者静脉输液健康教育

1. 特殊患者包括哪些人群？

包括老年患者、婴幼儿患者、孕产妇患者、围术期患者、化疗患者、酒精依赖患者、精神分裂症患者、抑郁症患者、传染病患者、残疾患者等。

2. 酒精依赖患者的生理特点主要有哪些？

（1）消化系统：慢性胃炎、胃或十二指肠溃疡、肝炎、肝硬化、胃出血等。

（2）心血管系统：心肌炎、高血压、冠心病等。

（3）神经系统：精神恍惚、震颤、周围神经炎、腱反射亢进等，控制力、判断力、理解力降低。

（4）性功能障碍：性欲减退、阳痿等。

（5）停止饮酒后感心中难受、坐立不安或出现肢体震颤；戒断症状导致患者出现恶心、出汗、心悸、震颤、食欲不振、睡眠障碍等。

3. 酒精依赖患者的心理特点主要有哪些？

（1）自卑。患者"自我"的功能发展不佳，超越自我的能力弱。

（2）失望、极端。缺乏信任感和安全感，对外界耐受性差，忍受挫折力低，对冲动的控制力弱。

（3）自暴自弃。以自我为中心，以获得快乐为第一需要。义务感、责任感、道德感等行为标准降低，对社会、家庭角色丧失，制度执行力差，甚至出现违法或犯罪行为。

（4）戒断症状导致患者出现焦虑、抑郁、恐惧等心理。

4. 酒精依赖患者的精神症状主要有哪些？

（1）智能衰退。可出现酒精所致的幻觉症，以意识障碍、认知损伤和幻觉为典型表现的震颤性谵妄，常伴惊厥发作、被害妄想及嫉妒妄想等。

（2）个性改变。受症状的影响和支配，患者会存在紧张、焦虑、恐惧、敌意等强烈的负性情绪和精神运动性兴奋、敌对、攻击、自杀等行为反应。

5. 酒精依赖患者静脉输液的健康教育内容主要有哪些？

（1）输液前告知患者静脉输注药物的作用、输注时间、疗程等。

（2）输液时指导患者反复握紧、松开拳头使血管充盈，以提高穿刺成功率。

（3）告知患者在戒酒初期发生头晕、恶心、乏力、出汗、心慌、焦虑、烦躁等不适，立即告知医护人员。

（4）若患者出现意识不清、躁动时，告知家属输液期间采取保护性约束的必要性，防止患者坠床和自行拔出针头。

6. 精神分裂症患者的特点主要有哪些？

（1）疾病特点：

1）青壮年起病，复发率高，各个年龄段的患者均有。

2）命令性幻听和被害妄想是患者常见的精神症状，是导致患者冲动、伤人、毁物、出走等意外事件发生的常见原因。

3）患者有特殊的思维、知觉、情感和行为等多方面的障碍，以及精神活动与环境的不协调。

4）患者多无自知力，对治疗和护理的依从性差。

（2）躯体特点：

1）患者发生糖代谢异常、肥胖、高血压、动脉硬化、血脂紊乱等疾病的概率均高于正常人群。

2）代谢综合征会影响血管功能，血管内皮受损、呈低度炎症状态，导致血管弹性降低、易发生输液反应。

健康指导篇

7. 精神分裂症患者静脉输液的健康教育内容主要有哪些？

（1）患者对医嘱、医护人员的看法和态度有异议时，给予耐心解释。

（2）严密观察患者有无输液反应，满足患者的合理需求，确保输液安全。

（3）对不合作的患者，告知家属输液期间采取保护性约束的必要性，以保证治疗顺利实施。

8. 抑郁症患者的特点主要有哪些？

（1）疾病特点：

1）典型症状为情绪低落、兴趣缺乏、乐趣丧失。

2）常伴随无望、无助、无用的"三无"症状。

3）持续存在焦虑抑郁、自责自罪、罪恶妄想等，最终导致患者反复、主动寻求自杀。

（2）躯体特点：

1）多数患者出现食欲减退，严重者完全丧失进食欲望，体重在短期内明显减轻（与上月相比体重减轻 5% 以上）。

2）严重者发生营养不良、睡眠紊乱、精力丧失，非特异性躯体症状如疼痛、周身不适、自主神经功能紊乱等。

9. 抑郁症患者静脉输液的健康教育内容主要有哪些？

（1）耐心解释静脉输液的目的、作用等，解除患者顾虑。

（2）严密观察病情变化，告知患者如有不适立即告知医护人员。

（3）对因食欲不振而输液的患者，告知其经口进食既经济又营养，尽量满足患者的饮食喜好。

（4）对有明显自杀倾向的患者，告知家属输液期间采取保护性约束的必要性。

10. 传染病患者的心理特点主要有哪些？

（1）患者自卑，自觉对周围人造成威胁，自我价值感降低。

（2）害怕别人鄙视和厌恶自己，产生愤怒、否认的情绪，易激惹。

（3）患者在治疗期间易产生急躁、悲观情绪和敏感、猜疑等心理，尤其关注用药相关知识。

11. 传染病患者静脉输液的健康教育内容主要有哪些？

（1）告知静脉输液的治疗常识，争取患者以最佳的心理状态接受静脉输液。

（2）护士因标准预防需戴手套操作时做好解释工作。

（3）肝炎等凝血功能不佳的患者拔针后指导或协助患者按压局部不少于5分钟，至穿刺点无渗血为止。

12. 残疾患者的生理特点主要有哪些？

残疾人是指在心理、生理、人体结构上，某种组织、功能丧失或者不正常，全部或者部分丧失以正常方式从事某种活动能力的人。

（1）视力残疾：患者双眼视力降低或视野缩小，对外界事物甚难或无法作视觉性的辨认,难以从事正常的工作、学习及其他活动。

(2) 听力残疾:听觉分析器受到损伤或言语运动分析器发生病变。但耳聋并不一定哑(如老年性耳聋仍能说话),不能说话也不一定耳聋(如失语症患者能听见声音)。

(3) 言语障碍:多指在口头言语表达方面的缺陷。

(4) 肢体残疾:一般仅有肢体上的残疾或缺陷;感知、注意等认知方面与常人无明显区别,仅在个性特征方面不同于正常人;对外界刺激敏感,容易产生自卑感。

13. 残疾患者静脉输液的健康教育内容主要有哪些?

(1) 输液前介绍厕所环境,护士帮助或指导家属协助视力、肢体残疾患者上厕所,防止患者跌倒、针头移位、脱落等。

(2) 为听力残疾的患者提供书写工具,通过书写板介绍输液相关知识。

(3) 将呼叫器放于患者易拿取的位置,并示范使用方法,告知患者输液期间出现不适、液体输注完毕等情况时及时呼叫护士。

第八节　输血患者健康教育

1. 输血的作用有哪些?

(1) 补充血容量,增加有效循环血量和心排血量,升高血压。

(2) 纠正贫血,增加红细胞、血红蛋白含量,提高红细胞携氧能力,改善组织器官的携氧情况。

(3) 补充抗体和补体,增加机体抵抗力,提高机体抗感染能力。

(4) 补充凝血因子和血小板,改善凝血功能,有助于止血。

(5) 补充血浆蛋白,维持胶体渗透压,减少组织渗出和水肿,保持有效循环血量。

2. 何为成分输血?

成分输血是用物理或化学方法将全血分离制备成纯度高、容量小的血液成分(红细胞、白细胞、血小板等),再根据病情需要输注一种或数种成分。

3. 为何提倡成分输血?

(1) 全血中除红细胞外,其余成分浓度低,有的已丧失功能或活性,不能发挥治疗作用。

(2) 全血中主要有效成分是红细胞,但输注全血的不良反应却比输注红细胞多。

(3) 成分输血的特点是缺什么补什么,针对性强。

(4) 成分输血浓度高,疗效好,不良反应少,减少输血传染病,提高输血安全性。

(5) 一血多用,节省血源,减轻经济负担。

4. 输全血的缺点主要有哪些?

(1) 大量输全血可使循环超负荷。因为全血中的血浆可扩充血容量,所以血容量正常的患者输血量过大或速度过快可发生急性肺水肿。

(2) 大量输全血可使代谢负担重,因为全血中细胞碎片多,全血的血浆内乳酸、钠、钾、氨等成分含量高。

(3) 输全血更容易产生同种免疫,易导致输血不良反应或输血无效。

5. 输全血的情况主要有哪些?

(1) 急性大量失血可能发生低血容量性休克的患者:当失血量超过全身血容量 30% 时,在扩充血容量的基础上,输注红细胞或全血。

(2) 换血治疗:用于新生儿溶血病患儿的换血治疗,以去除胆红素抗体及抗体致敏的红细胞。

(3) 体外循环:心脏、大血管手术时,补充血容量。

6. 输血前健康教育内容主要有哪些?

(1) 解释输血的必要性、目的、方法及注意事项等相关知识,告知所有血液均经过检验,消除患者对输血的疑虑及恐惧心理。

(2) 签署《输血治疗同意书》,没有本人及直系家属签字不能输血。

(3) 告知患者行输血前检查的目的及意义。丙肝、乙肝、艾滋病、梅毒等可通过输血传播,输血前检查患者是否感染过此类疾病。

(4) 应了解患者血型、输血史及不良反应史;告知患者做血型鉴定、交叉配血试验及输血前核对血型的目的及意义。

(5) 输血前协助患者测量体温,遵医嘱服用抗过敏药物。

7. 输血过程中健康教育内容主要有哪些?

(1) 嘱患者卧床,勿随意走动,防止晕厥,避免导管脱落。

(2) 告知患者勿擅自调节输血速度。

(3) 介绍输血前、后及两袋血之间使用生理盐水冲管的目的及意义。

(4) 加强巡视,密切观察患者病情,告知患者出现不适应立即呼叫医护人员。

(5) 告知患者 1 单位的红细胞或 200~300ml 全血的输注时间应控制在 4 小时以内。1 个治疗剂量的血小板浓缩液一般 30 分钟左右输注完毕;输注 200ml 新鲜冰冻血浆,一般在 30 分钟内结束。

(6) 告知患者输血要遵循先慢后快的原则,开始滴入速度宜慢,调节滴速 <20 滴 / 分,15 分钟后无不良反应护士再根据患者病情、年龄及输注血液制品的成分再次调节滴速并记录,且嘱患者输血过程中严密观察自身情况。

8. 输血后健康教育内容主要有哪些?

(1) 告知患者输血结束后,切勿突然起身或变换体位,以防意外发生。

（2）输血后嘱患者继续卧床观察 30 分钟，应继续关注迟发性输血反应（发生于输血 24 小时之后的反应）。如出现迟发性溶血反应、输血后紫癜、输血致免疫抑制作用、血栓性静脉炎等，立即告知医护人员。

（3）指导患者根据血象恢复情况适当活动与休息。

9. 输血患者需要了解的治疗常识主要有哪些？

（1）患者及家属不能自行加温冷藏血。

（2）血液制品不应随意加入其他药物。

（3）说明输血所需时间及输血总量，告知患者及家属切勿擅自调节输血速度。

（4）输血过程中减少活动，并注意观察有无血液渗漏、针栓与导管接头松动等情况，发现异常立即告知护士。

（5）向患者及家属介绍常见输血反应的临床表现，如发热反应、溶血反应等，教会患者学会自我观察，提醒其重点关注输血开始后 15 分钟内有无异常。

（6）告知患者出现寒战、发热、呼吸急促、酱油色尿等不适时，应立即告知医护人员。

10. 输血过程中需立即告知医护人员的情况主要有哪些？

出现寒战、皮肤瘙痒、荨麻疹、头痛、恶心、呕吐、胸闷、腰背疼痛、紫癜、出血、酱油色尿、手足抽搐等症状时需立即告知医护人员。

11. 可用回收式自体输血的情况主要有哪些？

常采用自体输血装置，抗凝和过滤后再回输给患者。可分为外伤时回收式自体输血、术中回收式自体输血和术后回收式自体输血。

（1）腹腔或胸腔内出血，如脾破裂、异位妊娠破裂等。

（2）估计出血量在 100ml 以上的大手术，如大血管手术、体外循环下心内直视手术等。

（3）手术后引流血液回输，一般仅能回输术后 6 小时内的引流血液。

12. 可用稀释式自体输血的情况主要有哪些？

用于预计术中失血达 1~2L 的大多数手术。当术中失血量超过 300ml 时，可开始输给自体血。

13. 可用保存式自体输血的情况主要有哪些？

选择符合条件的择期手术患者，于手术前若干日内，定期反复采血贮存，然后在手术或急需时输还患者。

（1）身体状况良好，准备择期手术，而预期术中出血多，需要输血者。

（2）孕妇和计划怀孕者（避免生产时输异体血）。

（3）有严重输血反应病史者。

（4）稀有血型或曾经配血发生困难者。

14. 自体输血采集前健康教育内容主要有哪些？

（1）介绍自体输血的优点。

（2）告知采集血液的目的、采集量等。手术前采集自体血,一次采血量不超过采集自体血总量的 12%。

（3）征得患者或家属同意,当符合献血标准的患者不用自体输血时,其血液可供其他患者使用。

15. 自体输血采集过程中健康教育内容主要有哪些?

（1）指导患者注意保暖,必要时协助患者添加衣物,冬季可开放暖气提高室温。

（2）教会患者穿刺时的配合方法,提高穿刺成功率。

（3）嘱患者可小幅度活动肢体,以改善局部血液循环,减轻麻木症状。

16. 自体输血采集后健康教育内容主要有哪些?

拔针后穿刺点用无菌棉球压迫 5~10 分钟以上,并用无菌纱布加压包扎止血,告知患者发现穿刺处有出血或血肿立即告知护士。

17. 当患者出现哪些症状需警惕输血相关移植物抗宿主病?

（1）斑丘疹。

（2）发热。

（3）水样腹泻。

（4）出血及贫血。

（5）乏力。

（6）食欲减退、恶心、呕吐等。

第九节　中心静脉导管带管患者健康教育

1. PICC 置管前健康教育内容主要有哪些?

向患者及家属详细介绍 PICC 置管的目的、优点、适应证、方法、流程、并发症,及其置管与带管过程中的风险,使其充分知情并签署置管同意书。

2. PICC 置管过程中健康教育内容主要有哪些?

（1）心理护理:消除患者紧张恐惧心理。

（2）告诉患者置管过程中的配合及其注意事项。

（3）嘱患者穿刺过程中穿刺侧肢体制动,保持正确卧位。

（4）嘱患者如有任何不适,立即告知操作者。

3. PICC 置管后健康教育内容主要有哪些?

（1）穿刺点少量出血不必紧张,立即通知护士酌情处理。

（2）注意衣服袖口不宜过紧,特别在穿脱衣服时要防止将导管带出。

（3）告知患者置管期间穿刺侧手臂可进行适当运动,如主动握拳、松拳等;勿在置管侧肢体扎止血带、测血压。

（4）睡眠时勿压迫穿刺侧肢体。

（5）指导患者携管沐浴,示范如何避免穿刺部位敷料被浸湿,防止导管损伤的方法。

（6）透明贴膜应在置入导管后 24 小时进行首次更换,治疗间歇期应至少每 7 日更换一次,无菌纱布敷料应至少每 2 日更换一次;若穿刺部位发生渗液、渗血时应及时更换敷料;穿刺部位敷料发生松动、污染等完整性受损时切忌自行更换敷料,应及时呼叫医护人员,由专业医护人员立即更换。

（7）教会患者观察穿刺点周围及其导管行程周围皮肤组织有无红、肿、热、痛、功能障碍或脓性分泌物等异常情况。

（8）告知患者普通 PICC 导管在做 CT、磁共振检查时,不能使用高压注射泵注射造影剂(耐高压注射 PICC 导管除外)

（9）置管部位不应接触酒精、丙酮等有机溶剂,不宜在穿刺部位使用金霉素、红霉素等抗菌油膏。

（10）勿在高温下烹饪,防止局部出汗引起敷料脱落或感染。

4. PICC 置管患者出院时健康教育内容主要有哪些?

（1）模拟患者可能遇到的特殊情境,护士示范操作。

（2）PICC 导管的维护应到当地医疗卫生机构,由接受过 PICC 专业培训的医护人员进行维护。更换要求如下:①治疗间歇期,无菌透明敷料应(即没有输液)至少每 7 天维护一次,无菌纱布敷料应至少每 2 天更换一次;②若穿刺部位发生渗液、渗血时应及时更换敷料;③穿刺部位的敷料发生松动、污染等完整性受损时应立即更换。

（3）每天观察导管是否移位、脱出,贴膜是否松脱等,隔着透明贴膜触摸穿刺点及周围皮肤组织,有无疼痛、不适等异常感觉。

（4）日常活动时应妥善保护导管,可用合适的弹力网套或手绢包裹。

（5）患者可进行适度的弯曲、伸展等活动,可从事一般家务如洗碗、扫地等;但应避免带管的手臂过度用力,如用力提 >2.5kg 以上的重物、拄拐及过度抬举上臂的活动;肘关节及以下部位盲穿 PICC 置管者,应避免洗衣服、抖被子、开车等肘关节频繁屈伸运动。

（6）淋浴前后妥善处理置管侧肢体。

（7）制作患者版《PICC 护理指导手册》,注明患者咨询电话,告知患者院外遇到问题随时联系医护人员,医护人员将会协助指导解决。

（8）PICC 留置时间不宜超过 1 年或遵照产品使用说明书。

5. 为何 PICC 是比较安全的输液方式?

（1）尤其是在 B 超引导下进行穿刺,危险小、创伤小、成功率高。

（2）穿刺部位手臂皮肤属于低温低湿状态,且远离口腔、鼻腔,会阴等,感染发生率低,特别有助于高危和免疫抑制人群。

（3）中心静脉有丰富的血液回流，能充分稀释药物，降低药物对血管内膜的刺激，减少化学性静脉炎的发生，从而有效保护外周静脉。

（4）留置时间长，减少患者多次静脉穿刺的痛苦和不适，确保输液安全，帮助患者轻松完成各项静脉输液治疗。

6. 为何 PICC 置管后有必要进行 X 线检查？

PICC 置管后行 X 线检查，可判断有无导管异位、明确导管尖端是否在上腔静脉行程内及导管尖端的具体位置。导管送入过长，会引起心律失常；导管送入过短，易引起导管内血液反流、静脉血栓或影响导管留置时间。

7. PICC 置管后穿刺点出血怎么办？

（1）局部渗血后应及时呼叫医护人员更换贴膜，避免血液成为细菌滋生的培养基导致感染。

（2）少量出血时，可以局部按压止血；出血较多时，应抬高穿刺侧肢体，避免穿刺侧肢体 24 小时内剧烈运动，同时配合医护人员进行加压包扎，出血停止后换药。使用弹力绷带加压包扎止血时，患者感觉肢体发胀或麻木时，应及时告知护士，可重新调整弹力绷带松紧度，以免影响肢体血液循环。

8. PICC 置管后如何保护导管？

（1）做 CT 或 MRI 检查时，不应使用高压注射泵通过普通 PICC 导管注入造影剂，防止因高压注射导致 PICC 管断裂。

（2）当剧烈咳嗽、运动等胸腔压力增高时，为避免血液反流引起的导管堵塞，可将置管侧手臂抬高。

（3）从导管内抽血后，医护人员应用生理盐水或肝素盐水脉冲式冲管，并同时更换输液接头。

（4）可以使用此导管进行常规的微量泵或输液泵给药。

9. PICC 使用期间如何保持局部清洁和导管通畅？

（1）当贴膜被污染（或怀疑污染）、潮湿、松动或脱落、卷边时，应及时请接受过 PICC 专业培训的医护人员更换。

（2）每次输液前后宜用生理盐水脉冲式冲洗导管，如果遇到阻力或抽吸无回血，应进一步确定导管的通畅性，不应强行冲洗导管；输液完毕应用导管容积加延长管容积 2 倍的生理盐水或肝素盐水正压封管。

（3）治疗间歇期应至少每周维护一次；输液接头，如肝素帽、正压接头或分隔膜接头，应至少每周更换一次。

10. PICC 置管后能洗澡吗？

（1）置管后可淋浴，但应避免盆浴、游泳、泡温泉。

（2）淋浴前做好准备工作，用保鲜膜在穿刺点上下 10cm 处包裹 3 层以上，上下边缘用胶布贴紧，并抬高穿刺侧肢体，不要浸湿导管及贴膜，淋浴后尽快用干毛巾擦干。

11. PICC 置管后肢体如何运动?

(1) 术后穿刺点压迫 10~20 分钟,穿刺侧肢体制动 6 小时,避免屈曲,减少穿刺点局部出血的发生。

(2) 置管后 24 小时内手臂尽量不做剧烈运动,可协助做远端肢体的按摩、抚触,使患者肌肉放松。

(3) 24 小时后指导患者适当做手臂舒缓圆周运动、握拳、松拳、梳头、摸耳等动作以增加导管的顺应性,促进血液循环,减少血栓的发生。

(4) 避免置管侧肢体进行负重、过度外展、上举、旋转等运动,并避免长时间屈肘及患侧肢体长时间用力等。

12. 如何固定 PICC 导管末端?

(1) 为了降低导管移位、脱出的发生率,可以用 10~15cm 宽的医用弹力网套固定。用弹力网套从患者手指末端向贴膜固定处移动,敷盖住体外导管,整理平整即可。

(2) 还可以使用洁净的长筒袜保留长度 10~15cm,同上述方法,固定保护导管。

13. 院外发生 PICC 导管肝素帽、正压无针密闭式输液接头脱落怎么办?

若肝素帽或正压无针密闭式输液接头脱落,需将导管暂时折叠并用胶带固定在皮肤上或用橡皮夹夹住导管,立即就医,切忌重复使用旧的肝素帽或正压无针密闭式输液接头。

14. 院外发生 PICC 导管移位怎么办?

(1) 当发现体外导管缩短时,应及时报告 PICC 专业护士,由护士将其拔出相应长度,妥善固定,防止导管再次进入体内造成感染。

(2) 当导管从血管中脱出时,首先要压迫穿刺点止血,其次检查导管是否完全脱出,禁止将导管再回纳入体内,立即到医院请专业护士处理。如果贴膜脱落则首先固定好导管,防止导管脱出。

(3) 导管脱出太多时,专业护士会根据情况对导管进行修剪,必要时重新置管。

15. 院外发生 PICC 导管损坏或接头破裂怎么办?

若贴膜下有水珠或漏液,应检查导管是否有破裂,如确实发生破裂,不能用力扯拉导管,需立即封闭导管并保持原位,为防止空气栓塞、感染、断管等,需立即就医。

16. 院外发生 PICC 导管断裂怎么办?

(1) 如果 PICC 导管断裂发生在体外部分,应立即固定近端导管(在导管断裂处上方或靠近穿刺点处将导管反折固定,必要时用手拉住导管)。

(2) 同时减少穿刺侧肢体活动,立即返院进行紧急处理。

(3) 若导管已经回缩至体内,立即用手或止血带在置管侧上肢腋部扎紧并制动该侧上肢,防止导管继续向体内游走,并立即到医院进行紧急处理。

17. PICC 患者出院后须立即返院就诊的情况主要有哪些?

(1) 贴膜卷边、污染、潮湿、破损、贴膜下有液体、气体等异常情况等。

(2) 穿刺点及 PICC 导管行程周围皮肤有瘙痒、皮疹、红、肿、热、痛、活动障碍、臂围增粗、手指发麻;穿刺点周围出现渗液、渗血或分泌物等异常情况。

(3) 导管内有血液反流,外露导管打折、脱落、漏液等异常情况。

(4) 体温超过 38℃,寒战发热。

(5) 肝素帽或正压无针密闭式输液接头损坏或脱落。

(6) 导管破裂。

18. 静脉输液疗程全部结束后是否可以拔除 PICC 导管?

可以。

但必须由经过 PICC 专业培训的专业护士拔除 PICC 导管,并检查 PICC 导管的完整性,保持穿刺点 24 小时密闭。

19. CVC 置管前健康教育内容主要有哪些?

告知患者中心静脉置管术的目的、意义、配合方法、适应证、置管方法及置管过程中的风险及置管后的注意事项等相关知识,使其充分知情后签署置管同意与风险告知书。

20. CVC 置管后健康教育内容主要有哪些?

(1) 指导患者保持穿刺处皮肤清洁干燥。

(2) 指导患者根据置管位置不同采取合理体位。

(3) 指导患者穿刺部位渗液、渗血,敷料卷边、脱落或松动时,均应及时更换敷料。

(4) 指导患者穿脱衣服、变换体位时防止导管牵拉、脱出。

(5) 指导患者出现穿刺点疼痛、发痒等不适及时告知医护人员。

(6) 指导患者携管沐浴的方法。

21. CVC 置管后静脉输液时的注意事项主要有哪些?

(1) 防止输注液体滴空。

(2) 防止变换体位时意外脱管。

(3) 避免做剧烈运动,以减少穿刺局部出血。

22. CVC 为何要冲管及封管?

(1) 冲管及封管都是为了保持 CVC 导管的通畅,通常在输液结束后用 10ml 及以上注射器或一次性冲洗装置,抽取 10ml 生理盐水或肝素盐水冲管;然后用生理盐水或 0~10U/ml 肝素盐水正压封管。

(2) 每次输液前冲管,目的是确定导管是否通畅。封管前冲管是用生理盐水将导管内残留的药液冲入血管以免刺激血管。

(3) 每次输血、输液、给药后都应用注射器脉冲式冲管。当输入血制品、高黏质液体后应增加冲管次数和量,避免其残留的药物、血液成分黏附在导管内,引起导管阻塞或细菌滋生。

23. 导管维护不良带来的不良后果主要有哪些?

(1) 穿刺点感染。

(2) 导管阻塞。

(3) 导管脱出。

(4) 导管破损。

(5) 静脉炎。

(6) 导管相关性静脉血栓。

(7) 导管相关性感染。

24. CVC 带管患者需警惕的情况主要有哪些?

(1) 体温 >38℃。

(2) 穿刺点有渗血、渗液。

(3) 穿刺部位出现局部发红、发热、肿胀、疼痛、有分泌物。

(4) 导管外移、脱出或断裂。

25. 如何防止 CVC 脱落?

(1) 妥善固定导管。

(2) 记录导管外露刻度。

(3) 穿衣宜宽松,以开襟衣服为佳,避免着紧身或高领衣服。

(4) 导管维护与敷料更换应到医院由接受过 CVC 专业培训的护士完成。

(5) 学龄前患儿及意识障碍患者,应反复提醒其陪护人员,以免其无意识地将导管拔出。

26. CVC 拔管后注意事项主要有哪些?

(1) 拔管后局部按压时间不少于 30 分钟。

(2) CVC 拔管后需平卧 30~60 分钟。

(3) CVC 拔管后 24 小时内,应用无菌透明敷料覆盖伤口,并保持穿刺部位密闭状态,以免发生静脉炎及空气栓塞。

(4) 告知患者有头痛、头晕等不适需及时告知医护人员。

27. CVC 带管患者注意事项主要有哪些?

(1) 穿刺点应以无菌透明贴膜固定,防止导管扭曲、打折、滑脱等;严禁自行移动导管。

(2) 对导管滑脱可能性大的高危人群,必要时与患者或家属沟通予以约束。确定导管已脱出血管外,严禁将导管插入。

(3) 至少每周更换 1 次无菌透明敷料,每 2 天更换纱布敷料;如果穿刺点有渗液、渗血,敷料松脱、卷曲等完整性受损、污染时,应立即更换敷料。

(4) 穿开襟宽松衣服,避免着紧身或高领衣服。

28. 护理携带 CVC 的患儿时特殊指导主要有哪些?

(1) 告知患儿家长,需适当对患儿进行活动限制,特别是刚刚完成置管后。建议进行一些更为安静的活动,而不是完全限制活动。

(2) 儿童可以穿某种类型的紧身衣,以防止好奇的孩子用手指抓拔导管,或将导管放入嘴里用牙咬导管。

(3) 儿童在非专业人员照看时,应确认已将紧急情况下所需的信息和电话提供给看护者。

(4) 定时检查导管情况。

29. 输液港植入前健康教育内容主要有哪些?

告知患者输液港的目的、意义、适应证、置管方法、优点、并发症、费用及可能出现的风险、相关的注意事项等情况,使其充分知情后签署置管同意与风险告知书。

30. 输液港植入后健康教育内容主要有哪些?

(1) 告知患者及家属,发生穿刺部位疼痛、局部敷料渗血、渗液、贴膜潮湿、松脱,导管内有大量血液等情况需立即告知护士。

(2) 告知患者及家属局部切口 7~10 天拆线,应保持局部皮肤清洁,但不宜沐浴,可用温水擦浴,且勿过度用力。

(3) 输液前要预冲管,连续补液者每 8 小时冲管一次,每 7 天更换无损伤针,输液间歇每 4 周维护一次。

(4) 穿棉质、开襟衣服,衣服应宽松、透气,避免夏季出汗,冬季受凉。

(5) 输液时避免侧卧压迫输液港植入侧,局部疼痛应告知医护人员。

(6) 24 小时后可酌情增加活动,但仍应避免同侧手臂负重,保护穿刺处避免受到外力撞击。

31. 输液港植入后患者出院时健康教育内容主要有哪些?

(1) 患者可从事一般性日常工作、家务劳动、轻松运动。

(2) 避免使用同侧手臂提过重物品、做引体向上、托举哑铃、打球、游泳等较大活动度的运动,且避免重力撞击、敲打、挤压或推拉静脉输液港部位。

(3) 保持局部皮肤清洁干燥,沐浴时不要用力揉擦。

(4) 指导患者观察静脉输液港注射座及其导管行程周围皮肤组织有无红、肿、热、痛等炎症反应。

(5) 治疗间歇期,应每 4 周到医院由专业的医护人员进行静脉输液港冲管、封管等维护。

(6) 做 CT、MRI、造影时,严禁将非耐高压的静脉输液港作为高压注射泵注入造影剂,防止导管破裂。

第六章
静脉输液——进展篇

6

第一节 静脉穿刺技术的进展

1. 静脉穿刺技术的进展？

1656 年，英国医生克里斯朵夫和罗伯特用羽毛管将药物注入狗的静脉内。20 世纪 50 年代前，建立静脉通路常见的方式是静脉切开。

1929 年，德国医生 Forssman 在患者肘窝处进行麻醉，通过穿刺针将一条 4F 的导管放置在上腔静脉，并将导管末端位置进行 X 线定位。

1952 年 Robere Aabenic 首次报告经锁骨下静脉置入中心静脉导管经验

1953 年，瑞典放射科医生 Dr.Sven-Lvar Seldinger（1921—1998）改良了传统的置入导管方法，应用塞丁格技术（Seldinger）置入中心静脉导管。

1957 年首次使用头皮钢针进行输液治疗；1964 年，发明了套管针，可在外周静脉内留置。

20 世纪 80 年代，开始用手术的方法在前胸或腹壁皮下埋置输液港。

21 世纪初，在 PICC 置管中应用改良塞丁格技术。

21 世纪起各类可视化穿刺技术应用临床，包括外周血管显像、数字减影血管造影（digital subtraction angiography，DSA）、心电图定位、导管头端定位仪等。

2. 浅表静脉显像技术在静脉穿刺中的应用？

利用红外线等特殊光源照射手背、头皮等静脉穿刺部位，由于静脉血液中的血红蛋白吸收峰值最高，静脉的影像即在皮肤表面显现出来，可帮助护士快速准确的定位血管，提高穿刺成功率（图 6-1）。

3. 如何利用 B 超引导进行血管穿刺？

B 超是利用超声波的物理特性来分辨密度不同的组织，在超声引导下可清晰的显示血管及周围组织，包括血管的走行、血管内径和深度，不仅能帮助操作者评估血管情况，提高置管成功率，还可以避免神经等周围组织损伤（图 6-2、图 6-3）。

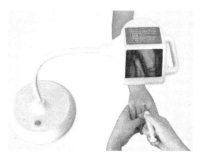

图 6-1　红外线血管显像仪

4. 中心静脉导管的头端定位方法有哪些？

导管头端定位常用的方法包括胸部 X 线摄像、数字减影血管造影（digital subtraction angiography，DSA）、心电图定位、导管头端定位仪等。

5. 什么是导管头端定位系统？

导管头端定位系统是在体外实时监测 PICC 等导管的行进方向和头端位置的仪器，在置管前将探头放置在胸部上腔静脉的上方，当导管头端到达探头

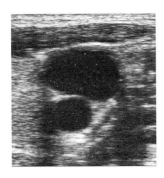 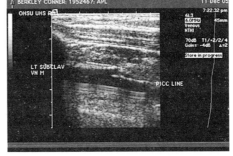

图 6-2　血管的横截面　　　　　图 6-3　血管的纵切面

下方时,在仪器的屏幕上可以显现导管头端的图标,该定位系统可以有效降低导管异位的发生率(图 6-4)。

6. 什么是心电图定位?

心电图定位(图 6-5)是指通过观察心电图(ECG)P 波电生理的改变来判断中心静脉导管头端位置。当导管头端进入上腔静脉中下段,会出现高尖的 P 波,当导管头端进入右心房时可出现负向的 P 波。心电图定位可帮助导管头端到达最佳位置,并降低导管异位率。

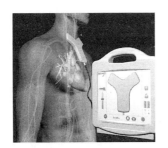 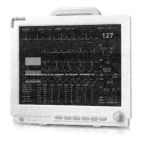

图 6-4　导管头端定位系统
应用示意图　　　　　　　　　图 6-5　心电图定位仪

第二节　静脉输液器材进展

1. 输液方式的进展?

输液方式经历了从开放式到密闭式输液。开放式输液(图 6-6)是指将药液倒入开放式输液瓶内进行输液的方法。密闭式输液是指输液器插入原装密封瓶进行输液的方法。

2. 液体容器的进展?

见图 6-7。

3. 什么是即配型软袋输液产品?

即配型软袋输液产品是指在生产、运输和贮藏过程中,两种或多种制剂分装于同一个包装的不同包装单元(室)内,保持隔离状态,使用时通过外力去除隔离,单元(室)间相通,制剂即可混合。这种输液产品在密闭环境下进行药物溶解、避免常规操作产生的穿刺落屑和不洁净配制的污染,更加安全、操作方便、即配即用、减少配药时对药物的二次污染、给药剂量预先配好,减少医疗差错。常用的有双室袋及三室袋。

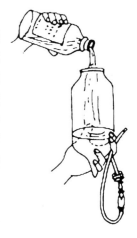

图 6-6　开放式输液

4. 什么是即配型肠外营养输液包装?

即配型肠外营养输液包装一般由内外包装组成,内包装为与药物直接接触的多层共挤膜输液软袋;外包装多为含氧化铝涂层的多层复合膜。此外,内外袋之间加有吸氧剂,以吸收进入到内袋和外袋之间的氧气;必要时在内袋和外袋之间加入氧指示剂。有单腔袋、多腔袋(双腔袋、三腔袋),见图6-8。

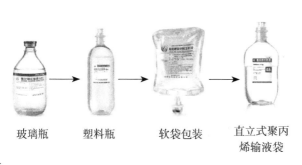

玻璃瓶　　塑料瓶　　软袋包装　　直立式聚丙烯输液袋

图 6-7　液体容器的进展

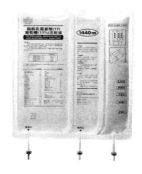

图 6-8　即配型肠外营养包装袋

5. 输液器材质有什么样的改进?

目前我国的输液器主要采用聚氯乙烯(PVC)材质,PVC输液器制造过程中需加入增塑剂DEHP改善材料的柔韧性,根据欧盟《危险化合物及制剂的通用分类和标签要求》,邻本二甲酸二辛脂(DEHP)属于第二类生殖毒物。对人体有潜在的危害,尤其是婴儿、孕妇、哺乳期妇女和儿童。国家食品药品监督管理局2011年4月发布《一次性使用输注器具产品注册技术审查指导原则》附件8中第(六)条"产品说明书、标签和包装标识"第7项要求以DEHP增塑的聚氯乙烯(PVC)作为原料的产品不宜贮存和输注脂肪乳等脂溶性液体和药物,新生儿、青春期前的男性、怀孕期和哺乳期的妇女不宜使用本产品输注药物。因此临床上开始使用非PVC的输液器(图6-9)。

进展篇

PVC 输液器

优点:多数药物和人群可耐受;生产
　　工艺成熟;价格可承受
缺点:有吸附性;含增塑剂,对人体
　　有害;某些药物(如紫杉醇等)
　　不能用 PVC 材质输液器输注

→

非 PVC 输液器:TPE、TPU……

优点:不含 DEHP,更安全;不吸
　　附药物,保证疗效
限制:生产难度大,价格较高

图 6-9　输液器材质的改进

6. 注射器有哪些新的类型和功能?

见表 6-1。

表 6-1　注射器的新类型和功能

类型	特点
安全自毁注射器	一次使用后注射器可实现自毁,并且将针尖保护起来
预充式导管冲洗器(将冲/封管液预充于注射器中)	安全、方便、避免药物抽吸过程中造成的二次污染
无针注射器	通过压力系统使得药液以"液体针"的形式瞬间穿过表皮,渗入皮下组织。目前主要用于胰岛素、干扰素、疫苗等小量液体药物的注射

7. 输液滴速控制工具的进展?

目前采用泵控驱动的原理,对药物进行精确剂量的控制和监测,使输液治疗更为精确和安全。

（1）1951 年世界第一台输液泵:见图 6-10。

（2）单泵输注:见图 6-11。

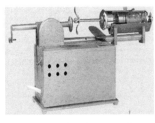
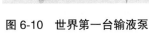
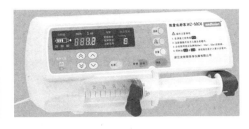

图 6-10　世界第一台输液泵　　　　　图 6-11　输液泵

（3）输液管理系统——Space System:见图 6-12。

（4）与医院现有系统相互开发网络协议,实现静脉输液数字化管理(图 6-13)。

进展篇

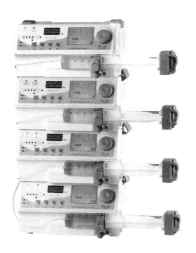

图 6-12　输液管理系统

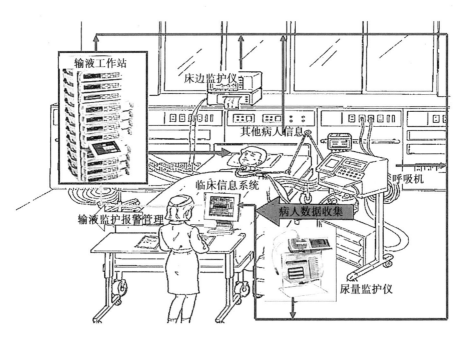

图 6-13　输液工作站

8. 什么是消毒帽?

消毒帽是一种内有浸润消毒液海绵的产品,用于各类无针接头或导管接口的消毒,通过旋转消毒(图 6-14)或直接覆盖在接头上 5 分钟后起效(图 6-15),并可以保护输液接头在输液间歇期不被污染。

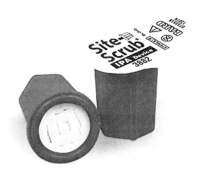

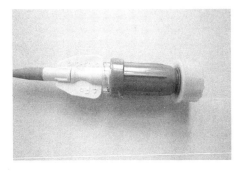

图 6-14　输液接头消毒帽　　　　　图 6-15　输液接头保护帽

9. 为何葡萄糖酸氯己定皮肤消毒液为首选的皮肤消毒剂？

葡萄糖酸氯己定皮肤消毒液广谱抗菌，有效对抗革兰阳性菌、革兰阴性菌和酵母菌。长效抑菌：2% 的 CHG 用于术前消毒，6 小时后仍有明显抑菌效果，即使有血液等有机物存在，CHG 的杀菌效果仍不受影响。

10. 什么情况下使用抗菌导管？

对于导管预期留置时间超过 5 天，或采用综合措施仍不能降低导管相关血流感染的发生率，推荐使用氯己定 / 磺胺嘧啶银或米诺环素 / 利福平涂层的导管，可以降低病原体在导管表面的定植。

11. 耐高压注射型导管的特点及用途？

耐高压注射型导管是指可以耐受最大压力为 300psi 的导管，可达最大的输注速度：5ml/s，包括耐高压型 PICC（图6-16）、耐高压型静脉输液港。耐高压型导管可以用于增强型 CT/MRI 检查中使用高压泵推注造影剂、加压输液输血，耐高压型 PICC 还可用于监测中心静脉压。紫色为耐高压型导管的统一鉴别色，有单腔、双腔、三腔等不同规格。

12. 导管固定方法有哪些进展？

导管的固定方法从缝合固定这种有创的方式改变为使用敷贴加胶带（图 6-17）及无创固定装置（图 6-18）。

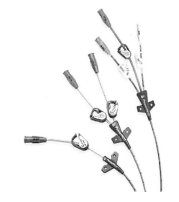

图 6-16　耐高压注射型 PICC 导管

进展篇

13. 什么是抗菌敷贴？

葡萄糖酸盐透明敷贴：在敷贴的中心有一块含洗必泰葡萄糖酸盐成分的凝胶，可以有效抑制穿刺点局部皮肤菌类的滋生，有效控制外源性因素导致的导管相关性血流感染。且凝胶部分为透明状，不影响穿刺点的观察（图6-19）。

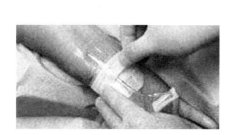

图 6-17   敷贴加胶带固定

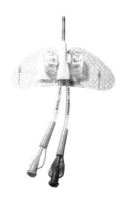

图 6-18   无创固定装置

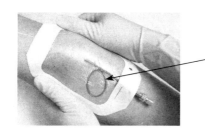

CHG 透明凝胶垫
- 非常柔软舒适,保持皮肤与 CHG 亲密接触
- CHG 被溶解并储存在柔软的凝胶垫内,能长时间持续地并稳定地提供抗菌的能力

图 6-19   葡萄糖酸盐透明敷贴

硅胶胶带:可提供可靠的固定,撕除时对皮肤无损伤,独特的硅橡胶黏合剂可以反复粘帖并不会粘手套。硅胶胶带对以下敏感脆弱皮肤是个理想选择:非常干燥脱皮的皮肤;皮肤很薄,容易破皮撕裂或瘀伤;放射线治疗部位皮肤;毛发区;患者是过敏体质或是对黏胶过敏者。

第三节   静脉用药调配中心的建设

1. 何谓静脉用药调配中心?

静脉用药调配中心(Pharmacy intravenous admixture services,PIVAS),是指在符合国际标准、依据药物特性设计的操作环境下,由受过培训的专业人员,依靠先进的管理理念,严格按照操作程序进行包括全静脉营养液、细胞毒药物和抗生素等药物配制且为临床医疗提供优质服务的中心,是集临床与科研为一体的机构。

2. 医院建立 PIVAS 的意义是什么?

(1) 减少用药差错(安全用药);

(2) 避免药理学配伍禁忌(合理用药);

（3）降低微生物污染（洁净环境、无菌配制）；

（4）减少危险药物给工作人员造成的危险（职业防护）；

（5）减小药物浪费（药品共享）；

（6）减少患者护理区所需的药品库存（减少隐性流失，避免小药库）；

（7）提高了配方一致性（协定处方）；

（8）更有效更合理地分配工作人员（人力资源共享）；

（9）更谨慎地购买药物（例如，出于安全原因购买，以推广具有固有安全特性的可注射药物）；

（10）进行产品可追溯性记录（例如在召回的情况下）（青霉素、化疗药、TPN）。

3. PIVAS 由哪些人员组成？

PIVAS 由药师、护士组成。中心的全体人员都要进行岗前培训，主要培训内容包括合理用药、无菌技术、消毒隔离技术等，经考试合格者方可上岗。

4. PIVAS 规章制度基本要求有哪些？

（1）PIVAS 应当建立健全各项管理制度、人员岗位职责和标准操作规程。

（2）PIVAS 应当建立相关文书保管制度：自检、抽检及监督检查管理记录；处方医师与静脉用药调配相关专业技术人员签名记录文件；调配、质量管理的相关制度与记录文件。

（3）PIVAS 建立药品、医用耗材和物料的领取与验收、储存与养护、按用药医嘱摆发药品和药品报损等管理制度，定期检查落实情况。药品应当每月进行盘点和质量检查，保证账物相符，质量完好。

5. 静脉用药调配中心工作流程？

临床医师开具静脉输液治疗处方或用药医嘱→用药医嘱信息传递→PIVAS 工作站接收→药师审核→打印标签→摆药→核对→混合调配→输液成品核对→输液成品包装→分病区放置于密闭容器中、加锁或封条→由工人送至病区→病区药疗护士开锁（或开封）核对签收→给患者用药前护士应当再次与病历用药医嘱核对→给患者静脉输注用药（图 6-20）。

6. 摆药操作规程是什么？

摆药前，应当仔细阅读、核查输液标签是否正确、完整，如有错误或不全，应当告知审方药师校对后，反馈临床医师纠正。摆药时需检查药品的品名、剂量、规格等是否符合标签内容，同时应当注意药品的完好性及有效期，并签名。每日应当对用过的容器按规定进行整理擦洗、消毒，以备下次使用。摆药应进行双人核对制。

7. 配制前的准备工作有哪些？

第一更衣室：更换拖鞋，七步洗手法洗手；

第二更衣室：穿隔离衣，戴口罩，备齐手套；

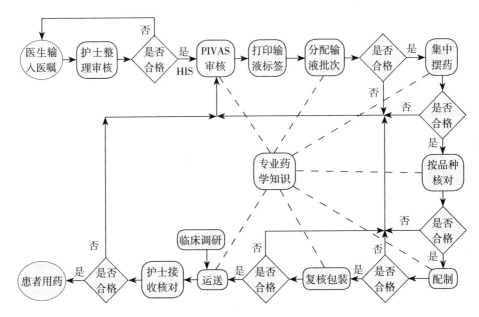

图 6-20　PIVAS 工作流程

配制间:铺无菌盘、戴无菌手套。

8. 什么叫交叉调配?

指在同一操作台面上进行两种或两种以上静脉用药混合调配的操作流程。

9. 静脉用药混合调配操作程序是什么?

(1) 选用适宜的一次性注射器,拆除外包装,旋转针头连接注射器,确保针尖斜面与注射器刻度处于同一方向,将注射器垂直放置于层流洁净台的内侧。

(2) 用 75% 乙醇消毒输液袋(瓶)的加药处,放置于层流洁净台的中央区域。

(3) 用 75% 乙醇消毒安瓿瓶颈或西林瓶胶塞,并在层流洁净台侧壁打开安瓿,应当避免朝向高效过滤器方向打开,以防药液喷溅到高效过滤器上。

(4) 抽取药液时,注射器针尖斜面应当朝下,紧靠安瓿瓶颈口抽取药液,然后注入输液袋(瓶)中,轻轻摇匀。

(5) 溶解粉针剂,用注射器抽取适量静脉注射用溶媒,注入于粉针剂的西林瓶内,必要时可轻轻摇动(或置振荡器上)助溶,全部溶解混匀后,用同一注射器抽出药液,注入输液袋(瓶)内,轻轻摇匀。

(6) 调配结束后,再次核对输液标签与所用药品名称、规格、用量,准确无误后,调配操作人员在输液标签上名字。所有调配结束后在配制责任追溯表上填写配制时间、配制种类等相关配制信息,以备对药品配制环节所有信息的追溯。

(7) 通过传递窗将成品输液送至成品核对区,进入成品核对包装程序。

(8) 每完成一组输液调配操作后,应当立即清场,用蘸有 75% 乙醇的无纺布擦拭台面,除去残留药液,不得留有与下批输液调配无关的药物、余液、用过的注射器和其他物品。

10. 静脉用药混合调配注意事项有哪些?

(1) 不得采用交叉调配流程。

(2) 静脉用药调配所用的药物,如果不是整瓶(支)用量(即大规格小剂量),则必须将实际所用剂量在输液标签上明显标识,以便校对。

(3) 若有两种以上粉针剂或注射液需加入同一输液时,应当严格按药品说明书要求和药品性质顺序加入;对肠外营养液、高危药品和某些特殊药品的调配,应当严格按照加药顺序调配操作规程。

(4) 调配过程中,输液出现异常或对药品配伍、操作程序有疑点时应当停止调配,报告当班负责药师查明原因,或与处方医师协商调整用药医嘱;发生调配错误应当及时纠正,重新调配并记录。

11. 什么叫成品输液?

按照医师处方或用药医嘱,经药师适宜性审核,在洁净的环境下,通过无菌操作技术将一种或数种静脉用药品进行混合调配,可供临床直接用于患者静脉输注的药液。

12. 成品输液的核对、包装与发放操作规程有哪些?

检查成品输液澄清度,成品输液应无沉淀、变色、异物等。进行挤压试验,观察有无渗漏现象,再次审核大规格小剂量药品、需有特殊标识的药品配制是否正确,避光药品及时置于避光袋中。经核对无误的成品输液,用适宜的包装袋包装、用压膜机封口,在包装袋外注明药品种类、数量、病区名称。在危害药品的外包装上要有醒目的标记。装入密闭容器加锁或加封条,钥匙由调配中心和病区各保存一把,配送工人及时送至各病区,由病区药疗护士开锁或启封后逐一清点核对,并注明交接时间,无误后,在送药登记本上签名。

13. 静脉用药调配中心(室)人员更衣操作规程有哪些?

(1) 进入十万级洁净区规程(一更):换下普通工作服和工作鞋,更换洁净区专用鞋,按七步手清洁消毒法消毒手并烘干;

(2) 进入万级洁净区规程(二更):更换洁净隔离服,并戴好发帽、口罩;

(3) 进入万级洁净区规程(配制间)手消毒,戴一次性手套。

14. 静脉用药调配中心(室)清洁、消毒操作规程有哪些?

配制工作结束后,应先关闭风机及电源,然后更换手套后再进行清洁消毒。拖把及抹布等洁具专区专用,洗涤及存放有明确的规定及标示,避免混淆。选用的消毒剂应当定期轮换,消毒区及消毒液明确标识。清洁时,应先清洁传递窗、药架,然后治疗车,最后是操作台。

消毒时应从无菌要求高处开始,最后是地面。开启紫外线灯消毒,然后脱掉手套、口罩,脱掉洁净服,置于专用桶内。

15. 生物安全柜的工作原理?

A2 型生物安全柜如图 6-21 所示。内置风机将房间空气(外部空气)经前面的 A 视窗开口引入安全柜内并进入前面的进风格栅。在正面开口处的空气流入速度至少应该达 0.5m/s。然后,空气先通过 D 送风 HEPA 过滤器,再向下流动通过工作台面。空气在向下流动到距工作台面大约 6~18cm 处分开,其中的一半会通过前面的排风格栅,而另一半则通过后面的排风格栅排出。所有在工作台面形成的气溶胶立刻被这样向下的气流带走,并经两组排风格栅排出,从而为实验对象提供最好的保护。气流接着通过后面的压力通风系统到达位于安全柜顶部、介于 D 供风和 C 排风过滤器之间的空间。由于过滤器大小不同,大约 70% 的空气将经过 D 供风 HEPA 过滤器重新返回到生物安全柜内的操作区域,而剩余的 30% 则经过 C 排风过滤器排放房间内或房间外。

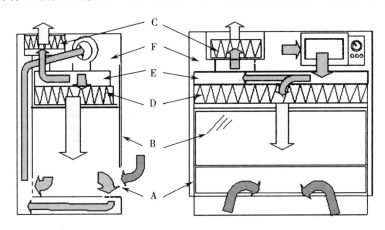

图 6-21　生物安全柜的工作原理示意图

●污染空气;○ HEPA 过滤后洁净空气;●外部空气

A 安全柜视窗开口;B 安全柜防护视窗;C 排风过滤器;D 送风 HEPA 高效过滤器;E 送风风室;F 风机

A2 型生物安全柜按照设计原理可以排放房间内或者房间外,但 PIVAS 中使用 A2 型生物安全柜时切忌把污染空气排放到调配间内,污染工作环境,对工作人员健康亦造成潜在影响。

16. 生物安全柜的操作与注意事项有哪些?

(1) 有 1~2 位调配人员提前半小时先启动生物柜循环风机,关闭前窗至安全线处。

(2) 紫外线灯启动期间,不得进行调配,工作人员应当离开操作间。

(3) 紫外线灯应当定期检测,如达不到灭菌效果时,应当及时更换灯管;

(4) 每天在操作开始前,应当使用 75% 的乙醇擦拭工作区域的顶部、两侧及台面,顺序应当从上到下,从里向外。

（5）所有静脉用药调配必须在离工作台外沿 20cm，内沿 8~10cm，并离台面至少 10cm 区域内进行。

（6）在调配过程中，每完成一份成品输液调配后，应当清理操作台上废弃物，并用清水擦拭，必要时再用 75% 的乙醇消毒台面。

调配时前窗不可高过安全警戒线，否则，操作区域内不能保证负压，可能会造成药物气雾外散，对工作人员造成伤害或污染洁净间。

（7）每天操作结束后，应当彻底清场，先用常水清洁，再用 75% 乙醇擦拭消毒。

（8）每天操作结束后应当打开回风槽道外盖，先用蒸馏水清洁回风槽道，再用 75% 乙醇擦拭消毒。

（9）生物安全柜每季度应当做一次空气培养，方法：将培养皿打开，放置在操作台上半小时，封盖后进行细菌培养，菌落计数。

（10）生物安全柜应当根据自动监测指示，及时更换过滤器的活性炭。

（11）每年应当对生物安全柜进行各项参数的检测，以保证生物安全柜运行质量，并保存检测报告。

17. 水平层流洁净台的工作原理？

外部空气经过水平层流洁净台顶部（或底部）的初效过滤器进行初级过滤后，沿示意图中箭头指示方向经过高效过滤器（HEPA）进行再次过滤，通过多重过滤后使示意图中操作区域达到百级洁净空间，最终从与操作台面水平方向单向向外流出（图 6-22）。

18. 水平层流洁净台的操作与注意事项有哪些？

（1）水平层流洁净台启动半小时后方可进行静脉药物配制。

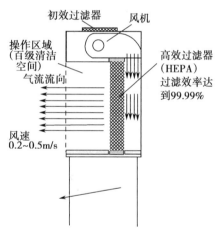

图 6-22　水平层流洁净台结构示意图

（2）应当尽量避免在操作台上摆放过多的物品，较大物品之间的摆放距离宜约为 15cm；小件物品之间的摆放距离约为 5cm。

（3）洁净工作台上的无菌物品应当保证第一时间洁净的空气从其流过，即物品与高效过滤器之间应当无任何物体阻碍，也称"开放窗口"。

（4）避免任何液体物质溅入高效过滤器，高效过滤器一旦被弄湿，很容易产生破损及滋生霉菌。

（5）避免物体放置过于靠近高效过滤器，所有的操作应当在工作区内进行，不要把手腕或胳膊肘放置在洁净工作台上，随时保持"开放窗口"。

（6）避免在洁净间内剧烈的动作，避免大声喧哗，应当严格遵守无菌操作规则。

（7）安瓿用砂轮切割和西林瓶的注射孔盖子打开后,应当用 75% 乙醇仔细擦拭消毒,去除微粒,打开安瓿的方向应当远离高效过滤器。

（8）水平层流洁净台每季度应当做一次空气培养。方法:将培养皿打开,放置在操作台上半小时,封盖后进行细菌培养,菌落计数。

19. 静脉用药调配中心(室)如何接收医嘱信息?

医师依据对患者的诊断或治疗需要,遵循安全、经济、有效的原则,开具完整、清晰的处方或用药医嘱,病区护士审核,并在规定时间内将患者需要静脉输液的临时、长期医嘱通过 HIS 系统传送至静脉用药调配中心(室)。在静脉用药调配中心(室)负责处方或用药医嘱审核的人员通过 HIS 系统接收医嘱信息,电脑记账,打印出处方标签,医嘱信息成功接收。

20. 如何严格审核处方?

按照"四查十对"严格审查:

（1）查处方,对科别、姓名、年龄;

（2）查药品,对药名、剂型、规格、数量;

（3）查配伍禁忌,对药品性状、用法用量;

（4）查用药合理性,对临床诊断。

同时,每一环节每一岗位都需要审核处方合理性,连续性的审核确保药品质量无缺陷。

21. 分配输液批次时应注意哪些?

所有抗生素、中成药、抗肿瘤类药品、冷藏药、成品药、不能配伍的营养药全部单品种调配,按药品说明书审核药品用法用量,对有待需商榷的处方,应反馈临床医师确认,因病情需要坚持用药时应执行"双签字"制度。

22. 特殊药品在贮藏时,如何进行标示化管理?

将醒目的标示贴在药盒上,提醒各岗位人员按规定贮藏,如图 6-23 所示:

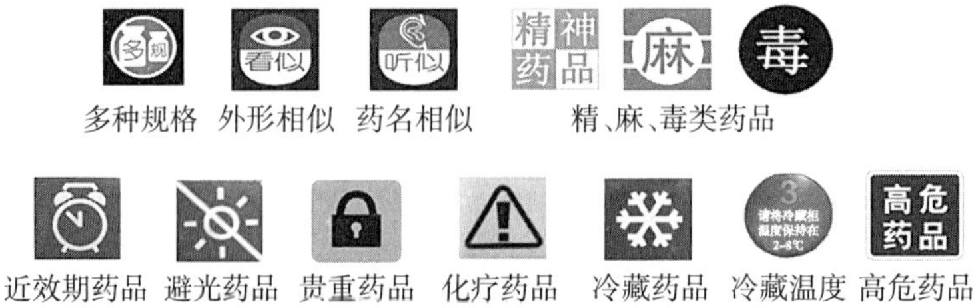

多种规格　外形相似　药名相似　　精、麻、毒类药品

近效期药品　避光药品　贵重药品　化疗药品　冷藏药品　冷藏温度　高危药品

图 6-23　特殊药品表示

23. 怎样配制抗肿瘤药物?

长期接触抗肿瘤药物,对配制人员的身体构成很大的危险,为有效保护配制人员,配制时应严格遵循以下配制流程:配制人员提前 5~10 分钟到岗,洗

手,穿一次性洁净服,戴双层口罩、双层手套,进入配制室准备用物。拉下防护玻璃,配制前、中、后认真核对液体、药品的名称、规格、剂量、用药时间以及检查液体有无渗漏,核对无误后,在专用生物安全柜内配制。配制时,手套不可触及操作台外其他区域。配制后及时弃去污染手套及一次性洁净服。

24. 大小剂量细胞毒性药物溢出如何处理?

细胞毒药物溢出可分为:小剂量细胞毒药物溢出和大剂量细胞毒药物溢出两种。

(1) 小剂量细胞毒药物溢出

定义:是指体积≤5ml 或剂量≤5mg 药液的溢出。

用物准备:小剂量细胞毒药物溢出包。

处理:

1) 正确评估暴露在有溢出物环境中的每一个人,如果有人的皮肤或衣服直接接触到药物,必须立即用肥皂和清水清洗被污染的皮肤;

2) 处理溢出药液的人员应穿一次性洁净服、戴双层口罩、手套;

3) 溢出的药液应用纱布吸附,粉末应用吸附性的海绵轻轻抹拭,并将污染的纱布、安瓿或西林瓶均放入黄色双层医疗垃圾袋中密封处理,以防污染室内空气,并标有明显的警示标记;

4) 药物溢出的地方应用清洁剂反复清洗三遍,再用清水清洗;

5) 凡要反复使用的物品应当由操作人员用清洁剂清洗两遍,再用清水清洗;

6) 放有细胞毒药物污染物的黄色医疗垃圾袋应封口,再放入另一个黄色医疗垃圾袋中;

7) 记录以下信息:

① 药物名称、大概的溢出量;

② 溢出如何发生,分析原因,以防再次发生;

③ 处理溢出的过程;

④ 暴露于溢出环境中的员工、患者及其他人员。

(2) 大剂量细胞毒药物溢出

定义:是指体积 >5ml 或剂量 >5mg 药液的溢出。

用物准备:大剂量细胞毒药物溢出包,必要时应配防护面具。

处理:

1) 正确评估暴露在有溢出物环境中的每一个人,如果有人的皮肤或衣服直接接触到药物,其必须立即用肥皂和清水清洗被污染的皮肤;

2) 当有大量药物溢出发生,溢出地点应被隔离起来,应有明确的标记提醒该处有细胞毒性药物溢出;

3) 如果是会产生气雾或气化的细胞毒药物溢出,必须佩戴防护面具;

4）溢出的药液应用纱布吸附,粉末应用吸附性的海绵轻轻抹拭,并将污染的纱布、安瓿或西林瓶均放入黄色双层医疗垃圾袋中密封处理,以防污染室内空气,并标有明显的警示标记;

5）当药物完全被除去以后,被污染的地方必须先用清水冲洗,再用清洁剂清洗三遍,清洗范围应由小到大的进行;

6）清洁剂必须彻底用清水冲洗干净;

7）若是吸附性强的细胞毒性药物(如阿霉素、米托蒽醌),应用75%的酒精再次擦拭;

8）记录以下信息:

① 药物名称,大概的溢出量;

② 溢出如何发生,分析原因,以防再次发生;

③ 处理溢出的过程;

④ 暴露于溢出环境中的员工、患者及其他人员。

25. 化疗药物大(小)剂量溢出包里包含哪些物品?

小剂量细胞毒药物溢出包(包内备有一次性口罩、帽子各2个,无菌手套2副,清洁纱布1包,清洁海绵1块,黄色医疗垃圾袋2个)。

大剂量细胞毒药物溢出包(包内备有一次性口罩、帽子各2个,无菌手套2副,一次性洁净服1套,利器盒1个,清洁海绵2块,清洁纱布1包,黄色医疗垃圾袋2个,清洁刷及小铲各1个,必要时应配防护面具)。

26. 配制 TPN 的正确顺序是什么?

配制前,应检查静脉营养输液袋的有效期及密封性,从撕口处撕开,检查静脉营养输液袋及管道有无破损、有无松动、脱落,无误后,关闭所有截流夹。再次审核输液标签及所有药品,将输液标签贴在营养袋上。

严格按照配制顺序配制 TPN 药品:将水溶性维生素、脂溶性维生素充分混匀后,加入到脂肪乳中。将微量元素和磷酸盐分别加入氨基酸溶液中。将不含磷酸盐的电解质、胰岛素加入葡萄糖、葡萄糖氯化钠溶液中,配制后充分混匀,避免局部浓度过高。辅助人员逐一复核各药物,将空西林瓶、安瓿收起,弃于医疗垃圾袋中。

分别将葡萄糖溶液、氨基酸溶液加入静脉营养输液袋内,打开截流夹。待葡萄糖溶液与氨基酸溶液全部流到营养袋后,再加入脂肪乳,充分混匀,轻轻按压。将营养袋中多余空气排出后,关闭截流夹,套上无菌帽。辅助人员再次检查液体颜色、性状、有无渗漏、有无沉淀并签名或盖章,放入药筐内,递出配制间。

27. 配制前所需准备的物品有哪些?

配制前所需准备的物品:无菌盘、无菌巾、一次性消毒棉签、治疗碗、量筒、避光袋、砂轮、笔、各种型号的注射器、振荡器、利器盒、垃圾桶(包括西林瓶、废弃空针和其他类医疗垃圾)。

28. 静脉用药调配中心(室)常用空针的特点是什么?

5ml 空针刻度单位醒目,适于大规格小剂量药品的配制。10ml 空针针头小,抽吸时影响速度,应用时可更换较大号的无菌针头。20ml 空针斜面坡度较大,使用时,既可避免瓶塞脱落,又可提高配制速度。30ml 空针有单侧孔、双侧孔 2 种,双侧孔空针抽吸大规格安瓿时阻力小,可减少手腕部用力,提高抽吸速度。50ml 空针容量大,多用于抽吸大规格安瓿药品如 TPN 的配制。

29. 静脉用药调配中心(室)产生的医疗废物主要有哪些?

医疗废物分感染性废物、病理性废物、损伤性废物、药物性废物、化学性废物。在静脉用药调配中心(室)产生的医疗废物主要包括损伤性废物、感染性废物。

30. 静脉用药调配中心(室)产生的医疗废物如何处理?

(1) 医疗垃圾用黄色医疗废物专用包装袋,损伤性废物(如针头、安瓿等)放入专用防刺伤的锐器盒中,运送时不得放入收集袋中,以防运送时造成锐器伤。放入黄色医疗废物不得取出。防锐器伤的有效措施是禁止将使用后的一次性针头重新套上针头套;禁止用手直接接触使用后的针头。

(2) 所有的医疗废物出科室时需标明产生科室、类别、日期及需要特别说明的内容。

(3) 所有存放污染性医疗废物的容器必须有盖,便于随时关启。

(4) 盛装医疗废物时不得超过包装物或者容器的 3/4,应当使用有效的封口方式。

(5) 包装物或者容器的外表面被感染性废物污染时,应对被污染处进行消毒处理或增加一层包装。

31. 医疗废物转运时需注意哪些问题?

医疗废物必须交给取得县级以上人民政府环境保护行政主管部门许可的医疗废物集中处置单位处置;运送时使用专用污物电梯和专用时段运送,运送后对污物电梯进行清洁消毒。禁止医疗卫生机构工作人员转让、买卖医疗废物。收集医疗废物前,应当检查包装物或者容器的标识、标签及封口是否符合要求,不得将不符合要求的医疗废物送至暂时储存地。

32. 医疗废物登记时需注意哪些问题?

(1) 建立医疗废物分类处置、收集运送、交接、登记责任人。

(2) 建立医疗废物交接登记本;登记内容:科室、日期、时间、废物来源与种类、重量和数量、交付者与接收者(院内收集运送人员)签名。

(3) 收集运送人员与静脉用药调配中心(室)做好双向交接登记。

(4) 登记资料至少保存 3 年。

33. 静脉用药调配中心(室)有何医院感染的监控制度?

每季度进行一次空气培养(包括超净工作台,10 000 级洁净区,100 000 级洁净区)、超净台的物体表面培养、配制人员手的采样。检测结果条例要求:超净工作台操作前后用75%酒精擦拭一次初效、中效过滤网,2年更换一次高效过滤网;细胞毒性药物废弃物按规定处理:两层包装封口、贴上"细胞毒废弃物"警示标签送出配制室;清洁程序:洁净区一般区域每天用清水抹布擦地2次,每天用75%酒精擦拭座椅、门把手、垃圾桶、不锈钢设备,装药篮每天使用75%酒精消毒,每周用5%碘伏浸泡消毒1次,每周各室大扫除2次。

34. 清洁区清洁要求是什么?

洁净区一般区域每天用清水抹布擦地,药盒、药箱每天使用清水清洗和500mg/L含氯消毒剂消毒1次,每周各区域大扫除1次。

35. 无菌物品怎样暂存及使用时需注意哪些问题?

存放于阴凉干燥、通风良好的物架上,距地面≥20~25cm,距天花板≥50cm,距墙壁≥5cm;按失效期的先后顺序放置,禁止与非无菌物品混放。

使用一次性无菌医疗用品前,应认真检查包装标识是否符合标准,小包装有无破损、失效等产品质量和安全性方面的问题,发现问题应及时向医院感染管理办公室和采购部门报告,不得自行作退货处理。

36. 静脉用药调配中心(室)如何开展质量控制?

成立质量控制小组,不定期检查各岗位工作,提前发现问题,通过交接班将现存问题透明、公开,杜绝他人重复犯错,并发挥大家的智慧,集思广益制定出更加合理、规范的解决措施,从而完善服务流程。

37. 机器人在静脉用药调配中心如何应用?

科技日新月异,机器人也越来越多在医疗机构中应用,大大降低了医务人员犯错的几率。传统的静脉用药的配制方式包括以下几点问题:对配制人员手部反复抽拉注射器而造成的重复性压力损伤,机器人在自动配制技术上的带来了新突破,为PIVAS员工在静脉用药配制上许多操作上的问题,为其寻求实际的解决之道提供了真正的优势。如:①配制过程控制与标准化;②职业防护;③无菌;④可追踪性系统配置过程控制、精确快速的灌装优势。

38. 静脉药物配制发展的趋势?

(1)配制范围扩大

PIVAS在国外已从部分配制(如全静脉营养、细胞毒药物等)发展到全面配制,并根据药物特性,采取协定处方,提前配制药物,通过适当方法按规定储存,方便药物批量配制。

(2)特需服务

药物配制的另一重要发展方向是用于对药物耐受性低的患者。许多患者对药品中加入的防腐剂或染料过敏,或者对标准计量的药物敏感,因而在使用时需要改变药物作用强度、改变计量使其易于吸收。

(3)建立地区性配制中心

目前有些国家探索建立区域性集中配制中心,可以为诊所、社区卫生服务体系及小医院提供服务。

（4）配制规范的进展

配制规范是集中配制最重要的一点，20世纪90年代初，美国发生了一些与静脉药物配制中心有关的严重医疗事故。虽然已经建立了相对完善的操作标准，但各国的专家们都在继续努力，以制定出更加有利于控制配制质量、提高患者用药安全的有关制度。

第四节 循 证 护 理

1. 什么是循证护理？与传统护理的区别是什么？

循证护理（evidence-based nursing, EBN）在20世纪90年代随循证医学的发展而产生，是循证医学的重要分支，意为"遵循证据的护理学"。指护理人员在计划其护理活动过程中，慎重、准确和明智地应用当前所能获得的最佳研究证据，同时结合护理专业技能和多年临床经验，考虑患者的价值和愿望，将三者完美结合，制定出符合患者需求的护理决策的过程，其核心是使用当前可得的最佳证据，开展对个体患者的护理服务。

循证护理与传统护理的区别见表6-2。

表6-2 循证护理与传统护理的区别

类别	循证护理	传统护理
护理模式	经验＋研究证据	个人经验
证据来源	基于当前可及最佳证据	护理人员的经验和直觉，既往的护理规范
生产证据	倡导护理人员针对临床护理问题开展临床护理研究，生产、合成新的证据，探索新的方法	缺乏开展研究、主动"生产证据"的意识、方法和条件
关注点	患者满意度、护理质效	疾病
评价证据	重视证据的质量评价，并提供方法和质控	不重视
判断指标	终点指标（更加关注服务对象的最终结局）	中间指标（当前护理问题的解决）
工作方式	多学科团队协作，后效评价，持续改进	个人操作为主

2. 为什么要有循证护理？

（1）传统护理不能满足现代疾病防治需要，呼唤新的思路、方法、标准。

（2）循证护理可帮助护理人员开阔视野、更新理念、改进思维和工作方法、主动终生学习。

循证护理可改变护理人员以往按照习惯或凭借经验从事护理实践活动的

方式,强调在作出临床护理判断时,自觉遵循循证医学证据系统分级、严格评价的理念,不盲目接受科研文章的结论,慎重、准确和明智地将科研证据与护理人员的临床专业经验及患者需求和愿望相结合,作出最后的临床判断。

(3)循证护理可促进科学、有效的护理实践活动,进而促进学科发展。

循证实践系统评价全球某一特定干预方法的研究结果,剔除尚无明确证据证明有效的方法,将基于同类研究的系统评价结果制作成摘要或"临床实践指南(clinical practice guidelines,CPGs)",将知识转化为实践,促进科学的护理决策、有效的护理干预和专业化的护理氛围。

(4)循证护理顺应了医疗卫生领域有效利用卫生资源的趋势。

在卫生资源有限、护理人员短缺、社会人口的老龄化问题日益突出及疾病谱转变的当今社会,有限卫生资源和日益增加的医疗费用及患者和家属对高质量、高效率的卫生保健服务的期望值之间差距极大,循证护理有助于提高护理实践的科学性、合理性,有效使用卫生资源、提高服务质效、满足患者的卫生保健需求。

(5)开展循证护理实践可促进我国医、药、护、检、管等各专业人员为重大、疑难、突发疾病防治进行通力合作,促进规范发展。

3. 循证护理实践中要遵循的基本原则是什么?

(1)基于护理问题的研究。

(2)遵循最好的护理证据决策。

(3)关注护理实践的效果。

(4)后效评价,止于至善。

4. 循证护理如何实践?

(1)有证查证用证(图6-24)

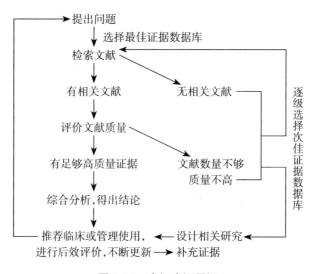

图6-24　有证查证用证

1）循证实践指南

2）循证证据手册

3）其他证据

（2）无证创证用证（图6-25）

1）原始研究

2）二次研究

3）转化研究

4）后效评价，持续改进研究

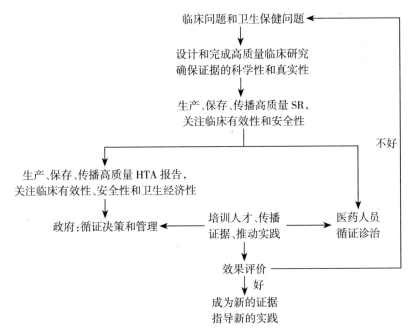

图6-25　无证创证用证

5. 循证护理应该关注什么问题？

循证护理实践以解决患者存在的重要护理问题为核心，因此，找出患者所面临且护士必须解决的临床关键问题是循证护理的中心环节。

6. 如何将护理实际问题转化为研究问题？

在遇到护理实际问题时，护理人员需要根据"PICO"原则，将问题转化成可检索可回答的问题（分解后的PICO要点作为检索时的关键词）。

P为特定人群（population），确定目标人群及临床护理问题和需求。

I为干预或暴露（intervention/exposure），确定需要考虑的干预措施或暴露因素，亦可为预后因素或诊断试验。

C为对照组或另一种可用于比较的干预措施（control/comparator），确定恰当的比较或对照。

O 为结局指标(outcome),确定研究的结局指标,一般为关键指标、重要指标和次要指标,且终点指标优于中间指标,客观指标优于主观指标,患者满意度是护理服务中很重要的指标。

除了 PICO 4 个要素外,循证问题还可包含 D(design),即研究设计,通过优选研究设计类型,可更准确地找出循证问题所需的证据,PICO-D 是目前国际通用的循证临床研究的设计模式。

7. 怎样去评价护理证据的质量?

证据质量分级方法很多,比较有代表性的是 2002 年牛津循证医学中心制定的证据质量分级标准,得到世界循证医学领域的广泛认可和使用。

2004 年包括 WHO 在内的 19 个国家和国际组织成立的 GRADE 工作组推出 GRADE 证据分级标准,被包括 WHO 和 Cochrane 协作网在内 28 个国际组织、协会采纳,目前其最新版本是 2011 年版。

护理领域证据分级方法以 JBI 循证卫生保健中心证据分类方法较常用(表6-3、表6-4)。

表 6-3　JBI 证据分级方法(2010 年版)

证据等级	合理性 / 适宜性 / 临床意义	有效性	经济学证据
Ⅰ级证据	对研究的系统整合,有明确的结果	对高质量 RCT 的 meta 分析,或高质量大样本试验设计研究(可信区间窄)	对多项重要干预所有相关指标进行成本测量的系统整合,有临床敏感性分析
Ⅱ级证据	对研究的系统整合,有可信的结果	≥1 个 RCT,样本量小,可信区间宽,或类试验性设计研究	对多项重要干预所有相关指标进行成本测量,有临床敏感性分析
Ⅲ级证据	a. 对描述性文本 /观点的系统整合,有可信的结果 b. 一项或多项高质量研究结果,未整合	a. 有对照的队列研究 b. 病例对照研究 c. 无对照的观察性研究	对多项重要干预某些指标进行成本测量,无临床敏感性分析
Ⅳ级证据	专家意见	—	专家意见或基于经济学理论

表 6-4　JBI 证据推荐级别(2010 版)

推荐等级	合理性 / 适宜性 / 临床意义 / 有效性
A 级推荐	证据强力支持,可以应用
B 级推荐	证据中度支持,考虑应用
C 级推荐	证据不支持

8. 循证临床护理实践指南常用数据库有哪些？在哪里查找？

国内护理界对循证临床护理实践指南的制作、使用处于起步阶段，尚未见循证临床护理实践指南数据库，主要资源库均来自国外。

（1）美国国立指南库（National guideline clearinghouse，NGC），网址为：www.guideline.gov。网站详细介绍了循证临床护理实践指南的基本概念、制作、评价等内容，收集了全球 200 多个研究机构提供的 2600 余份指南，内容丰富，大部分指南提供全文链接。

（2）苏格兰学院间指南网络（Scottish intercollegiate guidelines network，SIGN）网址为：www.sign.ac.uk。网站按照主题"循证临床护理实践指南"进行分类，目前收集指南约 120 余个，大多数可看到全文。

（3）加拿大医学会临床实践指南（Canadian medical association clinical practice guidelines）数据库，由加拿大医学会制作。网址为：www.cma.ca/clinical resources/practice guidelines。该数据库含有从研发指南到实施指南相关的教育资源，提供多种检索方式，方便查找循证临床护理实践指南。收录数量丰富，且几乎全部可获全文。网站还接受研究者个人提交自己撰写的循证临床护理实践指南初稿。

（4）新西兰指南协作组（New Zealand Guidelines Group）。该组织为新西兰卫生部提供各种循证资源。网址为：www.nzgg.org.nz。特点是：提供资源除临床实践指南外，还包含极丰富的其他形式的循证资源，如：相关知识幻灯片、管理手册、快速阅读卡、研究证据等，便于各种类型的用户使用，大部分内容可免费获得。

（5）澳大利亚 Joanna Briggs 中心（Joanna Briggs Institute，JBI），该中心是设在澳大利亚阿莱德大学的独立研究机构，也是全球目前推广"循证护理"最大的机构。网址为：www.joannabriggs.edu.au。JBI 下设 64 个协作中心，遍及全球，目前在中国有 3 个 JBI 分中心，分别在香港中文大学、复旦大学和台湾国立阳明大学，网站上有丰富的循证护理学相关知识。目前，该中心已发表最佳护理实践信息册 70 余篇，220 余篇系统评价、1400 余篇推荐实践和近 600 篇证据总结等。

（6）加拿大安大略注册护士协会（Registered Nurses' Association of Ontario，RNAO）　由加拿大安大略政府资助，安大略注册护士联合会建立的最佳护理实践指南项目。网址为：www.rnao.org。目前网站公布了 40 余份指南，全部可免费下载。网站有帮助指南实施的教育资源。

（7）TRIP：TRIP 是一个网络搜索引擎，网址为 www.tripdatabase.com。通过TRIP，可同时搜索全球多个健康卫生网络站点，帮助临床工作人员快速检索出临床问题的答案。

（8）Nursing Consult：由 Elsevier 公司出品，网址为：www.nursingconsult.com，

网站内容包括多本参考书全文、最新临床资讯、药物信息、护理图片、临床实践指南等内容,检索方便,还收录了 200 多份临床护理实践指南,免费下载。

9. 怎样评价护理指南的质量和推荐强度?

现存指南的质量良莠不齐,给临床工作者的使用带来不便。为此,不同国家或学术团体制定了多种专门的评价工具,以评价临床实践指南的质量。

目前应用最多的是由英国的 AGREE 组织制定的"AGREE Ⅱ"。该系统最初于 2003 年由英国 AGREE 国际协作组织制定,2009 年出版了第二版包括 6 个维度 23 个条目,内容涉及范围和目的、利益相关人群、编写的严谨性、呈现的清晰性、适用性、编写的独立性。最后还包括 2 项总体评价:评价指南的总体质量(1~7 分)和对这份指南的推荐意见:推荐 / 修改后推荐 / 不推荐。

(1) AGREE 量表

AGREE 量表包括 6 个维度,23 个条目,见表 6-5。

表 6-5　AGREE 系统(2009 版)

项目	评分(请您在相应空格内打√)							评论
	1	2	3	4	5	6	7	
范围与目的								
1. 明确阐述了指南的总体目标								
2. 明确阐述了指南所涵盖的卫生保健问题								
3. 明确阐述了指南的适用人群(患者、公众等)								
利益相关人群								
4. 指南构建小组包括了所有相关专业的人员								
5. 考虑到目标人群(患者、公众等)的观点和选择								
6. 明确界定了指南的目标使用人群								
编写的严谨性								
7. 用系统的方法检索证据								
8. 清楚地描述了选择证据的标准								
9. 清楚地描述了证据主体的优缺点								
10. 详细地描述了形成推荐建议的方法								
11. 在形成推荐建议时考虑了健康益处、不良反应和风险								
12. 推荐建议和支持证据之间有明确的联系								
13. 指南在发表前经过专家的外部评审								

续表

	推荐	修改后推荐	不推荐	

14. 提供指南更新的步骤								
呈现的清晰性								
15. 推荐建议明确且不含糊								
16. 明确列出处理特定情况或问题的不同选择								
17. 很容易识别主要的推荐建议								
适用性								
18. 提供推荐意见如何应用于实践的建议和／或工具								
19. 描述了指南应用的促进因素和阻碍因素								
20. 考虑了应用推荐建议时潜在的资源问题								
21. 指南呈现了监测和／或评估的标准								
编写的独立性								
22. 赞助单位的观点不会影响指南的内容								
23. 记录并处理了指南构建小组成员的利益冲突								
评价指南的总体质量								
	选项（请您在相应空格内打√）							
	推荐		修改后推荐		不推荐			
我将推荐使用这份指南								

（2）使用说明

① 评价者人数：至少 2 人，4 人较恰当。

② 评分：每个条目的评分为 1~7 分。1 分表示指南完全不符合该条目，7 分表示指南完全符合该条目，2~6 分表示指南不完全符合该条目，得分越高说明该条目符合程度越高。

总之，逐步完善系列指南评价工具，为临床指南构建了一个比较完整规范的框架，通过全方位、逐项评估指南，对指南质量的提高将起到极大的推动作用。

第五节　静疗专业化的发展

1. IV TEAM 的定义？

IV TEAM 是一个舶来语，来源于美国，是 infusion team 的简写，是指提供标准化护理和最佳实践的专业输液治疗团队，国内称之为输液小组。

进展篇

2. IV TEAM 有哪些的形式？

在美国,医疗机构根据各自的需要为临床护士和专科护士设定不同的实践范围和职责,因此 IV TEAM 的形式是多样化的,如 PICC TEAM(PICC 小组)、VAS-venous access services(血管通路服务组)、infusion therapy team(静脉治疗小组)。

3. 为什么要设立 IV TEAM？

大量的临床数据表明,由 IV TEAM 来进行输液护理实践可以提供安全、高质量的静脉输液护理,降低劳动力成本、降低材料成本、降低平均住院日、减少并发症发生,IV TEAM 等同于高效和费用控制。

4. IV TEAM 在我国的发展？

随着国际化学术交流的增多,IV TEAM 这种护理模式在 2000 年后引入我国。由于国家经济发展水平、医疗护理模式的不同,PICC 等新技术早期发展步伐滞缓。IV TEAM 在 2009 年前均为兼职的团队,由护士长和 / 或床边护士组成一个团队,利用业余时间学习静疗相关理论知识和技术,并在临床开展质量改进项目及新技术,此阶段的模式相当于国外的 Committee(委员会)形式。2009 年后期,国内多家医院相继组建了专职的 IV TEAM。为贯彻落实卫生部关于《中国护理事业发展纲要(2010—2015 年)》重要思想,促进护理专业化发展,在中华护理学会及有关专家的指导下,国内多个省份的卫生厅展开了静脉治疗专科护理领域的培训工作,静脉治疗专业化队伍不断壮大。

5. 静疗护士的定义？

广义的静疗护士是指所有参与输液护理实践的注册护士。狭义的静疗护士是指取得静疗专科护士资质认证的护士或从事高级血管通路植入管理的护士,通常称为静疗专科护士。

6. 如何取得静疗专科护士的资质？

此项目最早是在美国开展,参与资质认证考试的人员必须是美国或加拿大的注册护士,近 2 年有 1600 小时的输液相关工作经验,参加由 INCC(The Intravenous Nurses Certification Corporation)组织的 3 小时考试,考试题目和工作能力直接相关,考试通过后可取得专科护士资质。认证的有效期为 3 年,可以通过完成指定的继续教育学分或再次考试进行再认证。

7. 美国静疗专科护士应完成的九大核心课程？

液体与电解质平衡、药理学、感染控制、儿科学、输液技术与临床应用、输血治疗、抗肿瘤治疗、胃肠外营养、质量保证与绩效提高。

8. 全球血管通道学会

全球血管通道学会(World Congress Vascular Access,Wcova)建立于 2009 年,作为一个独立的平台去组建全球血管通道的联盟。2010 年来自全球的血管通道专业人士聚集一堂,举办了 Wcova 的第一届会议。

9. 美国静脉输液护士协会

美国静脉输液护士协会（The Infusion Nurses Society，INS）是 1973 年建立的非营利性组织，总部位于美国马萨诸塞州诺伍德市，参与输液护理实践或对输液护理感兴趣的医疗工作者都可以加入该学会，学会收取相应的会费。目前会员超过 7000 名，来自全球 39 个国家。INS 致力于提升患者照护的质量，通过严格的实践标准和职业道德来优化专业，促进护理研究和教育。

10. 美国血管通道学会

美国血管通道学会（Association For Vascular Access，AVA）成立于 1985 年的非营利性组织，会员超过 2500 名，为不同学科的医务人员。学会致力于血管通道的研究、专业教育和公共教育并以此指导实践、改善患者的治疗效果。

11. 中华护理学会静脉输液专业委员会

中华护理学会静脉输液专业委员会成立于 1999 年，委员会由各省市三级甲等医院的护理部主任及护士长组成，人数从 10~40 人不等。静脉输液专业委员会在我国输液护理的发展中起了重要的作用，除了组织每年一次的国家级专业学术年会和 PICC 等新技术新业务培训之外；还组织翻译了 2006 年及 2011 年版的 INS 的输液护理实践标准；2009 年编写的《输液治疗护理实践指南与实施细则》为规范我国静脉治疗护理实践迈出了第一步；2011 年起草了《静脉治疗护理操作规范》，并于 2013 年 11 月发布，2014 年 5 月 1 日正式实施，这是我国首部静脉治疗国家行业标准。

12. 其他输液护理相关学会

除了美国 INS、AVA、中华护理学会静脉输液专业委员会之外，加拿大、欧洲等地区和国家也建立了输液护理学术组织。

13. 专业的输液护理杂志有哪些？

目前国内还没有输液护理的专刊，较多参考的是美国的两本杂志：①*Journal of Infusion Nursing*（输液护理杂志），由美国 INS 学会主办，为双月刊；②*The Journal of the Association for Vascular Access*（美国血管通道杂志），由美国血管通道学会主办，为季刊。

14. 获取输液专科信息的网站有哪些？

http://www.avainfo.org

http://www.insl.org

http://www.cdc.gov

http://knowledge.insl.org

http://www.ahrq.gov

http://www.bd.com/china

15. 静脉治疗专业化发展的方向

静脉治疗专业化发展需要多学科交叉协作，从医生确定静脉治疗方案，药

进展篇

剂师审方,护士实施静脉治疗,医院感染管理科和药剂科对感染和输液不良反应的监测、评价和指导等,颇多环节需要控制,它涉及医学、药学、护理学、感染控制、材料学等多学科整合,互相补充,相互推动,最终以提高静脉治疗的质量和安全。

附录

中华人民共和国卫生行业标准
《静脉治疗护理操作规范》

ICS 11.020
C 50

WS

中华人民共和国卫生行业标准

WS/T 433-2013

静脉治疗护理技术操作规范

Nursing practice standards for intravenous therapy

2013-11-14 发布   2014-05-01 实施

中华人民共和国国家卫生和计划生育委员会   发 布

前　　言

　　本标准根据《医疗机构管理条例》和《护士条例》制定。

　　本标准按照 GB/T 1.1—2009 给出的规则起草。

　　本标准起草单位：中国医学科学院北京协和医院、中国医学科学院肿瘤医院、首都医科大学附属北京友谊医院、浙江大学医学院附属邵逸夫医院、中南大学湘雅医院、四川大学华西医院、北京大学第一医院、浙江大学医学院附属第二医院、中山大学附属第一医院、江苏省肿瘤医院、卫生部医院管理研究所。

　　本标准主要起草人：吴欣娟、徐波、郑一宁、赵林芳、孙文彦、贺连香、罗艳丽、崔琳、杨宏艳、赵锐祎、胡丽茎、孟爱凤、曹晶、么莉。

静脉治疗护理技术操作规范

1 范围

本标准规定了静脉治疗护理技术操作的要求。

本标准适用于全国各级各类医疗机构从事静脉治疗护理技术操作的医务人员。

2 规范性引用文件

下列文件对于本文件的应用是必不可少的。凡是注日期的引用文件,仅注日期的版本适用于本文件。凡是不注日期的引用文件,其最新版本(包括所有的修改单)适用于本文件。

GBZ/T 213　血源性病原体职业接触防护导则

WS/T 313　医务人员手卫生规范

3 术语和定义

下列术语和定义适用于本文件。

3.1 静脉治疗 infusion therapy

将各种药物(包括血液制品)以及血液,通过静脉注入血液循环的治疗方法,包括静脉注射、静脉输液和静脉输血;常用工具包括:注射器、输液(血)器、一次性静脉输液钢针、外周静脉留置针、中心静脉导管、经外周静脉置入中心静脉导管、输液港以及输液附加装置等。

3.2 中心静脉导管 central venous catheter

经锁骨下静脉、颈内静脉、股静脉置管,尖端位于上腔静脉或下腔静脉的导管。

3.3 经外周静脉置入中心静脉导管 peripherally inserted central catheter

经上肢贵要静脉、肘正中静脉、头静脉、肱静脉,颈外静脉(新生儿还可通过下肢大隐静脉、头部颞静脉、耳后静脉等)穿刺置管,尖端位于上腔静脉或下腔静脉的导管。

3.4 输液港 implantable venous access port

完全植入人体内的闭合输液装置,包括尖端位于上腔静脉的导管部分及埋植于皮下的注射座。

3.5 无菌技术 aseptic technique

在执行医疗、护理操作过程中,防止一切微生物侵入机体,保持无菌物品及无菌区域不被污染的技术。

3.6 导管相关性血流感染 catheter related blood stream infection

带有血管内导管或者拔除血管内导管 48h 内的患者出现菌血症或真菌血症,并伴有发热(体温 >38℃)、寒颤或低血压等感染表现,除血管导管外没有其他明确的感染源。实验室微生物学检查显示:外周静脉血培养细菌或真菌阳性;或者从导管段和外周血培养出相同种类、相同药敏结果的致病菌。

3.7 药物渗出 infiltration of drug

静脉输液过程中,非腐蚀性药液进入静脉管腔以外的周围组织。

3.8 药物外渗 extravasation of drug

静脉输液过程中,腐蚀性药液进入静脉管腔以外的周围组织。

3.9 药物外溢 spill of drug

在药物配制及使用过程中,药物意外溢出暴露于环境中,如皮肤表面、台面、地面等。

4 缩略语

下列缩略语适用于本文件。

CVC:中心静脉导管(central venous catheter)

PICC:经外周静脉置入中心静脉导管(peripherally inserted central catheter)

PN:肠外营养(parenteral nutrition)

PORT:输液港(implantable venous access port)

PVC:外周静脉导管(peripheral venous catheter)

5 基本要求

5.1 静脉药物的配制和使用应在洁净的环境中完成。

5.2 实施静脉治疗护理技术操作的医务人员应为注册护士、医师和乡村医生,并应定期进行静脉治疗所必需的专业知识及技能培训。

5.3 PICC 置管操作应由经过 PICC 专业知识与技能培训、考核合格且有 5 年及以上临床工作经验的操作者完成。

5.4 应对患者和照顾者进行静脉治疗、导管使用及维护等相关知识的教育。

6 操作程序

6.1 基本原则

6.1.1 所有操作应执行查对制度并对患者进行两种以上方式的身份识别,询问过敏史。

6.1.2　穿刺针、导管、注射器、输液（血）器及输液附加装置等应一人一用一灭菌，一次性使用的医疗器具不应重复使用。

6.1.3　易发生血源性病原体职业暴露的高危病区宜选用一次性安全型注射和输液装置。

6.1.4　静脉注射、静脉输液、静脉输血及静脉导管穿刺和维护应遵循无菌技术操作原则。

6.1.5　操作前后应执行 WS/T 313 规定，不应以戴手套取代手卫生。

6.1.6　置入 PVC 时宜使用清洁手套，置入 PICC 时宜遵守最大无菌屏障原则。

6.1.7　PICC 穿刺以及 PICC、CVC、PORT 维护时，宜使用专用护理包。

6.1.8　穿刺及维护时应选择合格的皮肤消毒剂，宜选用 2% 葡萄糖酸氯己定乙醇溶液（年龄 <2 个月的婴儿慎用）、有效碘浓度不低于 0.5% 的碘伏或 2% 碘酊溶液和 75% 酒精。

6.1.9　消毒时应以穿刺点为中心擦拭，至少消毒两遍或遵循消毒剂使用说明书，待自然干燥后方可穿刺。

6.1.10　置管部位不应接触丙酮、乙醚等有机溶剂，不宜在穿刺部位使用抗菌油膏。

6.2　操作前评估

6.2.1　评估患者的年龄、病情、过敏史、静脉治疗方案、药物性质等，选择合适的输注途径和静脉治疗工具。

6.2.2　评估穿刺部位皮肤情况和静脉条件，在满足治疗需要的情况下，尽量选择较细、较短的导管。

6.2.3　一次性静脉输液钢针宜用于短期或单次给药，腐蚀性药物不应使用一次性静脉输液钢针。

6.2.4　外周静脉留置针宜用于短期静脉输液治疗，不宜用于腐蚀性药物等持续性静脉输注。

6.2.5　PICC 宜用于中长期静脉治疗，可用于任何性质的药物输注，不应用于高压注射泵注射造影剂和血液动力学监测（耐高压导管除外）。

6.2.6　CVC 可用于任何性质的药物输注、血液动力学的监测，不应用于高压注射泵注射造影剂（耐高压导管除外）。

6.2.7　PORT 可用于任何性质的药物输注，不应使用高压注射泵注射造影剂（耐高压导管除外）。

6.3　穿刺

6.3.1　PVC 穿刺

6.3.1.1　包括一次性静脉输液钢针穿刺和外周静脉留置针穿刺。

6.3.1.2　PVC 穿刺应按以下步骤进行：

a) 取舒适体位,解释说明穿刺目的及注意事项;

b) 选择穿刺静脉,皮肤消毒;

c) 穿刺点上方扎止血带,绷紧皮肤穿刺进针,见回血后可再次进入少许;

d) 如为外周静脉留置针则固定针芯,送外套管入静脉,退出针芯,松止血带;

e) 选择透明或纱布类无菌敷料固定穿刺针,敷料外应注明日期、操作者签名。

6.3.1.3　PVC 穿刺时应注意以下事项:

a) 宜选择上肢静脉作为穿刺部位,避开静脉瓣、关节部位以及有瘢痕、炎症、硬结等处的静脉;

b) 成年人不宜选择下肢静脉进行穿刺;

c) 小儿不宜首选头皮静脉;

d) 接受乳房根治术和腋下淋巴结清扫术的患者应选健侧肢体进行穿刺,有血栓史和血管手术史的静脉不应进行置管;

e) 一次性静脉输液钢针穿刺处的皮肤消毒范围直径应≥5cm,外周静脉留置针穿刺处的皮肤消毒范围直径应≥8cm,应待消毒液自然干燥后再进行穿刺;

f) 应告知患者穿刺部位出现肿胀、疼痛等异常不适时,及时告知医务人员。

6.3.2　PICC 穿刺

6.3.2.1　PICC 穿刺应按以下步骤进行:

a) 核对确认置管医嘱,查看相关化验报告;

b) 确认已签署置管知情同意书;

c) 取舒适体位,测量置管侧的臂围和预置管长度,手臂外展与躯干成45°~90°,对患者需要配合的动作进行指导;

d) 以穿刺点为中心消毒皮肤,直径≥ 20cm,铺巾,建立最大化无菌屏障;

e) 用生理盐水预冲导管,检查导管完整性;

f) 在穿刺点上方扎止血带,按需要进行穿刺点局部浸润麻醉,实施静脉穿刺,见回血后降低角度进针少许,固定针芯,送入外套管,退出针芯,将导管均匀缓慢送入至预测量的刻度;

g) 抽回血,确认导管位于静脉内,冲封管后应选择透明或纱布类无菌敷料固定导管,敷料外应注明日期、操作者签名;

h) 通过 X 线片确定导管尖端位置;

i) 应记录穿刺静脉、穿刺日期、导管刻度、导管尖端位置等,测量双侧上臂臂围并与置管前对照。

6.3.2.2　PICC 穿刺时应注意以下事项:

　　a）接受乳房根治术或腋下淋巴结清扫的术侧肢体、锁骨下淋巴结肿大或有肿块侧、安装起搏器侧不宜进行同侧置管,患有上腔静脉压迫综合征的患者不宜进行置管;

　　b）宜选择肘部或上臂静脉作为穿刺部位,避开肘窝、感染及有损伤的部位;新生儿还可选择下肢静脉、头部静脉和颈部静脉;

　　c）有血栓史、血管手术史的静脉不应进行置管;放疗部位不宜进行置管。

6.4　应用

6.4.1　静脉注射

6.4.1.1　应根据药物及病情选择适当推注速度。

6.4.1.2　注射过程中,应注意患者的用药反应。

6.4.1.3　推注刺激性、腐蚀性药物过程中,应注意观察回血情况,确保导管在静脉管腔内。

6.4.2　静脉输液

6.4.2.1　应根据药物及病情调节滴速。

6.4.2.2　输液过程中,应定时巡视,观察患者有无输液反应,穿刺部位有无红、肿、热、痛、渗出等表现。

6.4.2.3　输入刺激性、腐蚀性药物过程中,应注意观察回血情况,确保导管在静脉内。

6.4.3　PN

6.4.3.1　宜由经培训的医护人员在层流室或超净台内进行配制。

6.4.3.2　配好的 PN 标签上应注明科室、病案号、床号、姓名、药物的名称、剂量、配制日期和时间。

6.4.3.3　宜现用现配,应在 24 小时内输注完毕。

6.4.3.4　如需存放,应置于 4℃冰箱内,并应复温后再输注。

6.4.3.5　输注前应检查有无悬浮物或沉淀,并注明开始输注的日期及时间。

6.4.3.6　应使用单独输液器匀速输注。

6.4.3.7　单独输注脂肪乳剂时,输注时间应严格遵照药物说明书。

6.4.3.8　在输注的 PN 中不应添加任何药物。

6.4.3.9　应注意观察患者对 PN 的反应,及时处理并发症并记录。

6.4.4　密闭式输血

6.4.4.1　输血前应了解患者血型、输血史及不良反应史。

6.4.4.2　输血前和床旁输血时应分别双人核对输血信息,无误后才可输注。

6.4.4.3　输血起始速度宜慢,应观察 15 分钟无不适后再根据患者病情、年龄及输注血液制品的成分调节滴速。

6.4.4.4　血液制品不应加热,不应随意加入其他药物。

6.4.4.5 全血、成分血和其他血液制品应从血库取出后 30 分钟内输注,1 个单位的全血或成分血应在 4 小时内输完。

6.4.4.6 输血过程中应对患者进行检测。

6.4.4.7 输血完毕应记录,空血袋应低温保存 24 小时。

6.5　静脉导管的维护

6.5.1　冲管及封管

6.5.1.1 经 PVC 输注药物前宜通过输入生理盐水确定导管在静脉内;经 PICC、CVC、PORT 输注药物前宜通过回抽血液来确定导管在静脉内。

6.5.1.2 PICC、CVC、PORT 的冲管和封管应使用 10ml 及以上注射器或一次性专用冲洗装置。

6.5.1.3 给药前后宜用生理盐水脉冲式冲洗导管,如果遇到阻力或者抽吸无回血,应进一步确定导管的通畅性,不应强行冲洗导管。

6.5.1.4 输液完毕应用导管容积加延长管容积 2 倍的生理盐水或肝素盐水正压封管。

6.5.1.5 肝素盐水的浓度:PORT 可用 100U/ml,PICC 及 CVC 可用 0~10U/ml。

6.5.1.6 连接 PORT 时应使用专用的无损伤针穿刺,持续输液时无损伤针应每 7d 更换一次。

6.5.1.7 PORT 在治疗间歇期应至少每 4 周维护一次。

6.5.1.8 PICC 导管在治疗间歇期间应至少每周维护一次。

6.5.2　敷料的更换

6.5.2.1 应每日观察穿刺点及周围皮肤的完整性。

6.5.2.2 无菌透明敷料至少每 7 天更换一次,无菌纱布敷料应至少每 2d 更换一次;若穿刺部位发生渗液、渗血时应及时更换敷料;穿刺部位的敷料发生松动、污染等完整性受损时应立即更换。

6.6　输液(血)器及输液附加装置的使用

6.6.1 输注药品说明书所规定的避光药物时,应使用避光输液器。

6.6.2 输注脂肪乳剂、化疗药物以及中药制剂时宜使用精密过滤输液器。

6.6.3 输注的两种不同药物间有配伍禁忌时,在前一种药物输注结束后,应冲洗或更换输液器,并冲洗导管,再接下一种药物继续输注。

6.6.4 使用输血器时,输血前后应用无菌生理盐水冲洗输血管道;连续输入不同供血者的血液时,应在前一袋血输尽后,用无菌生理盐水冲洗输血器,再接下一袋血继续输注。

6.6.5 输液附加装置包括三通、延长管、肝素帽、无针接头、过滤器等,应尽可能减少输液附加装置的使用。

6.6.6 输液附加装置宜选用螺旋接口,常规排气后与输液装置紧密连接。

6.6.7 经输液接头(或接口)进行输液及推注药液前,应使用消毒剂多方位擦拭各种接头(或接口)的横切面及外围。

6.7 输液(血)器及输液附加装置的更换

6.7.1 输液器应每 24 小时更换 1 次,如怀疑被污染或完整性受到破坏时,应立即更换。

6.7.2 用于输注全血、成分血或生物制剂的输血器宜 4 小时更换一次。

6.7.3 输液附加装置应和输液装置一并更换,在不使用时应保持密闭状态,其中任何一部分的完整性受损时都应及时更换。

6.7.4 外周静脉留置针附加的肝素帽或无针接头宜随外周静脉留置针一起更换;PICC、CVC、PORT 附加的肝素帽或无针接头应至少每 7 天更换 1 次;肝素帽或无针接头内有血液残留、完整性受损或取下后,应立即更换。

6.8 导管的拔除

6.8.1 外周静脉留置针应 72~96 小时更换一次。

6.8.2 应监测静脉导管穿刺部位,并根据患者病情、导管类型、留置时间、并发症等因素进行评估,尽早拔除。

6.8.3 PICC 留置时间不宜超过 1 年或遵照产品使用说明书。

6.8.4 静脉导管拔除后应检查导管的完整性,PICC、CVC、PORT 还应保持穿刺点 24 小时密闭。

7 静脉治疗相关并发症处理原则

7.1 静脉炎

7.1.1 应拔除 PVC,可暂时保留 PICC;及时通知医师,给予对症处理。

7.1.2 将患肢抬高、制动,避免受压;必要时,应停止在患肢静脉输液。

7.1.3 应观察局部及全身情况的变化并记录。

7.2 药物渗出与药物外渗

7.2.1 应立即停止在原部位输液,抬高患肢,及时通知医师,给予对症处理。

7.2.2 观察渗出或外渗区域的皮肤颜色、温度、感觉等变化及关节活动和患肢远端血运情况并记录。

7.3 导管相关性静脉血栓形成

7.3.1 可疑导管相关性静脉血栓形成时,应抬高患肢并制动,不应热敷、按摩、压迫,立即通知医师对症处理并记录。

7.3.2 应观察置管侧肢体、肩部、颈部及胸部肿胀、疼痛、皮肤温度及颜色、出血倾向及功能活动情况。

7.4 导管堵塞

7.4.1 静脉导管堵塞时,应分析堵塞原因,不应强行推注生理盐水。

7.4.2 确认导管堵塞时,PVC 应立即拔除,PICC、CVC、PORT 应遵医嘱及时处理并记录。

7.5 导管相关性血流感染

可疑导管相关性血流感染时,应立即停止输液,拔除 PVC,暂时保留 PICC、CVC、PORT,遵医嘱给予抽取血培养等处理并记录。

7.6 输液反应

7.6.1 发生输液反应时,应停止输液,更换药液及输液器,通知医师,给予对症处理,并保留原有药液及输液器。

7.6.2 应密切观察病情变化并记录。

7.7 输血反应

7.7.1 发生输血反应立即减慢或停止输血,更换输血器,用生理盐水维持静脉通畅,通知医生给予对症处理,保留余血及输血器,并上报输血科。

7.7.2 应密切观察病情变化并记录。

8 职业防护

8.1 针刺伤防护

针刺伤防护操作按 GBZ/T 213 执行。

8.2 抗肿瘤药物防护

8.2.1 配制抗肿瘤药物的区域应为相对独立的空间,宜在Ⅱ级或Ⅲ级垂直层流生物安全柜内配制。

8.2.2 使用抗肿瘤药物的环境中可配备溢出包,内含防水隔离衣、一次性口罩、乳胶手套、面罩、护目镜、鞋套、吸水垫及垃圾袋等。

8.2.3 配药时操作者应戴双层手套(内层为 PVC 手套,外层为乳胶手套)、一次性口罩;宜穿防水、无絮状物材料制成、前部完全封闭的隔离衣;可佩戴护目镜;配药操作台面应垫以防渗透吸水垫,污染或操作结束时应及时更换。

8.2.4 给药时,操作者宜戴双层手套和一次性口罩;静脉给药时宜采用全密闭式输注系统。

8.2.5 所有抗肿瘤药物污染物品应丢弃在有毒性药物标识的容器中。

8.2.6 抗肿瘤药物外溢时按以下步骤进行处理:

　　a) 操作者应穿戴个人防护用品;

　　b) 应立即标明污染范围,粉剂药物外溢应使用湿纱布垫擦拭,水剂药物外溅应使用吸水纱布垫吸附,污染表面应使用清水清洗;

　　c) 如药液不慎溅在皮肤或眼睛内,应立即用清水反复冲洗;

　　d) 记录外溢药物名称、时间、溢出量、处理过程以及受污染的人员。

北京白求恩公益基金会

安全输液百问百答
读者反馈表

姓　　名		科室／护龄		职务职称	
医院名称				医院级别	
通讯地址				邮　编	
手　机		座　机		QQ 邮箱	
微信号		护理人员数量		床位数／科室数	

备注:登录白求恩基金会网站 http://www.bqejj.com 下载此表,填写后发送至 2983939856@qq.com,邮件主题请注明:安全输液反馈表 + 医院 + 姓名。如愿意及时收阅护理行业的新理念、新技术、新讯息,请添加微信公众账号:"anquanshuye"【安全输液】微信订阅号 + "jingmaishuye"【静脉输液】微信公众服务号

- -

您真诚的反馈与建议将是我们不断改进工作的动力,同时也是今后进行修订本书的最大帮助和支持,来自一线同仁的意见是提高本书品质的保障。

一、您最喜欢本书的哪个章节及其理由?

二、您期望增加哪些版块和内容?

三、您在临床输液护理过程中,有哪些难题还没能解决? (请具体描述)

四、日常工作中您最需要哪些方面的培训和讯息?

五、您如果有输液护理过程中的经验或教训,请将真实案例撰写成稿,并发给我们,以供同行们分享和借鉴。联系人:13801099946 王老师 + 微信号【bjdaisy】